U0341076

国家古籍出版

专项经费资助项目

100种珍本古医籍校注集成

本 经 逢 原

清·张璐　撰

刘从明　校注

中医古籍出版社

图书在版编目（CIP）数据

本经逢原/（清）张璐撰；刘从明校注．-北京：中医古籍出版社，2017.9

（100种珍本古医籍校注集成）

ISBN 978-7-5152-1301-9

Ⅰ.①本… Ⅱ.①张…②刘… Ⅲ.①本草-研究-中国-清代 Ⅳ.①R281.3

中国版本图书馆CIP数据核字（2016）第176172号

100种珍本古医籍校注集成

本经逢原

清·张璐 撰
刘从明 校注

责任编辑 赵东升
封面设计 陈 娟
出版发行 中医古籍出版社
社 址 北京东直门内南小街16号（100700）
印 刷 三河市德辉印务有限公司
开 本 850mm×1168mm 1/32
印 张 9.875
字 数 230千字
版 次 2017年9月第1版 2017年9月第1次印刷
印 数 0001~3000册
书 号 ISBN 978-7-5152-1301-9
定 价 24.00元

《100种珍本古医籍校注集成》专家委员会

主　任　曹洪欣

副主任　刘从明　郑　蓉

委　员　（按姓氏笔画为序）

马继兴　王玉兴　王者悦　王振国

朱建平　伊广谦　刘宏岩　刘国正

刘保延　李经纬　邱德文　余瀛鳌

郑金生　孟庆云　郝恩恩　黄龙祥

黄璐琦　常　暖　梁　峻　梁菊生

蒋力生　裘　俭　潘桂娟　薛清录

《100种珍本古医籍校注集成》编委会

主　　任　房书亭

主　　编　刘从明

副 主 编　郑　蓉　杜杰慧　郝恩恩

编　　委　（按姓氏笔画为序）

于　峥　王小岗　王洪武　王　梅

王惠君　朱力平　刘恩顺　刘　婷

许　霞　孙志波　杨　健　李成龙

李志庸　李艳艳　李德杏　吴炳银

邱　功　张效霞　张　磊　陈　曦

庞连晶　郑　玲　赵东升　贾小凡

贾萧荣　徐小鹏　黄　涛　黄　鑫

曹　瑛　阚湘苓

序 一

　　中医药是中华民族的瑰宝，在我国各族人民长期的生产生活实践和与疾病作斗争中逐步形成并不断丰富发展，为中华民族的繁衍昌盛做出了重要贡献。作为中国特色医药卫生体系的重要组成部分，至今仍在维护人民健康中发挥着独特作用。中医药天地一体、天人合一、天地人和、和而不同的思想基础，整体观、系统论、辨证论治的指导原则，以人为本、大医精诚的核心价值，不仅贯穿于中医药对生命、健康和疾病的认知理论和防病治病、养生康复的临床实践，而且深刻地体现了中华民族的认知方式、价值取向和审美情趣，具有超前性和先进性。随着健康观念变化和医学模式转变，中医药越来越显示出其宝贵价值、独特优势和旺盛的生命力。

　　中医药古籍作为保存和传播中医药宝贵遗产的知识载体，记载了几千年来医药学家防病治病的临床经验、方药研究成果和医学理论体系，是不可再生的珍贵资源，是中医药学继承、发展、创新的源泉，具有重要的历史、文化和科学价值。但是由于种种原因，中医药古籍的保护、整理与利用状况令人担忧。这些珍贵的典籍有的流失海外，国内已不存；有的尘封闭锁，不为人所知所用；有的由于多年的自然侵蚀和保管条件缺乏而面临绝本的危险。抢救和保护好这些珍贵的历史文化遗产已刻不容缓。

国家十分重视中医药古籍的保护、整理和利用。《国务院关于扶持和促进中医药事业发展的若干意见》明确指出，要做好中医药继承工作，开展中医药古籍普查登记，建立综合信息数据库和珍贵古籍名录，加强整理、出版、研究和利用，为做好中医药古籍保护、整理和利用工作指明了方向。近年来，国家中医药管理局系统组织开展了中医药古籍文献整理研究。中国中医科学院在抢救珍贵的中医药孤本、善本古籍方面开展了大量工作，中医古籍出版社先后影印出版了大型系列古籍丛书、珍本医书、经典名著等，在中医古籍整理研究及出版方面积累了丰富的经验。此次，中医古籍出版社确立"100种珍本古医籍整理出版"项目，组织全国权威的中医药文献专家，成立专门的选编工作委员会，多方面充分论证，重点筛选出学术价值、文献价值、版本价值较高的100种亟待抢救的濒危版本进行校勘整理和出版，对于保护中医药古籍，传承祖先医学财富，更好地为中医药临床、科研、教学服务，弘扬中医药文化都具有十分重要的意义。衷心希望中国中医科学院、中医古籍出版社以整理研究高水平、出版质量高标准的要求把这套中医药古籍整理出版好，使之发挥应有的作用。也衷心希望有更多的专家学者能参与到中医药古籍的保护、整理和利用工作中来，共同为推进中医药继承与创新而努力。

中华人民共和国卫生部副部长
国家中医药管理局局长　　王国强
中华中医药学会会长

2010 年 1 月 6 日

2

序 二

中医药学以临床疗效为基础，在累代实践、认识的观察链条中凝结着珍贵的生命科学知识。这些知识记载在中医药古籍文献中，如震惊世界科技界并获 1992 年中国十大科技成就奖之一的青蒿素就是受距今 1600 多年前晋代医家葛洪《肘后备急方》中记载启示研制成功的。因此可以说，中医药学的创新离不开古医籍文献。换句话说，中医药古籍文献是中医药学发展的源头活水。要想很好地发掘利用中医古文献，其前提就是对其进行整理研究。然而，大量古医籍未得到应有的整理和出版，中医古籍中蕴藏的丰富知识财富未得到充分的研究与利用，极大地影响了中医学的继承发展以及特色优势的保持与发挥。为使珍贵中医典籍保存下来，以广流传，服务于中医临床、科研及教学，中医古籍的整理、研究及出版具有非常意义。

《国务院关于扶持和促进中医药事业发展的若干意见》指出，中医药（民族医药）是我国各族人民在几千年生产生活实践和与疾病作斗争中逐步形成并不断丰富发展的医学科学，为中华民族繁衍昌盛做出了重要贡献，对世界文明进步产生了积极影响。新中国成立特别是改革开放以来，党中央、国务院高度重视中医药工作，中医药事业取得了显著成就。但也要清醒地看到，当前中医药事业发展还面临不少问题，不能适应人民群众日益增长的健康需求。意见明确提出："做好中医药继承工作。开展中医药古籍普查登记，建立综合信息数据库和珍贵古籍名录，加强整理、出版、研究和利用。"

中医古籍出版社承担的"100种珍本古医籍整理出版项目"，是集信息收集、文献调查、鉴别研究、编辑出版等多方面工作为一体的系统工程，是中医药继承工作的具体实施。其主要内容是经全国权威的中医文献研究专家充分论证，重点筛选出学术价值、文献价值、版本价值较高的100种亟待抢救的濒危版本、珍稀版本中医古籍以及中医古籍中未经近现代整理排印的有价值的，或者有过流传但未经整理或现在已难以买到的本子，进行研究整理，编成中医古籍丛书或集成，进而出版，使古籍既得到保护、保存，又使其发挥作用。该项目可实现3项功能，即抢救濒危中医古籍，实现文献价值；挖掘中医古籍中的沉寂信息，盘活中医药文献资料，并使其展现时代风貌，实现学术价值；最充分地发挥中医药古代文献中所蕴含的能量，为中医临床、科研及教学服务，实现实用价值。

当前，中医药事业正处在战略发展机遇期，愿"100种珍本古医籍整理出版项目"顺利进行，为推动中医药事业持续健康发展、弘扬中华文化作出应有的贡献。

中国中医科学院首席研究员 曹洪欣

2011年3月6日

校注说明

《本经逢原》，清代张璐（1617～1700）撰。张璐，字路玉，号石顽老人，江苏长洲（今江苏吴县）人。少时敏而好学，博通儒业经史，及长研读医书，凡《内经》《伤寒》及诸医百家之书，无不涉猎。孜孜以求古今医著，探讨医学奥理，对伤寒、本草及杂病等都有深入的研究，吸取各家之长，提出独到见解。青年即行医，业医六十余载，医术精湛，学验丰厚，颇负盛誉，与同时代的喻昌、吴谦齐名，为"清初三大医家"之一。终身勤于笔耕，著述颇丰，除＜本经逢原＞外，尚有《伤寒缵论》《伤寒绪论》《张氏医通》《千金方衍义》等传世。《本经逢原》是张璐79岁高龄时所著，是他一生治学与业医的经验总结，也是他唯一的一部本草学著作。

《本经逢原》四卷。刊于清康熙三十四年（1695）。卷首无凡例、序例。载药786条，每条一药或数药，以《本经》药物为基础，兼收后世医家常用之品，包括本书首载之上党人参等。分类仿《本草纲目》，计有水、火、土、金、石、卤石、山草、芳草、隰草、毒草、蔓草、水草、石草、苔草、谷、菜、果、水果、味、香木、乔木、灌木、寓木、苞木、服器、虫、龙蛇、鱼、介、禽、兽、人等32部。每药内容分两部分：药名下引述《本经》原文或诸家本草载述，阐明性味、功效、主治以及炮制、产地、性状鉴别等内容；继列"发明"一项，阐释药理、临床应用以及学术见解、用药经验等。对前人所述不当者即予指正。如指出打龙子应为味咸，有小毒，《纲目》作咸寒，实误；斑蝥《本经》作辛寒，当改为咸温；人称落花生与黄瓜相反，张氏则称两者并食后未蒙其害等。强调辨证用药，如认为黄连、黄芩、黄柏功能降火去湿止泻痢，对虚寒泻痢不宜投用。对药物配伍应用亦颇重视，如认为白芍为治血痢必用之药，应配肉桂同用，方能获敛中寓散之功等。对药物质量、药材来源与药效之关系，以及药物真伪鉴别等亦有论述。或以己之见，将各家和本人的临床经验所得阐述其中，条理清晰，易明易用。

　　《本经逢原》是张璐鉴于《神农本草经》的药物数量有限，有些尚且失传或临床实用性不大，许多临床常用药物没能详细记载，遂在《本经》的基础上，参考《本草纲目》的分类方法，增加了数百种常用药物，分四卷付梓刊行。本书书名虽为本经，但不重考订辑复，亦不照本宣科，事实上并未全录《本经》之药，而是经过反复研考，侧重择取了临床常用药物，大量记载了张氏的众多的独到见解，是一部切合实用的本草学著作。后世对本书有较高评价，《四库全书总目提要》评曰："时珍书多主考订，希雍书颇喜博辩，璐书则惟取发明性味，辨别功过，使制方者易明。"

　　现存主要版本有清康熙乙亥（1695）金间书业堂刻本、长州张氏隽永堂刻本，还见于清光绪三十四年

（1908）严式诲《医学初阶》及《张氏医通》等丛书。此次校注整理，是依据中国中医科学院图书馆藏清康熙乙亥（1695 年）金间堂刻本为底本，以光绪三十四年戊申（1908）严式诲《医学初阶》（简称光绪本）以及上海科学技术出版社 1959 年铅印本（简称上海科技本）做参校本。凡底本讹误、脱、衍、倒者，皆予以勘正，出校说明。原著目录之药名与正文药名有出入者，均以正文药名订正。凡原书中的繁体字，均改为规范简化字。凡底本中明显错别字，皆予以迳改。俗写字、异体字、古今字均改为现在通行简化字，一般不出校。通假字一般改为本字。若难以读通处，底本与校本相同，不妄改，存疑。对个别冷僻费解之字词加以注音注释。因校注水平有限，错漏之处恐不少，祈望斧正。

校注者

目　　录

卷之一

水部 ·············· (1)
　诸水 ·············· (1)
火部 ·············· (3)
　诸火 ·············· (3)
土部 ·············· (4)
　诸土 ·············· (4)
金部 ·············· (6)
　金 ·············· (6)
　赤铜 ·············· (7)
　铜青 ·············· (7)
　自然铜 ·············· (7)
　古文钱 ·············· (7)
　铅 ·············· (7)
　铅粉 ·············· (8)
　铅丹 ·············· (8)
　密陀僧 ·············· (8)
　锡 ·············· (8)
　铁落 ·············· (9)

　针砂 ·············· (9)
　铁精 ·············· (9)
　铁锈 ·············· (9)
石部 ·············· (10)
　玉 ·············· (10)
　云母 ·············· (10)
　白石英 ·············· (10)
　紫石英 ·············· (11)
　丹砂 ·············· (11)
　银朱 ·············· (12)
　水银 ·············· (12)
　轻粉 ·············· (13)
　灵砂 ·············· (13)
　雄黄 ·············· (13)
　雌黄 ·············· (14)
　石膏 ·············· (14)
　滑石 ·············· (16)
　赤石脂 ·············· (16)
　炉甘石 ·············· (16)
　无名异 ·············· (17)
　石钟乳 ·············· (17)

石灰 …………………（18）

浮石 …………………（18）

阳起石 ………………（18）

磁石 …………………（19）

代赭石 ………………（19）

禹余粮 ………………（20）

空青 …………………（20）

曾青 …………………（21）

绿青 …………………（21）

扁青 …………………（21）

石胆 …………………（21）

礜石 …………………（22）

砒石 …………………（23）

礞石 …………………（23）

花乳石 ………………（23）

河沙 …………………（24）

石燕 …………………（24）

石蟹 …………………（24）

蛇黄 …………………（24）

霹雳砧 ………………（25）

卤石部 ………………（25）

食盐 …………………（25）

戎盐 …………………（25）

卤碱 …………………（26）

凝水石 ………………（26）

玄精石 ………………（26）

朴硝 …………………（26）

玄明粉 ………………（27）

风化硝 ………………（27）

硝石 …………………（27）

硇砂 …………………（28）

硼砂 …………………（28）

石硫黄 ………………（28）

矾石 …………………（29）

绿矾 …………………（29）

山草部 ………………（30）

甘草 …………………（30）

黄芪 …………………（31）

人参 …………………（32）

沙参 …………………（34）

桔梗 …………………（35）

黄精 …………………（36）

葳蕤 …………………（36）

知母 …………………（36）

肉苁蓉 ………………（37）

天麻 …………………（37）

白术 …………………（38）

苍术 …………………（39）

狗脊 …………………（40）

贯众 …………………（40）

巴戟天 ………………（40）

远志 …………………（41）

本经逢原

淫羊藿 ……………… （41）

仙茅 ……………… （42）

玄参 ……………… （42）

地榆 ……………… （42）

丹参 ……………… （43）

紫参 ……………… （43）

紫草 ……………… （43）

白头翁 ……………… （44）

白及 ……………… （44）

三七 ……………… （45）

黄连 ……………… （45）

胡黄连 ……………… （46）

黄芩 ……………… （46）

秦艽 ……………… （47）

柴胡 ……………… （48）

银柴胡 ……………… （48）

前胡 ……………… （49）

防风 ……………… （49）

独活 ……………… （49）

羌活 ……………… （50）

升麻 ……………… （50）

苦参 ……………… （51）

白鲜皮 ……………… （51）

延胡索 ……………… （52）

贝母 ……………… （52）

山慈菇 ……………… （53）

白茅根 ……………… （53）

草龙胆 ……………… （54）

细辛 ……………… （54）

杜衡 ……………… （55）

白薇 ……………… （55）

白前 ……………… （55）

卷之二

芳草部 ……………… （57）

当归 ……………… （57）

芎䓖 ……………… （58）

抚芎 ……………… （58）

蛇床 ……………… （58）

藁本 ……………… （59）

白芷 ……………… （59）

白芍药 ……………… （60）

赤芍药 ……………… （61）

牡丹皮 ……………… （61）

木香 ……………… （61）

甘松香 ……………… （62）

山柰 ……………… （62）

高良姜 ……………… （62）

草豆蔻 ……………… （62）

草果 ……………… （63）

白豆蔻 ……………… （63）

缩砂蜜 ……………… （63）

益智子 ……………… （63）

目
录

荜芨 ………………… （64）

蒟叶 ………………… （64）

肉豆蔻 ……………… （64）

补骨脂 ……………… （64）

姜黄 ………………… （65）

郁金 ………………… （65）

蓬莪茂 ……………… （66）

荆三棱 ……………… （66）

香附 ………………… （66）

茉莉花 ……………… （67）

排草香 ……………… （67）

藿香 ………………… （67）

薰香 ………………… （68）

兰香 ………………… （68）

泽兰 ………………… （69）

马兰 ………………… （69）

香薷 ………………… （69）

爵床 ………………… （70）

荆芥 ………………… （70）

紫苏 ………………… （71）

苏子 ………………… （71）

水苏 ………………… （71）

薄荷 ………………… （71）

隰草部 …………… （72）

菊 …………………… （72）

艾 …………………… （72）

茵陈蒿 ……………… （72）

青蒿 ………………… （73）

芜蔚 ………………… （73）

薇衔 ………………… （74）

夏枯草 ……………… （74）

刘寄奴 ……………… （75）

旋覆花 ……………… （75）

青葙子 ……………… （75）

红蓝花 ……………… （76）

胭脂 ………………… （76）

大蓟　小蓟 ………… （76）

续断 ………………… （77）

漏芦 ………………… （77）

苎麻　黄麻 ………… （77）

胡芦巴 ……………… （78）

恶实 ………………… （78）

苍耳 ………………… （78）

天名精 ……………… （78）

鹤虱 ………………… （79）

豨莶 ………………… （79）

箬 …………………… （79）

芦根 ………………… （79）

甘蔗 ………………… （80）

蘘荷 ………………… （80）

麻黄 ………………… （80）

木贼 ………………… （81）

石龙刍 ……………… （81）

灯心草 …………… （81）

生地黄 …………… （81）

干地黄 …………… （82）

熟地黄 …………… （83）

牛膝 ……………… （85）

紫菀 ……………… （85）

麦门冬 …………… （86）

萱草 ……………… （87）

淡竹叶 …………… （87）

冬葵子 …………… （87）

蜀葵 ……………… （87）

秋葵子 …………… （88）

龙葵 ……………… （88）

酸浆 ……………… （88）

败酱草 …………… （88）

款冬花 …………… （88）

鼠曲草 …………… （89）

决明子 …………… （89）

地肤子 …………… （89）

瞿麦 ……………… （90）

王不留行 ………… （90）

葶苈 ……………… （90）

车前子 …………… （91）

马鞭草 …………… （91）

光明草 …………… （91）

鳢肠草 …………… （92）

连翘 ……………… （92）

陆英 ……………… （92）

蓝实大青 小青 …… （92）

青黛 ……………… （93）

蓼子 ……………… （93）

萹蓄 ……………… （94）

白蒺藜 …………… （94）

沙苑蒺藜 ………… （94）

谷精草 …………… （94）

海金沙 …………… （95）

地椒 ……………… （95）

半边莲 …………… （95）

地丁 ……………… （95）

见肿消 …………… （95）

毒草部 ………… （95）

大黄 ……………… （95）

商陆 ……………… （97）

狼毒 ……………… （97）

狼牙 ……………… （97）

防葵 ……………… （98）

莨菪 ……………… （98）

大戟 ……………… （99）

泽漆 ……………… （99）

甘遂 ……………… （100）

续随子 …………… （101）

茛茹 ……………… （101）

蓖麻子 …………… （101）

目录

5

常山 ·················· （102）

蜀漆 ·················· （103）

藜芦 ·················· （103）

附子 ·················· （103）

川乌头 ·············· （105）

天雄 ·················· （106）

侧子 ·················· （106）

草乌头 ·············· （106）

射罔 ·················· （107）

白附子 ·············· （107）

天南星 ·············· （107）

半夏 ·················· （108）

蚤休 ·················· （109）

鬼臼 ·················· （109）

射干 ·················· （110）

玉簪根 ·············· （110）

凤仙子 ·············· （110）

曼陀罗花 ··········· （111）

羊踯躅 ·············· （111）

芫花 ·················· （111）

荛花 ·················· （112）

莽草 ·················· （112）

茵芋 ·················· （112）

钩吻 ·················· （113）

蔓草部 ··············· （113）

菟丝子 ·············· （113）

五味子 ·············· （114）

覆盆子 ·············· （114）

使君子 ·············· （115）

木鳖子 ·············· （115）

马兜铃 ·············· （115）

青木香 ·············· （115）

预知子 ·············· （116）

牵牛 ·················· （116）

紫葳 ·················· （116）

旋花 ·················· （117）

蔷薇 ·················· （117）

月季花 ·············· （117）

瓜蒌实 ·············· （117）

瓜蒌根 ·············· （118）

土瓜根 ·············· （118）

葛根 ·················· （118）

天门冬 ·············· （119）

百部 ·················· （120）

何首乌 ·············· （120）

草薢 ·················· （121）

土茯苓 ·············· （121）

白蔹 ·················· （121）

山豆根 ·············· （122）

黄药子 ·············· （122）

白药子 ·············· （122）

威灵仙 ·············· （122）

茜草 ·················· （123）

防己 ……………… （123）

木通 ……………… （124）

通草 ……………… （124）

钓藤 ……………… （124）

木莲 ……………… （125）

紫葛 ……………… （125）

葎草 ……………… （125）

忍冬 ……………… （125）

清风藤 ………… （125）

藤黄 ……………… （126）

水草部 ………… （126）

泽泻 ……………… （126）

羊蹄根 ………… （126）

菖蒲 ……………… （127）

蒲黄 ……………… （127）

苦草 ……………… （128）

水萍 ……………… （128）

莼 ………………… （128）

海藻 ……………… （128）

昆布 ……………… （129）

石草部 ………… （129）

石斛 ……………… （129）

骨碎补 ………… （129）

石韦 ……………… （129）

景天 ……………… （130）

石胡荽 ………… （130）

地锦 ……………… （130）

苔草部 ………… （130）

陟厘 ……………… （130）

石蕊 ……………… （130）

卷柏 ……………… （131）

马勃 ……………… （131）

倒挂草 ………… （131）

苔 ………………… （131）

卷之三

谷部 …………… （132）

诸米 ……………… （132）

诸麦 ……………… （133）

诸豆 ……………… （134）

胡麻 ……………… （136）

亚麻 ……………… （137）

麻子仁 ………… （137）

薏苡仁 ………… （138）

罂粟壳 ………… （138）

阿芙蓉 ………… （138）

蒸饼 ……………… （139）

神曲 ……………… （139）

胶饴 ……………… （139）

醋 ………………… （139）

酒 ………………… （140）

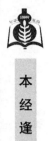

菜部 ·················· （141）

　韭 ·················· （141）

　薤 ·················· （141）

　葱 ·················· （142）

　蒜 ·················· （142）

　芸苔 ·················· （142）

　白芥子 ·················· （143）

　芜菁 ·················· （143）

　莱菔子 ·················· （143）

　生姜 ·················· （144）

　干姜 ·················· （144）

　胡荽 ·················· （145）

　茱香 ·················· （145）

　芹 ·················· （146）

　菠薐 ·················· （146）

　蕹菜 ·················· （146）

　茼蒿 ·················· （146）

　蕺蕒子 ·················· （146）

　苋子 ·················· （147）

　马齿苋 ·················· （147）

　翻白草根 ·················· （147）

　蒲公英 ·················· （147）

　落葵 ·················· （147）

　戴草 ·················· （148）

　蕨 ·················· （148）

　黄独 ·················· （148）

　薯蓣 ·················· （148）

　百合 ·················· （149）

　茄 ·················· （149）

　苦瓠 ·················· （150）

　冬瓜子 ·················· （150）

　越瓜 ·················· （150）

　胡瓜 ·················· （150）

　南瓜 ·················· （151）

　丝瓜 ·················· （151）

　苦瓜 ·················· （151）

　紫菜 ·················· （152）

　石花菜 ·················· （152）

　木耳 ·················· （152）

　桑耳 ·················· （152）

　香蕈 ·················· （152）

　土蕈 ·················· （153）

果部 ·················· （153）

　李根白皮 ·················· （153）

　杏仁 ·················· （154）

　梅 ·················· （155）

　桃仁 ·················· （155）

　栗 ·················· （156）

　枣 ·················· （156）

　梨 ·················· （157）

　木瓜 ·················· （157）

　山楂 ·················· （158）

奈 ·············· （158）

林檎 ·············· （158）

柿蒂 ·············· （158）

安石榴 ·············· （159）

橘皮 ·············· （159）

青皮 ·············· （159）

橘核 ·············· （160）

橘叶 ·············· （160）

柑 ·············· （160）

橙 ·············· （160）

柚 ·············· （160）

柑橼 ·············· （160）

金橘 ·············· （161）

枇杷叶 ·············· （161）

杨梅 ·············· （161）

樱桃 ·············· （161）

银杏 ·············· （162）

胡桃 ·············· （162）

长生果 ·············· （162）

琐琐葡萄 ·············· （162）

橡实 ·············· （163）

槲皮 ·············· （163）

荔枝 ·············· （163）

龙眼 ·············· （163）

橄榄 ·············· （164）

榧子 ·············· （164）

松子 ·············· （164）

槟榔 ·············· （164）

大腹子 ·············· （165）

大腹皮 ·············· （165）

马槟榔 ·············· （165）

无花果 ·············· （165）

枳椇 ·············· （165）

水果部 ·············· （166）

西瓜 ·············· （166）

瓜子仁 ·············· （166）

甜瓜蒂 ·············· （166）

甜瓜子 ·············· （167）

蒲桃 ·············· （167）

甘蔗 ·············· （167）

沙糖 ·············· （167）

石蜜 ·············· （168）

莲藕 ·············· （168）

莲实 ·············· （168）

石莲子 ·············· （168）

莲须 ·············· （169）

莲房 ·············· （169）

荷叶 ·············· （169）

芡实 ·············· （169）

芰实 ·············· （170）

乌芋 ·············· （170）

慈菇 ·············· （170）

目 录

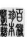

— 9 —

本经逢原

味部 ·············· （170）

　蜀椒 ············· （170）

　秦椒 ············· （171）

　椒目 ············· （171）

　猪椒根 ··········· （171）

　胡椒 ············· （172）

　荜澄茄 ··········· （172）

　吴茱萸 ··········· （172）

　食茱萸 ··········· （173）

　茗 ··············· （173）

香木部 ············ （174）

　柏子仁 ··········· （174）

　柏叶节油 ········· （174）

　松脂 ············· （175）

　松节 ············· （175）

　杉 ··············· （175）

　肉桂 ············· （176）

　桂心 ············· （176）

　牡桂 ············· （177）

　筒桂 ············· （177）

　桂枝 ············· （178）

　辛夷 ············· （179）

　沉香 ············· （179）

　丁香 ············· （180）

　旃檀 ············· （180）

　紫檀 ············· （180）

降真香 ·········· （181）

乌药 ············ （181）

茴香 ············ （181）

枫香脂 ·········· （181）

薰陆香 ·········· （181）

没药 ············ （182）

麒麟竭 ·········· （182）

安息香 ·········· （182）

苏合香 ·········· （182）

龙脑香 ·········· （183）

樟脑 ············ （183）

阿魏 ············ （184）

芦荟 ············ （184）

乔木部 ·········· （184）

黄柏 ············ （184）

厚朴 ············ （185）

杜仲 ············ （186）

椿樗根皮 ········ （186）

干漆 ············ （186）

梓白皮 ·········· （187）

梧叶皮 ·········· （187）

桐实 ············ （187）

海桐皮 ·········· （188）

川楝子 ·········· （188）

槐实 ············ （189）

槐花 ············ （189）

秦皮 …………… （189）

合欢皮 …………… （190）

皂荚 …………… （190）

皂角刺 …………… （191）

肥皂荚 …………… （191）

无患子 …………… （191）

没石子 …………… （191）

诃黎勒 …………… （191）

柳华 …………… （192）

柽柳 …………… （192）

水杨 …………… （192）

榆根白皮 …………… （192）

芜荑 …………… （193）

苏方木 …………… （193）

桦木皮 …………… （193）

棕榈 …………… （193）

乌桕根 …………… （194）

巴豆 …………… （194）

大枫子 …………… （195）

相思子 …………… （195）

灌木部 …………… （195）

桑根白皮 …………… （195）

桑椹 …………… （195）

桑叶 …………… （196）

桑枝 …………… （196）

柘根白皮 …………… （196）

楮实 …………… （197）

枳壳 …………… （197）

枳实 …………… （197）

枸橘 …………… （198）

栀子 …………… （198）

酸枣仁 …………… （199）

白棘 …………… （199）

蕤仁 …………… （199）

山茱萸 …………… （200）

金樱子 …………… （200）

郁李仁 …………… （200）

鼠李子 …………… （200）

女贞实 …………… （201）

枸骨 …………… （201）

卫矛 …………… （201）

南烛 …………… （202）

五加皮 …………… （202）

枸杞 …………… （202）

地骨皮 …………… （203）

溲疏 …………… （203）

石南 …………… （204）

牡荆 …………… （204）

蔓荆子 …………… （204）

紫荆皮 …………… （204）

木槿根皮 …………… （205）

芙蓉 …………… （205）

山茶花 …………… （205）

本经逢原

密蒙花 …………… （205）
木棉子 …………… （205）
柞木皮 …………… （206）
黄杨 …………… （206）
放杖木 …………… （206）
接骨木 …………… （206）

寓木部 …………… （206）

茯苓 …………… （206）
茯神 …………… （207）
琥珀 …………… （207）
猪苓 …………… （208）
雷丸 …………… （208）
桑寄生 …………… （208）
松萝 …………… （209）

苞木部 …………… （209）

竹叶 …………… （209）
竹茹 …………… （209）
竹沥 …………… （210）
笋 …………… （210）
竹黄 …………… （210）
震烧木 …………… （211）

藏器部 …………… （211）

锦 新绛 黄绢 绵 … （211）
裤裆 …………… （211）
裹脚布 …………… （211）
凿柄 …………… （211）

弓弩弦 …………… （211）
败蒲扇 蒲席 …… （212）
漆器 …………… （212）
灯盏油 …………… （212）
炊单布 …………… （212）
败鼓皮 …………… （212）

卷之四

虫部 …………… （213）

蜂蜜 …………… （213）
蜜蜡 …………… （213）
露蜂房 …………… （214）
蠮螉 …………… （214）
虫白蜡 …………… （214）
紫矿 …………… （215）
五倍子 …………… （215）
桑螵蛸 …………… （215）
雀瓮 …………… （216）
原蚕蛾 …………… （216）
白僵蚕 …………… （216）
蚕茧 …………… （217）
蚕蜕 …………… （217）
蚕沙 …………… （217）
九香虫 …………… （217）
雪蚕 …………… （217）
蜻蛉 …………… （217）

樗鸡 ················ （218）

芫青 ················ （218）

斑蝥 ················ （218）

葛上亭长 ·········· （219）

地胆 ················ （219）

蜘蛛 ················ （219）

壁钱 ················ （219）

蝎 ·················· （219）

水蛭 ················ （220）

蛆 ·················· （220）

狗蝇 ················ （220）

蛴螬 ················ （220）

桑蠹虫 ············· （221）

桃蠹虫 ············· （221）

蚱蝉 ················ （221）

蝉蜕 ················ （221）

蜣螂 ················ （222）

天牛 ················ （222）

蝼蛄 ················ （222）

萤火 ················ （223）

衣鱼 ················ （223）

鼠妇 ················ （223）

䗪虫 ················ （223）

虻虫 ················ （224）

蟾蜍 ················ （224）

蟾酥 ················ （225）

蛤蟆 ················ （225）

鼋 ················· （225）

蝌蚪 ················ （225）

蜈蚣 ················ （225）

蚯蚓 ················ （226）

蜗牛 ················ （226）

龙蛇部 ············ （227）

龙骨 ················ （227）

龙齿 ················ （227）

龙角 ················ （228）

鼍甲 ················ （229）

鲮鲤甲 ············· （229）

石龙子 ············· （229）

守宫 ················ （230）

蛤蚧 ················ （230）

蛇蜕 ················ （231）

蚺蛇胆 ············· （231）

白花蛇 ············· （231）

乌梢蛇 ············· （232）

蝮蛇 ················ （232）

鱼部 ············ （233）

鲤鱼 ················ （233）

鲔鱼 ················ （233）

青鱼 ················ （233）

鲢鱼 ················ （233）

阔口鱼 ············· （234）

鳊鱼 ················ （234）

目 录

13

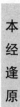
本
经
逢
原

白鱼 ·············· （234）

石首鱼 ·············· （234）

鳔胶 ·············· （234）

勒鱼 ·············· （234）

鲥鱼 ·············· （235）

嘉鱼 ·············· （235）

鲳鱼 ·············· （235）

卿鱼 ·············· （235）

石斑鱼 ·············· （235）

鲙残鱼 ·············· （235）

海粉 ·············· （235）

燕窝 ·············· （236）

鲈鱼 ·············· （236）

鳜鱼 ·············· （236）

鳢鱼 ·············· （236）

鳗鲡鱼 ·············· （236）

鳝鱼 ·············· （237）

甲鱼 ·············· （237）

鲟鱼 ·············· （237）

鲢鱼 ·············· （237）

黄颡鱼 ·············· （238）

江鲚 ·············· （238）

河豚 ·············· （238）

江豚 ·············· （239）

比目鱼 ·············· （239）

鲛鱼 ·············· （239）

乌贼骨 ·············· （239）

鲍鱼 ·············· （240）

海马 ·············· （240）

鰕 ·············· （240）

介部 ·············· （240）

龟版 ·············· （240）

玳瑁 ·············· （241）

鳖甲 ·············· （242）

鼋甲 ·············· （242）

蟹 ·············· （242）

鲎 ·············· （244）

牡蛎 ·············· （244）

蚌 ·············· （244）

真珠 ·············· （244）

石决明 ·············· （245）

文蛤 ·············· （245）

蛤蜊 ·············· （245）

蛏 ·············· （245）

魁蛤壳 ·············· （246）

车螯 ·············· （246）

贝子 ·············· （246）

石蜐 ·············· （246）

淡菜 ·············· （247）

海蠃 ·············· （247）

田螺 ·············· （247）

寄居虫 ·············· （248）

郎君子 ·············· （248）

禽部 ·················（248）

鹤顶 ·················（248）

鹳骨 ·················（248）

秃鹙 ·················（248）

鹈鹕 ·················（248）

鹅 ·················（248）

雁 ·················（249）

鹜 ·················（249）

凫 ·················（250）

鸡 ·················（250）

雉 ·················（251）

乌鸦 ·················（252）

鹊 ·················（252）

鹍鸲 ·················（252）

鹑 ·················（252）

鸽 ·················（253）

莺 ·················（253）

雀卵 ·················（253）

伏翼 ·················（253）

五灵脂 ·················（253）

斑鸠 ·················（254）

伯劳 ·················（254）

鹁鸪 ·················（254）

啄木鸟 ·················（254）

鸬鹚 ·················（254）

鹰屎白 ·················（255）

雕 ·················（255）

鸱 ·················（255）

鸮 ·················（255）

鸱鸺 ·················（255）

鸩 ·················（256）

兽部 ·················（256）

猪 ·················（256）

狗 ·················（258）

羊 ·················（258）

羖羊角 ·················（259）

牛 ·················（260）

马 ·················（261）

驴 ·················（262）

驼峰 ·················（262）

酪 ·················（262）

酥 ·················（263）

阿胶 ·················（263）

黄明胶 ·················（263）

牛黄 ·················（263）

狗宝 ·················（264）

狮油 ·················（264）

虎骨 ·················（264）

象皮 ·················（265）

犀角 ·················（265）

熊脂 ·················（266）

熊胆 ·················（266）

目
录

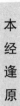

羚羊角 ……………（266）

山羊血 ……………（267）

鹿茸 ………………（268）

鹿角胶 ……………（268）

鹿胎 ………………（269）

麋茸 ………………（270）

麋鹿肉 ……………（270）

獐 …………………（271）

麝脐 ………………（271）

猫 …………………（271）

狸 …………………（272）

狼 …………………（272）

兔 …………………（272）

狐阴茎 ……………（273）

水獭肝 ……………（273）

山獭茎 ……………（273）

腽肭脐 ……………（274）

牡鼠 ………………（274）

猬皮 ………………（274）

人部 ………………（275）

发 …………………（275）

头垢 ………………（275）

人乳汁 ……………（275）

爪甲 ………………（275）

人牙 ………………（276）

人中黄 ……………（276）

金汁 ………………（276）

干粪灰 ……………（277）

溺 …………………（277）

溺白垽 ……………（277）

秋石 ………………（277）

红铅 ………………（279）

天灵盖 ……………（279）

人胞 ………………（280）

胞衣水 ……………（281）

初生脐带 …………（281）

胎元 ………………（281）

卷 之 一

水 部

诸水 古人服药，必择水火。故凡汤液，多用新汲井华水，取天真之气浮于水面也。宜文火煎成，候温暖缓服之。《金匮》云：凡煮药饮汁，以解毒者，虽云救急，不可热饮，诸毒病得热更甚，宜冷饮之。此言治热解毒，及辛热药味，当确遵此例。一切调补药，即宜温饮；苦寒祛火药，则宜热饮，热因寒用之法也。

仲景煎实脾药，作甘澜水，扬之万遍，取其流利，不助肾邪也。

勺扬百遍，名百劳水。取其激扬，以除陈积也。成无己曰：仲景治伤寒瘀热在里身黄，麻黄连轺赤小豆汤，煎用潦水，取其味薄，不助湿热也。

以新汲水煎沸如麻，名麻沸汤。取其轻浮，以散结热也。

以水空煎候熟极煮药，名清浆水。取其下趋，不至上涌也。

服涌吐药用齑水，取其味浊，引疾上窜，以吐诸痰饮宿食，酸苦涌泄为阴也。

煎荡涤邪秽药，用东流水。《本经》云：东流水为云母石所畏，炼云母用之。

煎利水药，用急流水，取性走也。

煎水逆呕吐药，用逆流水，取其上涌痰涎也。

煎阳盛阴虚目不得瞑药，用千里流水，取其性之疾泻也。

1

煎中暑神昏药，及食枫树菌笑不止，用地浆水，急掘墙阴地，作坎置水，搅澄者是也。取救垂绝之阴也。

煎中暑亡汗药，及霍乱泄利不止，用酸浆水，糯米酿成点乳饼者，或水磨作，内点真粉之酸水亦可。取收欲脱之阳也。

黄霉雨水，洗疮疥，灭斑痕。

白露雨水，洗肌面，灭颜色。

秋露，质清，止疟除烦。

腊雪，气膻，助阳摄火，治天行时气瘟疫，解丹毒。

雹水，性暴，动风发癫。

夏冰，阴凝，发疰成痞。

柏叶、菖蒲上露，并能明目。

韭叶上露，去白癜风。

凌霄花上露，能损人目。

浸蓝水，解毒杀虫，误吞水蛭，腹面黄者，啜此水虫下即安。

瓶中养花水，有毒伤人，腊梅者尤甚。

卤水，咸苦大毒，凡蚀蜃疥癣，及毒虫生子入肉者，涂之即化，但疮有血者，不可涂之。六畜食一合，当时死，人亦然。

生熟汤，入盐微咸，霍乱者饮一二升，吐尽痰食即愈。

方诸水，大蚌水也。向月取之，得至阴之精华，故能明目，止渴除烦，汤火疮敷之有效。

上池水，竹篱头上水也。长桑君饮扁鹊，能洞鉴脏腑，见垣一方人。

东阿井水，煎乌驴皮胶，治逆上之痰血。

青州范公泉，造白丸子，利膈化痰，二者皆济水之分流也。

至若古冢、废井、泽中停水，山岩泉水有翳，及诸水经宿面有五色者，皆有毒，非但不可服食煎药，即洗涤亦忌之。

火　部

诸火　北方炊食，都用煤火。以地属坎，足胜其气，且助命门真火。人食煤火，长气于阴，所以膂力强壮。南人食之，多发痈毒。受其毒者，以菔汁解之。然①煤火处，置大缸水于旁，则毒从水解。

南方炊食，都用薪火。人食薪火，长气于阳，气多轻浮不实，不似北方之禀气刚劲也。

凡煎补药，文火缓煎。泻药武火急煎，煎膏用桑柴火最良。《抱朴子》云：一切神仙药，不得桑柴不服。然不若煎收，并用文火，则不伤药性。

上古炊食，都用燧火，是为阳火。今皆击石取火，则阴火也。用以炊食，犹之可也。若点艾炷，尤非所宜。灸艾宜取太阳真火，否则真麻油灯，艾茎点于炷上，则灸疮至愈不痛。

神针火，治寒湿痹、附骨阴疽，凡在筋骨隐痛者针之，火气直达病所。

燔针，即烧针。病在经筋所发诸痹，用之其效最捷。《经》云：治在燔针劫刺，以知为度，以痛为愈。

马矢，煴煨风痹药，取其性缓，通行经络也。

苇薪火，炊泻阳药，取其轻扬，不损药力，二者皆《内经》法也。

灯火，淬小儿诸惊，及头风脑痛，风痹缓急，以油能解风毒，火能通经络也。

灯花，治小儿邪热在心，夜啼不止，以二三颗，灯心汤调，抹乳吮之。

---

① 然：据文义应为"燃"。

烛烬，治疗肿，同胡麻、针砂等分为末，和醋敷之，治九漏，与阴干马齿苋等分为末，和腊猪脂敷之。取乌桕之余力，以化歹肉也。

至于烟草之火，方书不录，惟《朝鲜志》见之。始自闽人吸以祛瘴，向后北人藉以辟①寒，今则遍行寰宇。岂知毒草之气，熏灼脏腑，游行经络，能无壮火散气之虑乎？近日目科内障丸中，间有用之获效者，取其辛温散冷积之翳也。不可与冰片同吸，以火济火，多发烟毒。不可以藤点吸，恐其有蛇虺之毒也。吸烟之后，慎不得饮火酒，能引火气熏灼脏腑也。又久受烟毒，而肺胃不清者，以沙糖汤解之。烟筒中脂污衣上，涤之不去，惟嚼西瓜仁揉之即净，其涤除痰垢之力可知。世以瓜子仁生痰，不亦谬乎！

土 部

诸土 脾土喜燥恶湿，故取东壁太阳所照之土，引真火生发之气，补土而胜湿，则吐泻自止。用以制药，皆为脾胃之引导耳。昔人以东壁土调水，治小儿嗜食泥土之病，取土入虫口，而祛之下行也。

道途中热土，治夏月暍死，取温以散热也。若沃以冷水，虚阳立铲，死不救矣。

白垩土，苦温无毒，《本经》主女子寒热癥瘕，月闭积聚。取土之间气，以祛妇人间厕之积也。《千金》治妇人带下等疾者，以土能胜湿，而白则兼入气分也。惟邯郸者为胜。

黄土，甘平无毒，乃中央正色，不占秽渍，故色不黑，治泄利冷热赤白，腹内绞痛下血，解诸药毒、闭口椒毒、野葛毒。

---

① 辟：据文义应为"避"。

蚯蚓泥，治小儿阴囊热肿，取寒能解毒也。热病谵语狂乱，无燥结可攻者，蚯蚓泥凉水调服。

蛣蜣转丸土，治反胃、吐利、霍乱，汤淋绞汁饮之，醋调涂项上瘰疬。

土蜂窝上细土，主头风肿毒及蜂虿①伤，醋和敷之。

胡燕窝土，主风瘙瘾疹及恶刺疮，浸淫疮，并水和敷之。《小品》治湿痒疥疮，《外台》治蠼螋尿疮，《千金》治瘭疽丹毒。

鼠壤土，通肾气，解毒邪，取其搜风达窍也。

蚁垤土，下胞衣死胎，炒热搵心下自出。

烧尸场上土，治好魇多梦，置枕中并涂关元及脐。

螺蛳泥，主反胃吐食，取螺蛳一斗，水浸取泥晒干，每服一钱，火酒调服。

犬屎泥，治妊娠伤寒，涂腹保胎。

井底泥，治妊娠热病，涂胸脐丹田护子，并治汤火烧疮。

伏龙肝，乃灶心赤土，《本经》云：味辛微温，主妇人崩中吐血。《千金》名釜月下土，言正对釜脐处也。然必日用炊饭者良，若煮羹者味咸，不堪入药。止咳逆吐血，消痈肿毒气，盖以失血过多，中气必损，故取微温调和血脉也。消痈肿毒气者，辛散软坚也。《日华子》主催生者，取温中而镇重下坠也。其胎漏不止，产后下利，并宜煮水澄清去滓，代水煎药，取温土脏和营血也。《千金方》治中风口噤，狂不识人，并用搅水澄服。又久利不止，横生逆产，胞衣不下，皆醋调涂脐腹效。小儿重舌，和苦酒涂之。发背，酒调厚敷，干即易，平乃止。杖疮肿痛，香油调涂。灸疮肿痛，煮水热淋。皆孙真人法也。《外台》治一切痈肿，和蒜泥贴，干再易之。

---

① 虿（chài，音柴）：蝎子类毒虫。

百草霜，烧百草之煤也。止血散瘀，上下诸血悉主之。又阳毒发斑，取温以解毒散火也。

釜脐墨，治阳毒发狂，黑奴丸中用之。《千金》治卒中恶，卒心痛，舌卒肿大等患。又下死胎方，用百草霜二钱，伏龙肝五钱，为细末，酒调童便服二钱，少顷再服，三服即下。

梁上尘，一名乌龙尾，治妊娠胎动，横生逆产，及金疮鼻衄，疗肿恶疮，小儿赤丹，取其轻浮，以散久积之气也。

清烟墨灰，止吐衄血逆上行，或生藕汁，或莱菔汁，或鲜地黄自然汁磨服即止。然须烧灰出火毒用之，但勿用干地黄和水捣磨。柏叶汁、甘蔗汁咸非所宜，往往止截后有瘀积之患。飞丝入目，及一切尘物入目，磨浓墨点之自出，或灯心蘸墨汁频卷之。

砂锅，取年久炊食者，研细水飞，治黄肿积块，酒服五钱。潞州者佳。

孩儿茶，一名乌爹泥，性涩收敛，止血收湿，为金疮止痛生肌之要药。

白瓷器，研细水飞，傅痈肿可代针砭。又点目去翳。

粪坑底泥，治背疮疔肿痈毒，阴干为末，新水调敷，其痛立止。

坑垩，同蝉蜕、全蝎末作饼，香油煎滚温服，以滓敷疔四围，其疔自出。

金　部

金　生金辛平有毒，金箔无毒。

【发明】金能制木，故可疗惊痫风热肝胆之病，然须为箔，庶无重坠伤中之患。紫雪方用赤金叶子煎水，取制肝降痰逆也。若成块锭金及首饰之类，非特无味，且有油腻，良非所宜。

银箔，功用与金不殊，但入气分，不入血分，稍为不同。

《肘后方》治痈肿五石汤用之。

赤铜　苦平，微毒。

【发明】贼风反折，以赤铜五斤，烧红内二斗酒中百遍，服五合，日三服，以效为度。赤铜落，乃打铜落下之屑，与自然铜同类，故亦能接骨，煅赤醋沃七次。同五倍等，则染须黑润。藏器[1]曰：赤铜屑能焊人骨，及六畜有损，细研酒灌，直入骨损处。六畜死后，取骨视之，犹有焊痕可验。

铜青　酸苦平，小毒。

【发明】铜青藉醋结成，能入肝、胆二经，以醋蘸捻喉中，则吐风痰。为散疗喉痹牙疳，醋调揩腋下治狐臭，姜汁调点烂沿风眼，去疳杀虫。所治皆厥阴之病。

自然铜　辛平，小毒。火煅醋淬七次，置地七日出火毒，水飞用。铜非煅不可入药，新煅者火毒燥烈，慎勿用之。

【发明】自然铜出铜坑中，性禀坚刚，散火止痛，功专接骨。骨接之后，即宜理气活血，庶无悍烈伤中，走散真气之患。

古文钱　辛平，小毒。

【发明】古钱以生姜汁涂，刮青点目，去障消瘀，散赤肿，一点即愈。但初点热泪蔑面，然终无损。惟作疮者，与肝肾虚而内障生花者，不可用也。妇人逆产五淋，煮汁用之。便毒初起，与胡桃肉同嚼，食二三枚即消。便毒属肝，金伐木也。

铅一名黑锡　甘寒，无毒。凡用取未经银冶新铅，熔净去渣，再熔成液，同硫黄煅，如焰起，以醋洒之，候成黑灰，研之不粘滞为度。如煅不透，服之令人头痛，以阴降太速，阳火无依故也。

【发明】铅禀北方癸水之性，阴极之精，内通于肾，故《局方》黑锡丹、《宣明》补真丹皆用之。得汞交感，即能治一切阴

---

①　藏器：即唐代医药学家陈藏器。

阳混淆，上盛下虚，气升不降，噎膈反胃，呕吐眩晕诸疾。又槌成薄片，置烧酒中半月许，结成白霜，取其酒徐徐饮之，降阴火最捷。但性带阴毒，恐伤心肾，不可多服。铅性入肉，故女子以之红耳，孔即自穿。

铅粉一名胡粉　辛寒，无毒。

《本经》治伏尸毒螫，杀三虫。

【发明】铅粉与黄丹同类，内有豆粉蛤粉，而无硝盐，但入气分，功专止痛生肌，亦可入膏药代黄丹用。《本经》治伏尸毒螫，杀三虫者，取铅性之重，以镇摄其邪。《金匮》甘草粉蜜汤，治蛔病吐涎心痛，专取胡粉杀虫，甘草安胃，蜜以诱入虫口也。陶弘景云：疗尸虫弥良。

铅丹一名黄丹　辛微寒，无毒。

《本经》治吐逆胃反，惊痫癫疾，除热下气。

【发明】铅丹体重性沉，味兼盐矾而走血分，能坠痰止疟。《本经》言止吐逆胃反，治惊痫癫疾，除热下气，取其性重以镇逆满也。仲景柴胡龙骨牡蛎汤用之，取其入胆以祛痰积也。但内无积滞误服，不能无伤胃夺食之患。敷疮长肉，坠痰杀虫，皆铅之本性耳。目暴赤痛，铅丹蜜调贴太阳穴，立效。

密陀僧　咸辛平，小毒。

【发明】此感铅、银、硝石之气而成，其性重坠，直入下焦，故能坠痰截疟，疗疮肿。治惊气入心包络，喑不能言语者，用密陀僧末一匕，茶清调服即愈。惊则气乱，取重以去怯而平肝也。但入口则漾漾欲吐，以阴毒之性，能伤胃气也。《圣惠方》鼻齄赤疱，密陀僧细研，人乳调，夜则涂之。丹方治背疮初起，以醋煅七次，桐油调围患处即消。同枯矾，治汗瘢体气。合五倍子，染髭须，同鹰屎白，灭瘢痕。水磨服，解砒霜、硫黄毒。

锡　辛寒，微毒。

【发明】锡为砒母，故新造锡器，不可盛酒越宿。制瓶藏药，须旧锡杂铅乃佳。昔人过饮烧酒，昏迷欲绝，或令以锡器贮沸汤，盖取气水饮之即苏。此与炊单布治汤气熏灼无异，同气相感之力也。

铁落 辛寒，有毒。即烧铁赤沸砧上爆下之屑也。铁铫内煅赤，醋沃七次用。

《本经》主风热恶疮，疡疽痂疥，气在皮肤中。

【发明】《素问》云：有病怒狂者，治以生铁落为饮，渍汁煎药，取其性沉，下气最疾。不可过服，过服令人凛凛恶寒，以其专削阳气也。

《本经》主风热恶疮等疾，皆肝心火热所致，辛寒能除二经之热也。苏恭以之炒热投酒中，疗贼风痉病，借酒以行皮肤中气也。

针砂 酸辛，无毒。作针家磨铺细末也。

【发明】针砂寒降，善治湿热，脾劳黄病。于铁铫内煅通红，醋沃置阴处，待半月结块生黄，化尽铁性用，为消脾胃坚积黄肿之专药。丹溪温中丸用之。又以制过针砂一两，入干漆灰半钱，香附三钱，合平胃散五钱，蒸饼为丸，汤酒任下，治疗与温中丸不殊。

铁精 平微温，小毒。

《本经》主明目，化铜。

【发明】铁之精华也。出锻灶中，紫色轻如尘者佳。取至阴沉重之性，得纯阳火炼，而轻浮上升，故可以疗惊悸，定风痫，破胃脘积血作痛。《本经》主明目，取其镇摄虚火之义，以其得火气之多也。但胃气虚寒人服之，往往有夺食发呃之虞，以纯阴镇摄太过，而伤犯阳和之气也。

铁锈一名铁衣 辛寒，无毒。

【发明】陶华云：铁锈水和药服，性深重，最能坠热开结，又能平肝消肿，治恶疮疥癣，和油涂之。妇人产后阴挺不收，和冰片研水敷之。蠼螋蜈蚣咬，和蒜涂之。

石　部

玉　平淡，无毒。

【发明】玉灭瘢痕，日日磨擦，久则自退。研细水飞，去目翳。珊瑚、玛瑙、宝石、玻璃、水晶，为屑水飞，皆能磨翳，不独玉屑为然也。

云母　甘平，无毒。凡用选白莹者，擘薄片取雨水或流水渍去砂土，更以秋露渍数十日，同露煮七日夜，磨令极细，捻指无复光明者，乃可用之。或同盐入重布袋挼之，沃令盐味尽，悬当风处，自然成粉。弘景曰：炼之用矾则柔烂，忌羊血者，以其能解诸药之性也。与胡蒜尤为切禁，犯之必腹满作泻。黑者有毒伤人。

《本经》主身皮死肌，中风寒热，如在车船上，除邪气，安五脏，益精明目，久服轻身延年。

【发明】云母生泰山山谷，色白者良。《本经》言云母甘平，详其性升，亦应有甘温助阳之力，故能辟一切阴邪不正之气，主身皮死肌，以其能辟除阴毒也。其治中风寒热，如在车船上，以其能镇摄虚阳也。《局方》云母膏治一切痈毒，仲景方治牝疟多寒，《千金方》治久利带下，小便淋疾，及一切恶疮，《深师方》治痰饮头痛。何德扬治妇人难产，温酒调服三钱，入口即下。金刃伤敷之，止血最速，且无腐烂之虞。阴疽肠痈，亦多用之，皆取助阳之力也。久服能使身轻尸解，孙真人恒服之。但石药性偏助阳，凡阴虚火炎者，慎勿误与。

白石英　甘温，无毒。出泰山，以六棱莹白如水晶者为真。林北海先生《本草纲目必读》，但收紫而不及白，世鲜真者可知。

《本经》主消渴，阴痿不足，咳逆，胸膈间久寒，益气，除风湿痹。

【发明】白石英入手太阴足阳明气分，肺痈溃久，痿痹不起者宜之。《本经》主消渴阴痿不足诸病，功专温肺无疑，但石性慓悍，不可久服。仲景《金匮》风引汤，只令碎如米粒，不欲其淬入胃也。《千金》五石等方，俱煅过水飞入丸，而五石丸专以钟乳为君，合紫白石英、赤石脂、石膏，专温脏气，而石膏清胃，以解诸石之悍。且既经煅过水飞，不虑其淬之留中蕴热也。

紫石英 甘温，无毒。出泰山，以五棱明净，深紫大块者良，浙产者块小，亦可入药。经火则毒，生研极细，水飞三次用。时珍云：煅赤，醋淬七次，水飞用，非。

《本经》主心腹咳逆邪气，补不足，女子风寒在子宫，绝孕十年无子。

【发明】紫石英入手、足少阴、厥阴血分。上能镇心，定惊悸，安魂魄，摄逆气，重以去怯也。下能益肝，填补下焦，散阴火，止消渴，温以暖血也。女子经阻色淡不孕者宜之。《本经》治女子风寒在子宫，绝孕十年者，服之能孕，非特峻补，兼散浊阴留结之验也。若血热紫黑者禁用，为其性温也。《千金》云：妇人欲求美色者，勿服紫石英，令人色黑，非温血之谓乎？故妇人绝孕，由于阴虚火旺，不能摄精者禁用。

丹砂一名朱砂 甘微寒，无毒。研细，水飞用。入火则烈，毒能杀人，急以生羊血、童便、金汁等解之。

《本经》主身体五脏百病，养精神，安魂魄，益气明目，杀精魅邪恶鬼。久服通神明不老，能化为汞。

【发明】丹砂体阳性阴，外显丹色，内含真汞。不热而寒，离中有坎也。不苦而甘，火中有土也。婴儿姹女交会于中，镇心安神是其本性。用则水飞，以免镇堕。不宜见火，恐性飞腾。《本经》治身体五脏百病，安定神明，则精气自固；火不妄炎，则金木得平，而魂魄自定，五脏皆安；精华上发，而气益目明，阳明神物。故应辟除不祥，消散阴恶杀厉之气，仲淳缪子《经疏》之言也。同远志、龙骨则养心气，同当归、丹参则养心血。以人参、茯神浓煎，调入丹砂，治离魂病。以丹砂末一钱，和生鸡子黄三枚，搅匀顿服，治妊娠胎动不安，胎死即出，未死即安。又以丹砂一两为末，取飞净三钱，于一时顷分三次酒服，治子死腹中立出。慎勿经火，若经伏火及一切烹炼，则毒等于砒硇。惟养正丹则同铅、汞、硫黄煅之，以汞善走，而火毒不致蕴发也。

银朱 辛温，有毒。忌一切血。

【发明】水银和硫黄煅炼成朱，转姹为婴，故专杀虫治疮，以毒攻毒而已。今食品往往用之，良非所宜。观其同蟹壳烧之，则臭虫绝迹；和枣肉熏之，则疮痂顿枯，其性悍烈可知。

水银一名汞 辛寒，有毒。水银阴毒重着，不可入人腹。古法治误食水银，令其人卧于椒上，则椒内皆含水银。今有误食水银，腹中重坠，用猪脂二斤，切作小块焙热，入生蜜拌食得下，亦一法也。

《本经》主疗瘘痂疡白秃，杀皮肤中虱①，堕胎，除热，杀金银铜锡毒，熔化还复为丹。

【发明】水银乃至阴之精，质重着而性流利。得盐矾为轻粉，加硫黄为银朱。炀成罐同硫黄打火升炼，则为灵砂。同硝皂等，则为升降灵药，性之飞腾灵变，无似之者。此应变之兵，在用者得其肯綮而执其枢要焉。《本经》主疗疡白秃，皮肤中虱，及堕胎除热。敷男子阴，则阴消无气，以至阴之精，能消阳气，故不利男子阴器也。《和剂局方》之灵砂丹，专取硫黄以制汞，养正丹兼取伏火丹砂以制铅，深得交通阴阳，既济水火之妙用，

---

① 虱：原作"虫"，据文义改。

非寻常草木可以例推也。《千金》治白癜风痒，《外台》治虫癣
疥痒，梅师治痔疮作痒，《肘后》治一切恶疮。藏器有云：水银
入耳，能蚀人脑，令人百节挛缩，但以金银着耳边即出。头疮切
不可用，恐入经络，必缓筋骨，百药不治。

轻粉一名腻粉　辛燥，有毒。

【发明】水银加盐矾炼为轻粉，化纯阴为燥烈，而阴毒之性
犹存，故能通大肠。敷小儿疳疮瘰疬，杀疮疥癣虫，风瘙疮痒。
但以阴性暴悍，善劫淫秽，霉疮食之，窜入筋骨，莫之能出，久
久发为结毒，致成废人。然必仍用水银升炼，入三白丹，引拔毒
之药，同气相求，以搜逐之。疠风醉仙丹，通天再造散，用以搜
涤毒邪，从齿缝出。钱氏利惊丸、白饼子皆用之，取痰积从大便
出，真瞑眩之首推也。

灵砂　甘温，无毒。按胡演《丹药秘诀》云：升灵砂法，
用新锅安逍遥炉上，蜜揩锅底，文火下烧，入硫黄二两熔化，投
水银八两，以铁匙急搅，作青砂头，如有焰起，喷醋解之；待汞
不见星，取出细研，盛入水火鼎内，盐泥固济，下以自然火升
之，干水十二盏为度，取出如束针纹者成矣。《庚辛玉册》云：
灵砂有三，以一伏时周天火而成者，谓之金鼎灵砂；以九度抽
添，用周天火而成者，谓之九转灵砂；以地数三十日炒炼而成
者，谓之老火灵砂。并宜桑灰淋醋煮，伏过用之。于朱砂中炼出
者，谓之真汞，尤为神效。

【发明】时珍曰：此以至阳钩至阴，脱阴反阳，故曰灵砂。
为扶危拯急之灵丹。虚阳上逆，痰涎壅盛，头眩吐逆，喘不得
卧，癫不得寐，霍乱反胃，心腹冷痛，允为镇坠虚火之专药，但
不可久服。凡胃虚呕吐，伤暑霍乱，心肺热郁禁用。

雄黄　辛苦温，微毒。武都者良，入香油熬化，或米醋入萝
卜汁煮干用，生则有毒伤人。

《本经》主寒热，鼠瘘恶疮疽痔死肌，杀精物恶鬼邪气百虫

毒，胜五兵。

【发明】雄黄生山之阳，纯阳之精，入足阳明经，得阳气之正。能破阴邪，杀百虫，辟百邪，故《本经》所主，皆阴邪浊恶之病。胜五兵者，功倍五毒之药也。其治惊痫痰涎，及射工沙虱毒，与大蒜合捣涂之，同硝石煮服，立吐腹中毒虫。《千金方》治疗肿恶疮，先刺四边及中心，以雄黄末敷之。《圣惠方》治伤寒狐惑，以雄黄烧于瓶中，熏其下部。《和剂局方》酒癥丸，同蝎尾、巴豆，治酒积痛利。《肘后方》以雄黄、矾石、甘草汤煮，治阴肿如斗。《经验方》以雄黄、白芷为末酒煎，治破伤风肿。《家秘方》以雄黄细研，神曲糊丸，空心酒下四五分，日服无间，专消疟母。《急救良方》以雄黄五钱，麝香二钱为末，作二服酒下，治疯狗咬伤。《外台秘要》雄黄敷药箭毒，《摄生妙用》雄黄、硫黄、绿豆粉，人乳调敷酒皶鼻赤，不过三五次愈。《痘疹证治》以雄黄一钱，紫草三钱为末，胭脂汁调，先以银簪挑破搽痘疗。《万氏方》治痈疡漫肿，色不焮赤，明雄黄细末三分，鸡子破壳调入，饭上蒸熟食之，重者不过三枚即消。《圣济录》以雄黄、猪胆汁调敷白秃头疮。

熏黄，治恶疮疥癣，杀虫虱，和诸药，熏嗽，《千金方》有咳嗽熏法。

雌黄 辛平，有毒。

《本经》主恶疮头秃痂疥，杀毒虫虱身痒，邪气诸毒。

【发明】雌黄出山之阴，故单治疮杀虫，而不能治惊痫痰疾。

《本经》治恶疮头秃痂疥，与雄黄之治寒热鼠瘘，迥乎阴阳之分矣。其杀毒虫虱身痒，较雄黄之杀精物恶鬼邪气，解毒辟恶之性则一，而功用悬殊。治狂痫胜金丹用之，不过借为搜阴邪之向导耳。《别录》治鼻中息肉，不宜久服，令人脑漏。

石膏 辛甘大寒，无毒。清胃热煅用，治中暍热生用。一种微硬有肌理，名理石，主治与粗理黄石相类。

《本经》主中风寒热，心下逆气惊喘，口干舌焦不能息，腹中坚痛，除邪鬼，产乳金疮。

【发明】古人以石膏、葛根，并为解利阳明经药。盖石膏性寒，葛根性温，功用讵可不辨？葛根乃阳明经解肌散寒之药，石膏为阳明经辛凉解热之药，专治热病、暍病，大渴引饮，自汗头痛，尿涩便闭，齿浮面肿之热证，仲景白虎汤是也。东垣云：立夏前服白虎，令人小便不禁，降令太过也。今人以此汤治冬月伤寒之阳明证，服之未有得安者。不特石膏之性寒，且有知母引邪入犯少阴，非越婢、大青龙、小续命中石膏佐麻黄化热之比。先哲有云：凡病虽有壮热，而无烦渴者，知不在阳明，切勿误与白虎。《本经》治中风寒热，是热极生风之象。邪火上冲，则心下有逆气及惊喘。阳明之邪热甚，则口干舌焦不能息。邪热结于腹中则坚痛，邪热不散则神昏谵语，等乎邪鬼。解肌散热外泄，则诸证自退矣。即产乳金疮，亦是郁热蕴毒，赤肿神昏，故可用辛凉以解泄之，非产乳金疮可泛用也。其《金匮》越婢汤，治风水恶寒无大热，身肿自汗不渴，以麻黄发越水气，使之从表而散；石膏化导胃热，使之从胃而解，如大青龙、小续命等制，又不当以此执泥也。至于三黄石膏汤，又以伊尹三黄、河间解毒，加入石膏、麻黄、香豉、姜、葱，全以麻黄开发伏气，石膏化导郁热，使之从外而解。盖三黄石膏之有麻黄，越婢、青龙、续命之有石膏，白虎之加桂枝，加苍术，加人参，加竹叶、麦门冬，皆因势利导之捷法。《千金》五石丸等方，用以解钟乳、紫白石英、石脂之热性耳。《别录》治时气头痛身热，三焦大热，皮肤热，肠胃中热气，解肌发汗，止消渴烦逆，腹胀暴气喘息咽热者，以诸病皆由足阳明胃经邪热炽盛所致，惟喘息略兼手太阴病。此药能散阳明之邪热，阳明热邪下降，则太阴肺气自宁，故悉主之。粗理黄石，破积聚，去三虫。《千金》炼石散醋煅水

— 15 —

飞，同白蔹、鹿角，治石痈，以火针针破敷之。

滑石　甘寒，无毒。色青赤者有毒。

《本经》主身热泄澼，女子乳难癃闭，利小便，荡胃中积聚寒热，益精气。

【发明】滑石利窍，不独利小便也。上能散表，下利水道，为荡热散湿，通利六腑九窍之专剂。取甘淡之味，以清肺胃之气，下达膀胱也。详《本经》诸治，皆清热利窍之义。河间益元散，通治表里上下诸热。解时气则以葱豉汤下，催生则以香油、浆水调服。暑伤心包，则以本方加辰砂末一分，使热从手足太阳而泄也，惟元气下陷，小便清利及精滑者勿服。久病阴精不足内热，以致小水短少赤涩，虽有泄泻，皆为切禁。而《本经》又言益精气者，言邪热去而精气自复也。

赤石脂　甘酸辛温，无毒。五色石脂并温，无毒。

《本经》主养心气，明目益精，疗腹痛肠澼，下痢赤白，小便利，及痈疽疮痔，女子崩中漏下，产难胞衣不出。

【发明】赤石脂功专止血固下。仲景桃花汤，治下利便脓血者，取石脂之重涩，入下焦血分而固脱；干姜之辛温，暖下焦气分而补虚；粳米之甘温，佐石脂而固肠胃也。火热暴注，初痢有积热者勿用。《本经》养心气，明目益精，是指精血脱泄之病而言。用以固敛其脱，则目明精益矣。疗腹痛肠澼等疾，以其开泄无度，日久不止，故取涩以固之也。治产难胞衣不出，乃指日久去血过多，无力进下，故取重以镇之也。东垣所谓胞衣不出，涩剂可以下之。设血气壅滞，而胞衣不出，又非石脂所宜也。其白者敛肺气，涩大肠。《金匮》风引汤用之，专取以杜虚风复入之路也。青者入肝，黄者入脾，黑者入肾，总取治崩利水之功，各随其色而用之。

炉甘石　甘温，无毒。

【发明】炉甘石得金银之气而成，专入阳明经而燥湿热，目病为要药。时珍常用炉甘石煅飞，海螵蛸、硼砂等分为细末，点诸目病皆妙。又煅过水飞，丸如弹圆，多攒簪孔烧赤，煎黄连汁淬数次，点眼皮湿烂，及阴囊肿湿，其功最捷。

无名异 甘平，无毒。

《本经》主金疮折伤内损，止痛，生肌肉。

【发明】无名异《本经》主折伤内损，今人治打伤肿痛，损伤接骨。又《试效方》临杖预用酒服三五钱，则杖不甚伤。苏颂醋磨敷肿毒者，亦取活血凉血之功耳。

石钟乳 甘温，无毒。以甘草、紫背天葵同煮一伏时，杵粉入钵细研，水飞澄过，再研万遍，瓷器收之。若不经煅炼，服之令人淋。

《本经》主咳逆上气，明目益精，安五脏，通百节，利九窍，下乳汁。

【发明】钟乳乃山灵阳气所钟，故莹白中空，纯阳通达，专走阳明气分。若质实色渝，必生阴壑，不无蛇虺之毒，误饵伤人。惟产乳源，形如鹅翎管者最胜。然性偏助阳，阴虚之人，慎毋轻服。《内经》云：石药之气悍，服之令阳气暴充，形体壮盛。昧者得此自庆，益肆淫泆，精气暗损，石气独存，孤阳愈炽，久之荣卫不从，发为淋浊，及为痈疽。是果乳石之过欤？抑人之自取耶？惟肺气虚寒，咳逆上气，哮喘痰清，下虚脚弱，阴痿不起，大肠冷滑，精泄不禁等疾，功效无出其右。《本经》主咳逆上气者，取其性温而镇坠之，则气得归元而病自愈。五脏安，则精自益，目自明。其通百节，利九窍，下乳汁者，皆取甘温助阳，色白利窍之力也。昔人言钟乳与白术相反，而《千金方》每多并用，专取相反之性，激其非常之效。予常亲试，未尝有害。

孔公孽，孔窍中通，附垂于石，如木之孽，即钟乳之床。《本经》利九窍，下乳汁之功，与钟乳无异，而殷孽即孔公孽之根。又为疮疽瘘痔癥瘕，温散结气之用，惜乎，世鲜知者！

石灰 辛温。有毒。

《本经》主疽疡疥瘙，热气恶疮，癫疾死肌，堕眉，杀痔虫，去黑子息肉。

【发明】石灰禀壮火之余烈，故能辟除阴邪湿毒。观《本经》所主疽疡疥瘙，热气恶疮，癫疾死肌等，皆外治之用。去黑子者，火气未散，性能灼物，故能去黑子息肉及堕眉也。《本经》虽不言有毒，而内服之方，从无及此，其毒可知。寇氏治中风口㖞，以石灰醋炒调涂，左涂右，右涂左，立便牵正。《千金》治身面疣，用苦酒浸石灰六七日，取汁频频滴之自落。又治溺死之人，用化过细灰裹下部，以渗其水即活。又治瘘疮不合，古冢中石灰厚敷之。《集玄方》治面䵟疣痣，碱水煮滚化矿灰，插糯米半①入灰中，经宿色变如晶，以针微拨动，点少许于上，半日汁出，剔去药，不得着水，二日即愈。《简便方》治疔腮肿痛，醋调陈年石灰敷之。《肘后方》治汤火伤灼，年久石灰，油调敷之。又治刀刃金疮，石灰裹之，即痛定血止，但不可着水，着水即烂肉也。

浮石一名海石 咸平，无毒。煅过水飞用。

【发明】海石乃水沫结成，色白体轻，故治上焦痰热，止嗽，点目翳，敷痘痈，攻效最捷。又治诸淋，散积块，皆取咸能软坚之章，消瘿瘤结核疝气。然惟实证宜之，虚者误投，患亦最速，以其性专克削肺胃之气也。南海有浮水之石，沉水之香，专取物类之相反，以治病气之阻逆也。

阳起石《本经》名白石 咸温，无毒。色白揉之如绵不脆者真，质坚脆者即伪。煅过烧酒淬七次，杵细，水飞用。

《本经》主崩中漏下，破子脏中血，癥瘕结气，寒热腹痛，

_____

① 半：据文义应为"拌"。

无子，阴痿不起，补不足。

【发明】阳起石乃云母之根，右肾命门药，下焦虚寒者宜之。黑锡丹用此，正以补命门阳气不足也。《本经》治崩中漏下，阳衰不能统摄阴血也。又言破子藏中血，癥瘕结气，是指阴邪蓄积而言。用阳起石之咸温，散其所结，则子脏安和，孕自成矣。阴虚火旺者忌用，以其性专助阳也。

磁石 *《本经》名玄石，俗名燖①铁石* 辛咸微寒，无毒。入药煅过，醋淬七次，研细水飞用。

《本经》主周痹风湿，肢节中痛，不可持物，洗洗酸消，除大热烦满及耳聋。

【发明】磁石为铁之母，肾与命门药也。惟其磁，故能引铁。《千金》磁朱丸，治阴虚龙火上炎，耳鸣嘈嘈，肾虚瞳神散大。盖磁石入肾，镇养真精，使神水不外移；朱砂入心，镇养心血，使邪火不上侵，耳目皆受荫矣。《本经》主周痹风湿，肢节中痛，洗洗酸消，取辛以通痹而祛散之，重以去怯而镇固之，则阴邪退听，而肢节安和，耳目精明，大热烦满自除矣。《济生方》治肾虚耳聋，以磁石豆大一块，同煅穿山甲末，绵裹塞耳中，口含生铁一块，觉耳中如风雨声即通。

代赭石 *《本经》名须丸* 苦甘平，无毒。击碎有乳形者真。火煅醋淬三次，研细水飞用。

《本经》主鬼疰贼风蛊毒，腹中毒邪气，女子赤沃漏下。

【发明】赭石之重以镇逆气，入肝与心包络二经血分。《本经》治贼风蛊毒，赤沃漏下，取其能收敛血气也。仲景治伤寒吐下后，心下痞硬，噫气不除，旋覆代赭石汤，取重以降逆气，涤痰涎也。观《本经》所治，皆属实邪。即赤沃漏下，亦是肝、心二经瘀滞之患。其治难产胞衣不下，及大人小儿惊气入腹，取

① 燖（xié，音协）：烤。

19

重以镇之也。阳虚阴痿，下部虚寒忌之，以其沉降而乏生发之功也。

禹余粮《本经》名白余粮，与太乙余粮功用皆同　甘平，无毒。细研，水淘澄之，勿令有砂土。

《本经》主咳逆寒热烦满，下痢①赤白，血闭癥瘕，大热。炼饵服之，不饥轻身延年。

【发明】重可以去怯，禹余粮之重，为镇固之剂，手足阳明血分药。其味甘，故治咳逆寒热烦满之病；其性涩，故主赤白带下，前后诸病。仲景治伤寒下利不止，心下痞硬，利在下焦，赤石脂禹余粮丸主之。取重以镇痞逆，涩以固脱泄也。《抱朴子》云：禹余粮丸日再服，三日后令人多气力，负担远行，身轻不饥，即《本经》轻身延年之谓。

空青　甘酸大寒，无毒。

《本经》主青盲耳聋，明目，利九窍，通血脉，养精神，益肝气，久服轻身延年。

【发明】空青感铜之精气而结，故专入肝明目。《本经》主耳目九窍诸病，皆通血脉，养精神，益肝气之力也。久服轻身延年者，铜性善涤垢秽，垢秽去而气血清纯，毋伐天和矣。时珍曰：空青与绿青，皆生益州，及越巂山有铜处。东方甲乙，是生肝胆，其气之清者为肝血，其精英为胆汁，开窍于目。血者五脏之英，皆因而注之为神，胆汁充则目明，减则目昏。铜亦青阳之气所生，其气之清者为绿，犹肝血也；其精英为空青之浆，犹胆汁也。其为治目神药，盖亦以类相感耳。但世罕得真，医亦罕识，以故俗谚有"天下有空青，人间无瞽目"之说。不知此虽贵品，铜官、始兴、凉州、高平、饶信等处，亦皆有之。出铜坑者，铜质隐隐，内涵空绿。生金穴者，金星粲粲，内涵空青。总

---

①　痢：原无，据《本经》补。

取得肝胆之精灵，通空窍之风气也。予尝以此验之。考之张杲《玉洞要诀》云：空青似杨梅，受赤金之精，甲乙阴灵之气，近泉而生，故能含润。然必新从坎中出者，则钻破中有水。若出矿日久，则干如珠矣，安有藏久不干之理？近世必以中空涵浆者为真。若尔，则当名空浆，不当名空青矣。但须验其中空，内有青绿如珠者，即真空青。急不可得，绿青可以代用。活法在人，可执一乎！

曾青曾音层。其青层层而生，故名。形如蚯蚓屎者真　酸小寒，无毒。

《本经》主目痛，止泪，出风痹，利关节，通九窍，破癥坚积聚，久服轻身不老。

【发明】曾青治目，义同空青，以其并出铜矿，与绿青同一根源，曾青则绿青之祖气也。古方太乙神精丹用之，扁鹊治积聚留饮，有曾青丸，并见《古今录验方》。曾、空二青，近世绝罕。《千金》云：当取昆仑绿代之，即绿青也。

绿青俗名石绿　微酸，小毒。

【发明】痰在上宜吐之，在下宜利之。绿青吐风痰眩闷，取二三钱，同龙脑少许调匀，以生薄荷汁合酒，温服便卧，涎自口角流出乃愈。不呕吐而功速，故著之。

扁青俗名石青　甘平，无毒。

《本经》主目痛明目，折跌痈肿，金疮不瘳，破积聚，解毒气，利精神。

【发明】石青走肝磨坚积，故《本经》所主，皆肝经积聚之病。时珍用吐风痰，研细温水灌下即吐。肝虚易惊多痰者宜之。形如缩砂者，名鱼目青，主治与扁青无异。

石胆俗名胆矾　酸辛寒，有毒。产秦州嵩岳，及蒲州中条山，出铜处有之。能化五金，以之制汞，则与金无异。

《本经》主目痛金疮诸痫痓，女子阴蚀痛，石淋寒热，崩中下血，诸邪毒气。

【发明】石胆酸辛气寒，入少阳胆经，性寒收敛，味辛上行，能涌风热痰涎，发散风木相火，又能杀虫。《本经》主目痛金疮痫痉，取酸辛以散风热痰垢也。治阴蚀崩淋寒热，取酸寒以涤湿热淫火也。又为咽齿、喉痹、乳蛾诸邪毒气要药。涌吐风痰最快，方用米醋煮真鸭嘴，胆矾末醋调，探吐胶痰即瘥。又治紫白癜风，胆矾、牡蛎粉生研，醋调摩之。疯犬咬伤，胆矾末水服探吐，蜜调敷之立愈。胃脘虫痛，茶清调胆矾末吐之。走马牙疳，红枣去核，入胆矾煅赤，研末敷之，追出痰涎即愈。百虫入耳，胆矾和醋灌之即出，《千金方》也。

礜石 辛热，有毒。久服令人筋挛。煅法：以黄泥包，炭火烧一日一夕，乃可用之。恶羊血，不入汤液。

《本经》主寒热鼠瘘蚀，死肌风痹，腹中坚癖邪气。

【发明】时珍云：礜石与砒石相近，性亦相类，但砒石略带黄晕，礜石全白，稍有分辨。而古方礜石与矾石常相混书，二字相似，故误耳。然矾石性寒无毒，礜石性热有毒，不可不审。甄权除膈间积气，冷湿风痹瘙痒积十年者。仲景云：生用破人心肝。严冬以此置水中，则水不冰。其热毒之性，不减砒石。今药肆中往往以充砒石。而礜石仅可破积攻癖，不能开痰散结，是以胜金丹、截疟丹服之不效者，良由误用礜石之故。按王子敬《静息帖》言：礜石深是可疑。凡喜服寒食散者，辄发痈毒，故云深可疑也。以其毒烈，干汞最速，故丹房目为仙药。凡山中有礜，则春不生草，冬不积雪，而鼠食则毙，蚕食则肥。物类之宜忌，有不可解者。其特生礜石，有苍、白、紫、桃花色，金星、银星等类，其毒不异。惟出金穴中者，名握雪礜石，虽温无毒，与上迥然①不同。

---

① 然：原作"为"，据光绪本改。

砒石出信州，故又名信石　苦辛大热，大毒。色白有黄晕者名金脚砒，炼过者曰砒霜，色红者最劣，不堪入药。畏绿豆、芽茶、冷水。入药醋煮用，或与芽茶同用，或与浸湿生绿豆仁同研以杀其毒。中其毒者，以生羊血解之，冷水多灌亦解。若犯火酒，必不可救。

【发明】砒霜疟家常用，入口则吐利兼作，吐后大渴，则与绿豆汤饮之。砒性大毒，误食必死。奈何以必死之药，治必不死之病，岂不殆哉？然狂痴之病，又所必需，胜金丹用之，无不应者。枯痔散与天灵盖同用，七日痔枯自落，取热毒之性以枯歹肉也。天灵盖以透骨髓，散宿垢，长肌肉也。

礞石　辛咸平，无毒。色青者入肝力胜，色黄者兼脾次之。硝石煅过，杵细水飞用。

【发明】青礞石，厥阴之药，其性下行，治风木太过，挟制脾土，气不运化，积滞生痰，壅塞膈上，变生风热诸病，故宜此药重坠以下泄之，使木平气下而痰积通利，诸证自除矣。今人以王隐君滚痰丸，通治诸痰怪证，不论虚实寒热概用，殊为未妥。不知痰因脾胃不能运化，积滞而生，胶固稠粘者，诚为合剂。设因阴虚火炎，煎熬津液，凝结成痰，如误投之，则阴气愈虚，阳火弥炽，痰热未除，而脾胃先为之败矣。况乎脾胃虚寒，食少便溏者得之，泄利不止，祸不旋踵。若小儿多变慢脾风证，每致不救，可不慎欤？

花乳石_{一名花蕊石}　酸辛温，无毒。出陕华诸郡，色黄中有淡白点，以此得名。又代州山谷中有五色者。制法以花乳石五两，同硫黄二两，入阳城①罐内，盐泥固济，加顶火煅过，研细，水飞用。

【发明】花乳石产硫黄山中，其性大温，厥阴血分药也。葛

---

① 阳城：原作"烊成"，据上海科技本改。

可久治虚劳吐血，有花蕊石散，以其性温，善散瘀结也。《和剂局方》治金刃箭伤，打扑垂死，外有损处，以煅过细末掺伤处，血化黄水，再掺即活。如内有损血入脏腑，煎童子小便，入酒少许，调灌一钱匕立效。妇人产后恶血冲心，昏晕不省，或胎死腹中，胞衣不下致死，但心胸温暖者，急以童便调灌一钱，取下恶血即安。若膈上有血，化为黄水，即时吐出，或随小便出，甚效。但阴虚火炎，中无瘀积者，误用必殆。

河沙　微寒，无毒。

【发明】河沙得水土之气，故夏月发斑子，通石淋，主绞肠痧痛，用砂炒热，冷水淬之，澄清服效。又风湿顽痹不仁，筋骨挛缩，六月取河沙曝热，伏坐其中，冷即易之，取微汗，忌风冷劳役，不过数次愈。其玉田沙，夏月发麻疹良。

石燕　甘寒，无毒。

【发明】石燕出祁阳西北江畔砂滩上，形似蚪而小，坚重于石。俗云因雷雨则自石穴中出，随雨飞堕者，妄也。其性寒凉，乃利窍行湿热之物，故能疗眼目障翳，磨水不时点之。热淋，煮汁饮之。妇人难产，两手各执一枚即下。然不若磨汁饮之，更①似有理。

石蟹　甘寒，无毒。

【发明】石蟹生南海，近海州郡皆有之，体质石也，与蟹相似。或言崖州榆林港内，土极细最寒，蟹入不能运动，片时成石，亦妄言也。其性咸寒质坚，能磨翳积，故青盲目淫，肤翳丁翳漆疮，皆水磨点涂，催生下胎。疗热极血晕，热水磨服。

蛇黄　温，微毒。

【发明】蛇黄生蛇腹中，如牛黄之类。世人因其难得，遂以蛇含石，醋煅水飞代之，取蛇之性窜入肝也。蛇含石入手足厥阴

---

①　更：原作“仅”，据光绪本改。

血分，与代赭之性不甚相远，为小儿镇摄惊痫之重剂，脾风泄泻者宜之。

霹雳砧 即雷楔　温，无毒。

【发明】雷楔禀东南木火之气，治小儿惊痫，磨汁服之。作枕辟恶梦不祥，镇邪疟。刮屑杀瘵虫，下蛊毒。置箱柜不生蛀虫，佩之安神，治惊邪之疾。

卤 石 部

食盐　咸寒，无毒。

《本经》主结热喘逆，胸中病，令人吐。

【发明】咸走肾走血，肾病血病人无多食盐，以血得咸则凝也。补肾药用之，不过借为引导耳。干霍乱及臭毒头疼腹痛，多用盐水吐之。《本经》所主结热喘逆者，以咸能下气，过咸则引涎水聚于膈上而涌之也。好食咸者，人多黑色，耗血之验也。病水肿忌食，以其走肾，助邪水之逆满也。《千金》治妊妇横生逆产，先露手足，以盐摩产妇腹，并涂儿手足，急以爪搔之，即缩入而正产。又杀蛊毒，凡水蛭、蚯蚓，得盐即化为水。毒虫螫者，以盐擦之，其毒即解。盐之味咸性降，下气最速。治下部䘌疮，吐胸中痰澼，止心腹卒痛。不可多食，伤肺喜咳。扁鹊云：能除一切大风痛，炒热熨之。今人救朱鱼唅雷电暴雨欲死，但口微动者，速将盐少许调水，贮鱼于中，时时微动其水即活。鳞尾有损处，以盐涂之即生出。盐为水之精，专得涵养之力也。今人食暴雨潦水腹胀，以盐汤探吐即安，其解水毒可知。

戎盐 一名石盐，俗名青盐，与光明盐同类　咸寒，无毒。

《本经》主明目目痛，益气，坚肌骨，去毒蛊。

【发明】戎盐禀至阴之气，凝结而成，不经煎炼，生涯涘之阴。功专走血入肾，治目中瘀赤昏涩。《金匮》茯苓戎盐汤，治小便不通，取其补肾利膀胱也。又能固齿明目，治目痛，益气坚肌骨，一皆补肾之力。《本经》首主明目目痛，是热淫于内，治以咸寒。又言去毒蛊者，咸能软坚，蛊毒邪气，不能浮长矣。

卤碱一名石碱　苦咸微寒，无毒。

《本经》主大热消渴狂烦，除邪及下蛊毒，柔肌肤。

【发明】碱味咸性走，故能消痰磨积，祛热烦蛊毒，消渴属实热者宜之。肌肤粗者，以汤洗之，顽皮渐退，是即柔肌肤之谓也。水碱乃灶灰淋汤，冲银黝脚所造，性能发面，故面铺中无不用之。病人食之，多发浮肿，故方后每忌湿面。观其善涤衣垢，克削可知。

凝水石即寒水石　辛咸寒，无毒。近世真者绝不易得，欲验真伪，含之即化为水，否即是伪。石膏亦名寒水石，与此不同。

《本经》主身热，腹中积聚邪气，皮中如火烧，烦满。

【发明】寒水石生积盐之下，得阴凝之气而成，盐之精也，治心肾积热之上药。《本经》治腹中积聚，咸能软坚也。身热皮中如火烧，咸能降火也。《金匮》风引汤，《局方》紫雪，皆用以治有余之邪热也。如无真者，戎盐、玄精石皆可代用，总取咸寒降泄之用耳。

玄精石　辛咸寒，无毒。青白龟背者良。

《本经》主除风冷邪气湿痹，益精气。

【发明】玄精石禀太阴之精，与盐同性，故其形皆六出，象老阴之数也。《本经》言味咸气温，传写之误。其气寒而不温，其味辛咸沉降。同硫黄、硝石，治上盛下虚，收阳助阴，有扶危拯逆之功。来复丹用之，专取一阳来复之义，寒因寒用，深得《本经》诸治之奥。

朴硝　辛苦咸寒，有毒。黄者伤人，赤者杀人，入药必取白者。以水煎化，澄去滓，入莱菔自然汁同煮，倾入盆中，经宿结成如冰，谓之盆硝。齐卫之硝，上生锋芒，谓之芒硝。川晋之硝，上生六棱，谓之牙硝。取芒硝再三以莱菔汁炼去咸味，悬当风处，吹去水气，轻白如粉，谓之风化硝。以芒硝、牙硝同莱菔汁、甘草煎过，鼎罐升煅，谓之玄明粉。

《本经》主五脏积热，胃胀闭，涤蓄结饮食，推陈致新，除邪气。向错简在硝石条内，今正之。详治五脏等证，皆热邪固积，决非硝石所能。

【发明】热淫于内，治以咸寒。坚者以咸软之，热者以寒消之。不出《本经》推陈致新之妙用。仲景大陷胸汤、大承气汤、调胃承气汤，皆用芒硝软坚去实，且带微辛，所以走而不守。若热结不至坚者，不可轻用。小儿赤游风，以硝倾汤中，取布蘸湿拭之。

玄明粉 《御药院方》名白龙粉 辛甘微寒，无毒。

【发明】玄明粉用芒硝煅过多遍，佐以甘草，缓其咸寒之性，用治膈上热痰，胃中实热，肠中宿垢，非若芒硝之力峻伤血也。然脾胃虚寒，及阴虚火动者，慎勿轻用，以取虚虚之咎。

风化硝 甘咸寒，无毒。

【发明】风化硝甘缓轻浮，故治上焦心肺痰热，而不致于泄利者宜之。并治经络之痰湿，但重着而非酸痛者，用之有效。《指迷》茯苓丸，治痰湿流于肩背之阳位，而隐隐作痛，最为合剂。然性体肥气实者为宜，眼睑赤肿，和人乳点之。

硝石 即焰硝 辛苦咸温，有毒。溶化投甘草结定取用。

《本经》主百病，除寒热邪气，逐六腑积聚，结固留癖，能化七十二种石。诸家本草皆错简在朴硝条内，详化七十二种石，岂朴硝能之？

【发明】焰硝属火，其性上升，能破积散坚，治诸寒热交错之病，升散三焦火郁，调和脏腑虚寒，除寒热邪气，逐六腑积热，不出《本经》主治也。《别录》言天地至神之物，能化七十二种石。《抱朴子》亦云：能消柔五金，化七十二石，其错简可知，与硫黄同用，即配偶二气，均调阴阳，有升降水火之功，治冷热缓急之病。盖硫黄性暖而利，其性下行；硝石性暖而散，其性上行。一升一降，此制方之妙也。

硇砂 咸苦辛热，有毒。醋煮干刮下用，番禺者良。畏酸浆水，忌羊血。中其毒者，生绿豆研汁恣饮解之。

【发明】硇砂大热，乃卤液所结。秉阴毒之气，含阳毒之精，破积攻坚，无出其右，故能治噎膈反胃，积块肉癥。其性能柔金银，故焊药用之。所言化人心为血者，甚言其迅利也。外用治恶肉，除疣赘，去鼻中息肉最捷，但不可过用，用过急以甘草汤洗之。观金银有伪，投硇砂罐中，悉能消去，况人腹中有久积死胎，岂不腐溃！但其性毒烈，苟有生机，慎勿轻试。

硼砂—名鹏砂 甘微咸，无毒。甘草汤煮化，微火炒松用。

【发明】硼砂味甘微咸，气温色白而质轻，能去胸膈上焦之实热。《素问》云：热淫于内，治以咸寒，以甘缓之是也。其性能柔五金而去垢腻，故主痰嗽喉痹，破癥结，治噎膈积聚，骨鲠结核恶肉，取其能柔物也。含化咽津，治喉中肿痛，膈上痰热，取其能散肿也。眼目障翳，口齿诸病用之，取其能涤垢也。昔人治骨鲠，百计不下，取含咽汁，脱然如失，此软坚之征也。

石硫黄 酸咸大热，有毒。以莱菔挖空，入硫黄蒸熟用。或入豆腐中煮七次用，或醋煅用，或猪脏中制用，各随本方。硫是矾之液，矾是铁之精，磁石是铁之母，故针砂磁石制入硫黄，立成紫粉，硫能干汞。见五金而黑，得水银则赤也。

《本经》主妇人阴蚀，疽痔恶血，坚筋骨，除头秃。

【发明】硫黄禀纯阳之精，赋大热之性，助命门相火不足，寒郁火邪，胃脘结痛，脚冷疼弱者宜之。其性虽热，而能疏利大肠，与燥涩之性不同。但久服伤阴，大肠受伤，多致便血。伤寒阴毒，爪甲纯青，火焰散屡奏神功；阴水腹胀，水道不通，金液丹服之即效。《本经》治阴蚀疽痔，乃热因热用，以散阴中蕴积之垢热。但热邪亢盛者禁用。又言坚筋骨者，取以治下部之寒湿。若湿热痿痹，良非所宜。人身阴常不足，阳常有余，苟非真病虚寒，胡可服此毒热？《类案》有久服硫黄，人渐缩小之例。石顽亲见李尧占服此数年，临死缩小如七八岁童子状。正《内经》所谓"热则骨消筋缓"是也。

矾石 酸涩微寒，无毒。明如鹏砂，起横棱者名马齿矾，最胜。生用煅用，各随本方。生者多食，破人心肺。

《本经》主寒热泄利，白沃阴蚀，恶疮，目痛，坚骨齿，

【发明】白矾专收湿热，固虚脱，故《本经》主寒热泄利，盖指利久不止，虚脱滑泄，因发寒热而言。其治白沃阴蚀恶疮，专取涤垢之用。用以洗之则治目痛，漱之则即坚骨齿。弘景曰：经云坚骨齿，诚为可疑，以其性专入骨，多用则损齿，少用则坚齿，齿乃骨之余也。为末，去鼻中息肉。其治气分之痰湿痈肿最捷，侯氏黑散用之，使药积腹中，以助悠久之功，故蜡矾丸以之为君。有人遍身生疮如蛇头，服此而愈。甄权生含咽津，治急喉痹，皆取其去秽之功也。若湿热方炽，积滞正多，误用收涩，为害不一。岐伯言久服伤人骨。凡阴虚咽痛，误认喉风；阴冷腹痛，误认臭毒，而用矾石，必殆。

绿矾—名皂矾 酸寒，无毒。

【发明】皂矾专除垢腻。同苍术酒曲醋丸，治心腹中满，或黄肿如土色，甚效。盖矾色绿味酸，烧之则赤，用以破血分之瘀积，其效最速，《金匮》治女劳黑瘅。硝石矾石丸专取皂矾以破瘀积之血，缘其未经注明，尝有误用白矾涩收，殊昧此理。又妇人白沃经水不利，子脏坚癖，中有干血白物，用矾石、杏仁，蜜丸纳阴中，日一易之。

本
经
逢
原

山 草 部

甘草一名国老　甘平，无毒。反海藻、大戟、甘遂、芫花。补中散表炙用，泻火解毒生用。中心黑者有毒，勿用。

《本经》主五脏六腑寒热邪气，坚筋骨，长肌肉，倍气力，解金疮肿毒。

【发明】甘草气薄味厚，升降阴阳，大缓诸火。生用则气平，调脾胃虚热，大泻心火，解痈肿金疮诸毒。炙之则气温，补三焦元气，治脏腑寒热而散表邪，去咽痛，缓正气，养阴血，长肌肉，坚筋骨；能和冲脉之逆，缓带脉之急。凡心火乘脾，腹中急痛，腹皮急缩者，宜倍用之。其性能缓急，而又协和诸药，故热药用之缓其热，寒药用之缓其寒，寒热相兼者用之得其平。《本经》治脏腑寒热邪气，总不出调和胃气之义。仲景附子理中用甘草，恐僭上也。调胃承气用甘草，恐速下也。皆缓之之意。小柴胡有黄芩之寒，人参、半夏之温，而用甘草则有调和之意。炙甘草汤治伤寒脉结代，心动悸。浑是表里津血不调，故用甘草以和诸药之性而复其脉，深得攻补兼该之妙用。惟土实胀满者禁用，而脾虚胀满者必用，盖脾温则健运也。世俗不辨虚实，一见胀满，便禁甘草，何不思之甚耶？凡中满呕吐，诸湿肿满，酒客之病，不喜其甘。藻、戟、遂、芫与之相反，亦迂缓不可救昏昧耳。而胡洽治痰癖，以十枣汤加甘草、大戟，乃痰在膈上，欲令通泄以拔病根也。古方有相恶、相反并用，非妙达精微者，不知此理。其梢去茎中痛，节解痈疽毒，条草生用解百药毒。凡毒遇土则化，甘草为九土之精，故能解诸毒也。《千金方》云：甘草解百药毒，如汤沃雪。有中乌头、巴豆毒，甘草入腹即定，验如反掌。方称大豆解百药毒，予每试之不效，加甘草为甘豆汤，其验甚捷。岭南人解蛊，凡饮食时，先用炙甘草一寸嚼之，若中毒

随即吐出。

黄芪 甘温，无毒。入益气药炙用，入解表及托里药生用。肥润而软者良。坚细而枯者，食之令人胸满。

《本经》主痈疽久败，排脓止痛，大风癞疾，五痔鼠瘘，补虚，小儿百病。

【发明】黄芪甘温，气薄味厚，升少降多，阴中阳也。能补五脏诸虚，入手、足太阴、手阳明少阳，而治脉弦自汗，泻阴火、去肺热，无汗则发，有汗则止。入肺而固表虚自汗，入脾而托已溃痈疡。《本经》首言痈疽久败，排脓止痛，次言大风癞疾，五痔鼠瘘，皆用生者，以疏卫气之热。性虽温补，而能通调血脉，流行经络，可无碍于壅滞也。其治气虚盗汗自汗，及皮肤痛，是肌表之药。治咯血，柔脾胃，是中州之药。治伤寒尺脉不至，补肾脏元气不足，及婴儿易感风邪，发热自汗诸病。皆用炙者，以实卫气之虚，乃上、中、下内外三焦药，即《本经》补虚之谓。如痘疹用保元汤治脾肺虚热，当归补血汤治血虚发热，皆为圣药。黄芪同人参则益气，同当归则补血，同白术、防风则运脾湿，同防己、防风则祛风湿，同桂枝、附子则治卫虚亡阳汗不止，为腠理开阖之总司。又黄芪性专实卫，温补下元，而当归补血汤，曷不用地黄之属，反用此三倍于归，其义何居？盖阴血之虚而发热，明系阳从阴亢，自必峻用阴中之阳药为君，兼当归引入血分，自然阳生阴长，阴邪退听而亢热除矣。若用纯阴滋腻，徒资胶滞，热无由而散也。是须黄芪固护其营，不使重夺其汗，而阴自守、热自除矣。昔人言，无汗不得用黄芪，服之令人胸满。此指表实形瘦色苍，胸中气盛者而言。若卫气虚衰之人感寒，虽用表药，多不能作汗，须用黄芪建中之属，始得汗解，不可拘于俗见而废圣法也。唐·许胤宗治柳太后病风不能言，脉沉而口噤，乃造黄芪防风汤数斛，置于床下，气如烟雾，一夕便得语也。此义惟玉屏风散得之。黄芪性畏防风，然得防风，其功愈

卷之一

31

大。盖相畏而相使者也。

人参古作薓 甘苦微温，无毒。产高丽者良。反藜芦，畏卤盐。阴虚火炎，咳嗽喘逆者，青盐制之。

《本经》主补五脏，安精神，定魂魄，止惊悸，除邪气，明目，开心益智，久服轻身延年。

【发明】人参甘温，气薄味厚，阳中微阴。能补肺中元气，肺气旺，四脏之气皆旺，精自生而形自盛，肺主诸气故也。古人血脱益气，盖血不自生，须得补阳气之药乃生，阳生则阴长，血乃旺耳。若单用补血药，血无由而生也。《素问》言无阳则阴无以生，无阴则阳无以化，故补气必用人参，补血须兼用之。仲景言病人汗后，身热亡血，脉沉迟，下利身凉，脉微血虚，并加人参。盖有形之血未能即生，稀微之气所当急固，无形生有形也。丹溪言虚火可补，参芪之属；实火可泻，芩连之属。后世不察，概谓人参补火，谬矣。夫火与元气，势不两立，正气胜则邪气退。人参既补元气，又补邪火，是反复之小人矣，又何与甘草、茯苓、白术为四君子耶？凡人面白、面青黧悴者，皆脾肺肾气不足，可用也；面赤、面黑者，气壮神强，不可用也。脉浮而芤濡，虚大迟缓无力，沉而迟涩，弦细微弱结代，或右手关部无力，皆可用也；若弦强紧实，滑数洪盛，长大有力，或右手独见脉实，皆火郁内实，不可用也。洁古谓喘嗽勿用者，痰实气壅之喘也。若肾虚气短喘促者，必用也。仲景谓肺寒而嗽勿用者，寒束热邪，壅滞在肺之嗽也。若自汗恶寒而嗽者，必用也。东垣谓久病郁热在肺勿用者，乃火郁于内，宜发不宜补也。若肺虚火旺，气短自汗者，必用也。丹溪言诸痛不可骤用者，乃邪气方锐，宜散不宜补也。若里虚吐利，及久病胃弱，虚痛喜按者，必用也。节斋谓阴虚火旺吐血勿用者，乃血虚火亢，能食脉强，服人参则阳愈旺，阴愈消，未有不引血大脱也。若自汗气短，肢寒脉虚者，必用也。古今治劳，莫过于葛可久。其独参汤、保真汤，未尝废人参而不用。惟麻疹初发，身发热而斑点未形；伤寒始作，证未定而热邪方炽，不可用耳。喻嘉言曰：伤寒有宜用人参入药者，发汗时元气大旺，外邪乘势而出。若元气素弱之人，药虽外行，气从中馁，轻者半出不出，留连致困；重者随元气缩入，发热无休。所以虚弱之人，必用人参入表药中，使药得力，一涌而出，全非补养之意。即和解药中，有人参之大力居间，外邪遇正，自不争而退舍，亦非偏补一边之意。而不知者，谓伤寒无补，邪得补弥炽，断不敢用。而市井愚夫，乃交口劝病人不宜服参。医者又避嫌远谤，一切可生之机，悉置之不理，殊失《本经》除邪气之旨矣。古今诸方，表汗用参苏饮、败毒散，和解用小柴胡，解热用白虎加人参汤、竹叶石膏汤，攻下用黄龙汤，领人参深入驱邪，即热退神清。从仲景至今，明贤方书，无不用人参，何为今日医家摒绝不用，以阿谀求容，全失一脉相传宗旨？殊不知误用人参杀人者，皆是与黄芪、白术、干姜、当归、肉桂、附子，同行温、补之误所致，不与羌、独、柴、前、芎、半、枳、桔等，同行汗、和之法所致也。安得视人参为砒鸩刀刃，固执不用耶！又痘疹不宜轻用人参者，青干紫黑陷，血热毒盛也。若气虚顶陷，色白皮薄，泄泻浆清，必用也。故《博爱心鉴》治痘，以保元汤为要药。人参得升麻，补上焦之气，泻中州之火。得茯苓，补下焦之气，泻肾中之火。东垣交泰丸，用人参、皂荚，是恶而不恶也。治月闭，用四物加人参、五灵脂，是畏而不畏也。痰在胸膈，以人参、藜芦同用，而取涌越，是激其怒性也。惟右手独见脉实者，为肺经本有火，故不宜用。若右手虚大而嗽者，虽有火邪，此为虚火上炎，肾水不足，乃刑金之火，非肺金之火，正当以人参救肺。但须多用，方始得力，若少用必增胀满。《本经》言安五脏，定魂魄，止惊悸，明目开心益智者，以脏气安和，心神宁定，当无惊悸昏昧之虑矣。其除邪气者，以甘温之力，协诸表药，助胃祛邪。譬诸坐有君子，则小人无容身之地矣。缪子《经疏》云：人参论其功能之广，如《本经》所说，信非虚语。第其性亦有所不宜。世之录其长者，或遗其短；摘其瑕者，并弃其瑜。是以或当用而后时，或非宜而罔投，或蒙其利，反见其害。二者之误，其失则一，使良药不见信于世，粗工互腾其口说，岂知人参本补五脏真阳之气者也。若夫虚羸尪怯，劳役饥饱所伤，努力失血，以致阳气短乏，陷入阴分，发热倦怠，四肢无力；或中暑伤气，气无以动；或呕吐泄泻，霍乱转筋，胃弱不食，脾虚不磨；或真阳衰少，肾气乏绝，阳道不举；或中风失音，产后气喘，小儿慢惊，痘后气虚，溃疡长肉等证，投之靡不立效。惟不利于肺家有热，咳嗽吐痰，吐血衄血，骨蒸劳瘵，阴虚火动之候。盖肺者清肃之脏，真气无亏，则宁谧清净，以受生气之熏蒸，而朝百脉。苟纵恣情欲，亏损真阴，火空则发，热起于下，火烁乎上，则肺先受之。火乃肺之贼邪，邪气胜则实，实则肺热郁结，为痰嗽痒，而血热妄行，溢出上窍。王好古所谓肺热还伤肺是也。若误投之，鲜克免者。此皆实实之误，于人参何咎哉？

产山西太行山者，名上党人参。虽无甘温峻补之功，却有甘平清肺之力，亦不似沙参之性寒专泄肺气也。

参芦，能耗气，专入吐剂，涌虚人膈上清饮宜之，盐哮用参芦涌吐最妙。参芦涌吐，参须下泄，与当归、紫菀之头止血、身和血、尾破血之意不殊。参须价廉，贫乏之人，往往用之。其治胃虚呕逆，咳嗽失血等证，亦能获效，以其性专下行也。若治久痢滑精，崩中下血之证，每致增剧，以其味苦降泄也。其芦世罕知用，惟江右人称为竹节参，近日吾吴亦有用之者。其治泻利脓血、崩带、精滑等证，俱无妨碍。如气虚火炎，喘呕嗽血，误用转剧。昔人用以涌吐者，取其性升，而于补中寓泻也。此义前人未发，因屡验而笔之。

沙参 甘淡微寒，无毒。有南、北二种，北者质坚性寒，南者体虚力微。反藜芦。

《本经》主血积惊气，除寒热，补中益肺气。

【发明】沙参专泄肺气之热，故喘嗽气壅，小便赤涩不利，金受火克，阴虚失血，或喘咳寒热，及肺痿等疾宜之。《本经》主血积惊气者，因惊气入心，心包热郁而血积也。除寒热者，郁热解而寒热除也。补中益肺气者，用以清理肺胃之虚热，则津液复而正气受益矣。洁古言肺寒用人参，肺热用沙参。好古言沙参性寒，补五脏之阴，总未达轻虚泄热之义也。《卫生方》治肺热咳嗽，沙参一味，水煎服之。《肘后方》治卒然疝痛，自汗欲死，沙参为末，酒服立瘥。《证治要诀》治妇人白带，沙参为末，米饮服之。盖沙参专开肺气，肺气清则木邪散，而疝自除、带自愈矣。时珍云人参甘苦而温，其体重实，专补脾胃元气，因而益肺与肾，故内伤元气者宜之。沙参甘淡而寒，其体轻虚，专清肺气，因而益脾与肾，故金受火克者宜之。此即《本经》补中益肺气之谓，一补阳而生阴，一补阴而制阳，不可不辨。

桔梗 《本经》名荠苨　辛甘苦微温，无毒。甘者为荠苨，苦者为桔梗，咬之腥涩者为木梗，不堪入药。

《本经》主胸胁痛如刀刺，腹满肠鸣幽幽，惊恐悸气。

【发明】桔梗上升，清肺气，利咽喉，为肺部引经。又能开发皮腠，故与羌、独、柴胡、劳、苏辈，同为解表药，与甘草同为舟楫之剂，诸药有此一味，不能下沉也。伤寒邪结胸胁，则痛如刀刺；邪在中焦，则腹满肠鸣幽幽。辛甘升发，苦淡降泄，则邪解而气和矣。其主惊恐悸气者，心脾气郁不舒，用以升散之也。朱肱用桔梗治胸中痞满，总不出《本经》主治。仲景治寒实结胸，同贝母、巴豆，取其温中、消谷破积也。治肺痈唾脓血，用桔梗、甘草，取排脓而清浊气也。治少阴证二三日咽痛，用甘桔汤，取其调寒热、通阴气也。《千金方》治喉痹毒气，桔梗二两，水煎顿服。加甘草、连翘、荆、防，名如圣汤，通治咽喉诸病。桔梗有甘苦二种，甘者曰荠苨，《千金》治强中为病，茎长兴发，不交精出，取其能升解热邪于上也。又干咳嗽，乃痰火之邪郁在肺中，亦宜甘以润之。痢疾腹痛，乃肺金之气郁在大肠，则宜苦以开之，甘升而苦降也。此药升降诸气，能入肺使诸气下降。俗泥为上升而不能下行，失其用矣。痘疹下部不能起发，为之切忌。以其性升，能阻药力于上，不得下达也。惟阴虚久嗽不宜用，以其通阳泄气也。其芦吐膈上风热实痰，生研末，白汤调服二三钱，探吐之。

黄精 甘平，无毒。勿误用钩吻。钩吻即野葛，叶头尖有毛钩子，又名断肠草，误服杀人。黄精则茎紫花黄，叶似竹叶也。

【发明】黄精为补黄宫之胜品，宽中益气，使五脏调和，肌肉充盛，骨髓坚强，皆是补阴之功。但阳衰阴盛人服之，每致泄泻痞满，不可不知。

葳蕤《本经》名女萎，又名玉竹　甘平，无毒。肥白者良。入发散风热药生用，入补药蜜水拌，饭上蒸熟用。

《本经》主中风暴热，不能动摇，跌筋结肉，诸不足，久服去面黑皯，好颜色，润泽，轻身不老。

【发明】葳蕤甘润性平，滋肺益肾，补而不壅，善调厥阴久袭之风，故《本经》治中风暴热等病，皆取其养正祛邪之力也。《别录》主心腹结气，虚热腰痛，茎中寒，目痛眦烂泪出。甄权主内补不足，去虚劳客热，头痛不安。《千金》治风温自汗身重，语言难出，葳蕤汤以之为君，其源本诸麻黄升麻汤，深得仲景之奥。时珍用治虚劳寒热，痁疟不足之证，用代参、芪，不寒不燥，大有殊功，不止于去风热温毒而已。又主小便卒淋，发热口干，眼黑头眩，目赤涩痛。其性虽润，而无伤犯脾胃、夺食泄泻之虞，但其性之缓耳。

知母 苦甘寒，无毒。肥白者良。盐、酒炒用。

《本经》主消渴热中，除邪气，肢体浮肿，下水，补不足，益气。

【发明】知母沉降，入足少阴气分，及足阳明、手足太阴。能泻有余相火，理消渴烦蒸，仲景白虎汤、酸枣汤皆用之。下则润肾燥而滋阴，上则清肺热而除烦。但外感表证未除，泻痢燥渴忌之。脾胃虚热人误服，令人作泻减食，故虚损大忌。近世误为滋阴上剂、劳瘵神丹，因而夭枉者多矣。《本经》言：除邪气，肢体浮肿，是指湿热水气而言。故下文云下水，补不足益气，乃湿热相火有余。烁灼精气之候。故用此清热养阴，邪热去则正气复矣。

肉苁蓉 甘咸微温，无毒。酒洗去甲及腐，切片焙用。

《本经》主五劳七伤，补中，除茎中寒热痛，养五脏，强阴，益精气多子，妇人癥瘕。

【发明】肉苁蓉与锁阳，总是一类，味厚性降，命门相火不足者宜之。峻补精血，骤用反动大便滑泄。《本经》主劳伤补中者，是火衰不能生土，非中气之本虚也。治妇人癥瘕者，咸能软坚而走血分也。又苁蓉止泄精遗沥，除茎中热痛，以其能下导虚火也。锁阳治腰膝软弱，以其能温补精血也。总皆滋益相火之验，老人燥结，宜煮粥食之。但胃气虚者服之，令人呕吐泄泻。强阳易兴而精不固者忌之。

天麻 《本经》名离母，一名定风草，茎名赤箭　辛平微温，无毒。湿纸裹煨熟，切片用。

《本经》主杀鬼精物，蛊毒恶气，久服益气力，长阴，肥健。

【发明】天麻味辛浓厚，性升属阳，为肝家气分药，故肝虚不足，风从内生者，天麻、芎劳以补之。诸风掉眩，眼黑头旋，风虚内作，非天麻不治。小儿惊痰风热，服天麻即消。天麻乃定风草，久服则遍身发出红斑，是驱风之验也。按：天麻性虽不燥，毕竟风剂，如血虚无风，火炎头痛，口干便闭者，不可妄

37

投。《本经》言：杀鬼精物蛊毒恶气者，以其能定风，镇八方之邪气也。久服益气力，长阴肥健者，其性属阳，阳生则阴长也。

白术一名山姜　甘温，无毒。

云术肥大气壅，台术条细力薄，宁国狗头术皮赤梢大。然皆栽灌而成，故其气浊，不若于潜野生者气清，无壅滞之患。

入诸补气药，饭上蒸数次用；入肺胃久嗽药，蜜水拌蒸；入脾胃痰湿药，姜汁拌晒；入健脾药，土炒；入泻痢虚脱药，炒存性用；入风痹痰湿、利水破血药，俱生用。然非於潜产者，不可生用也。

《本经》主风寒湿痹，死肌痉疸，止汗除热，消食，作煎饵，久服轻身，延年不饥，

【发明】白术甘温味厚，阳中之阴，可升可降，入脾、胃二经。生用则有除湿益燥，消痰利水，治风寒湿痹，死肌痉疸，散腰脐间血，及冲脉为病，逆气里急之功。制熟则有和中补气，止渴生津，止汗除热，进饮食安胎之效。《本经》主风寒湿痹，死肌、痉疸者，正以风寒湿三者合而成痹，痹者拘挛而痛是也。《经》曰：地之湿气，感则害人皮肉筋骨。死肌者，湿毒侵肌肉也；痉者，风寒乘虚客于肝脾肾经所致也；疸者，脾胃虚而湿热瘀滞也。如上诸证，莫不由风寒湿而成。术有除此三者之功，故能祛其所致之疾也。止汗除湿进食者，湿热盛则自汗，湿邪客则发热，湿去则脾胃燥，燥则食自消，汗自止，热自除矣。又主大风在身，而风眩头痛，目泪出，消痰水，逐皮肤间风水结肿，除心下急满，及霍乱吐下不止，利腰脐间血，益津暖胃，消谷嗜食。得参、苓大补中气，得枳、橘健运饮食。《本经》言：消食作煎饵，留其滓以健运脾气，食白化矣。仲景五苓散，祖《素问》泽术麋衔汤，并用生者，但彼兼麋衔以统血，则汗自止；此兼桂枝以通津，则渴自除。洁古枳术丸，祖《金匮》枳实汤，彼用生者以健胃，则逆满自愈；此用熟者以助脾，则饮食自强。

且以荷叶裹饭为丸，取清震之气，以鼓克运之力也。盖白术得中宫冲和之气，补脾胃药以之为君，脾土旺则清气升而精微上，浊气降而糟粕输。仲淳有云：白术禀纯阳之土气，除邪之功胜，而益阴之效亏，故病属阴虚血少，精不足，内热骨蒸，口干唇燥，咳嗽吐痰吐血，鼻衄齿衄，便闭滞下者，法咸忌之。术燥肾而闭气，肝肾有动气者勿服。刘涓子云：痈疽忌白术，以其燥肾而闭气，故反生脓作痛也。凡脏皆属阴，世人但知白术能健脾，宁知脾虚而无湿邪者用之，反燥脾家津液，是损脾阴也，何补有之？此最易误，故特表而出之。

苍术《本经》名山蓟　苦辛温，无毒。产茅山者，味甘形瘦多毛，最良。吴郡诸山者次之。楚中大块辛烈气燥者为下。制用糯米泔浸，刮去皮切片，同芝麻炒，或麻油炒通黄，去焦末；或去皮切片，蜜拌，饭上蒸用。又白露后以泔水净，置屋上晒露一月，谓之神术。

《本经》主风寒湿痹，死肌痉疸。

【发明】苍术辛烈，性温而燥，可升可降，能径入诸经。疏泄阳明之湿而安太阴，辟时行恶气。因经泔浸炒，故能除上湿发汗，与白术止汗则异，腹中窄狭者须之。《本经》治风寒湿痹死肌痉疸，总取性专开腠，故能发汗而去风寒湿气，祛湿而去死肌痉疸，下气而消痰食饮癖。又能总解诸郁，佐以香附快气之药，下气最速，一升一降，则郁散而气平也。遗①精不禁，淋浊不止，腰背酸疼，用以敛脾津，津生于谷气也。同黄柏为二妙，治下部湿热疼肿。又苍术一味，麻油制过为末，煮大枣肉为丸，治胁下饮游。许叔微患饮癖三十年，始因少年夜坐写文，左向伏几，是以饮食多坠左边，饮酒只从左下有声，胁痛食减嘈杂，饮酒半杯即止，十数日必呕酸水，暑月左半身绝无汗。服雄、附、

---

① 遗：原作脾，据光绪本改。

矾石、牵牛、遂、戟等皆无效，自揣必有澼囊，如水之有窠臼，不盈科不行，乃悉屏诸药，以前丸服三月而疾除，暑月汗亦周身，灯下能书细字，皆苍术之力也。然惟素禀肥盛多湿者为宜，若形瘦多火者禁用。

其神术已经露制，转燥为清，用以发散上部头风痰湿诸证，故治时行头痛，有神术汤，此得制度之妙也。

狗脊《本经》名百枝　苦平微温，无毒。酒浸，炒去毛用。

《本经》主腰背强，关机缓急，周痹寒湿膝痛，颇利老人。

【发明】狗脊为强筋骨要药，故《本经》主腰背强，周痹寒湿等疾，颇利老人者，补益肾气而坚强筋骨也。其性味形类，与萆薢相似，而功用亦不甚相远。四宝丹用金毛狗脊去毛，盐泥固济，煅红，苏木、萆薢、川乌头生用，等分为末，醋和丸，温酒盐汤下二十丸，治男妇毒风脚软，肾气虚弱。又病后足肿，煎汤洗效。

贯众《别录》名草鸱头　苦微寒，有毒。

《本经》主腹中邪热气，诸毒。杀三虫。

【发明】贯众苦寒而降，辟时行疫疠不正之气。疫发之时，以此药置水食之，则不传染，且能解毒软坚，治妇人血气。《本经》治腹中邪热气诸毒，以其性专散结积诸毒。而虫积皆由湿热所生，苦寒能除湿热，故亦主之。王海藏治夏月痘出不快，快斑散用之。云贯众有毒，而能解腹中邪热，杀三虫，病从内发者多效。王璆《百一选方》言：食鲤鱼羹，为肋骨所鲠，百药不效，或令以贯众煎浓汁连进，一咯而出。可见软坚之功，不但治疮治血而已。病人虚寒无实热者勿服。

巴戟天　辛甘微温，无毒。酒浸去心，焙用，川产者良。

《本经》主大风邪气，阴痿不起，强筋骨，安五脏，补中，增志，益气。

【发明】巴戟天严冬不凋，肾经血分及冲脉药也，故守真地黄饮子用之，即《本经》治大风邪气之谓。以其性补元阳而兼散邪，真元得补，邪安所留？是以可愈大风邪气也。主阴痿不起，强筋骨，安五脏，补中增志益气者，脾胃二经得所养，而诸虚自瘥矣。又治脚气，补血海，病人虚寒加用之。有人嗜酒患脚气甚危，或教以巴戟半两，糯米同炒，去米，大黄一两炒为末，熟蜜丸，温水下七十丸，仍禁酒遂愈。惟阴虚相火炽盛者禁用。

远志苗名小草　辛苦温，无毒。甘草汤泡，去骨制过，不可陈久，久则油气戟人喉。

《本经》主咳逆伤中，补不足，除邪气，利九窍，益智慧，耳目聪明，不忘，强志倍力，久服轻身不老。

【发明】远志入足少阴肾经气分，非心经药也。专于强志益精，主梦泄。盖精与志皆肾所藏，肾气充，九窍利，智慧生，耳目聪明，邪气不能为害。肾气不足，则志气衰。不能上通于心，故迷惑善忘；不能闭蛰封藏，故精气不固也。小便赤浊，用远志、甘草、茯神、益智为丸，枣汤服效，取其为阴火之向导也。昔人治喉痹失音作痛，远志末吹之，涎出为度，取其通肾气而开窍也。又治妇人血噤失音，及一切痈疽。搐鼻，治脑风。杀乌附毒。惟水亏相火旺者禁服，以其善鼓龙雷之性也。《本经》言：治咳逆伤中，详远志性温助火，非咳逆所宜，当是呕逆之误，以其性禀纯阳，善通诸窍，窍利则耳目聪明，强志不忘，皆益肾气之验。《别录》云：去心下膈气，非呕逆之类乎？一切阴虚火旺，便浊遗精，喉痹肿痛，慎用！苗名小草，亦能利窍，兼散少阴风气之结也。

淫羊藿一名仙灵脾　辛温，无毒。羊脂或酒炒用。

《本经》主阴痿绝伤，茎中痛，利小便，益气力。强志。

【发明】淫羊藿，手、足阳明、三焦、命门药也。辛以润肾，温以助阳，故《本经》治阴痿绝伤等证，真阳不足者宜之，坚筋骨，消瘰疬，一切冷风劳气，筋骨挛急，四肢不仁，补腰

41

膝，强气力。一味仙灵脾酒，为偏风不遂之要药。惟阴虚走精，强阳不痿禁服。

仙茅 辛温，有毒。忌犯铁器，酒浸焙干用。

【发明】仙茅性热，补三焦、命门之药。惟阳衰精冷，下元痿弱，老人失溺，无子，男子禀赋素虚者宜之。若体壮相火炽盛者服之，反能动火，为害叵测。按：《医说》云，一人中仙茅毒，舌胀出口，渐大与肩齐，以小刀劙①之，随破随合，劙至百数，始有血一点出，曰可救矣。煮大黄、芒硝与服，以药掺之，应手消缩。此皆火盛性淫之人过服之害也。然川产者少，伪充者多，不可不辨。

玄参—名黑参 苦微寒，无毒。反藜芦。

《本经》主腹中寒热积聚，女子产乳余疾，补肾气，令人明目。

【发明】黑参入足少阴肾经，主肾水受伤，真阴失守，孤阳无根，亢而僭逆，咽喉肿痛之专药。又治伤寒阳毒，汗下不解，发斑咽痛，心下懊侬，烦不得眠，心神颠倒欲绝者俱用。玄参专清上焦氤氲之气，无根之火。《本经》治腹中寒热积聚，女子产乳余疾，并可清有形热滞，故消瘰疬结核，治目赤痛肿。《本经》又云：补肾气，令人明目，不特治暴赤肿痛，总皆散结清火之验也。但其性寒滑，脾虚泄泻者禁用。

地榆 苦涩微寒，无毒。去梢，酒拌，炒黑用。

《本经》主妇人乳产，痓痛七伤，带下五漏，止痛止汗，除恶肉，疗金疮。

【发明】地榆入足厥阴，兼行手足阳明，体沉而降，善入下焦理血。《本经》主乳产，痓痛七伤，带下五漏者，是指去血过多，肝风内生之象。又云：止汗止痛，除恶肉，疗金疮者，以其

---

① 劙（lí，音离）：割开，划破。

能和血也。若气虚下陷而崩带，及久痢脓血，瘀晦不鲜者，又为切禁。性能伤胃，误服多致口噤不食。又诸疮痛者加地榆，痒者加黄芩，以其能散血热也。烧灰，香油调敷火烫，乃借火气引散血中之火毒耳。梢专行血，不可混用。

丹参 苦平微温，无毒。酒炒用。反藜芦。

《本经》主心腹邪气，肠鸣幽幽如走水，寒热积聚，破癥除瘕，止烦满，益气。

【发明】丹参气平而降，心与包络血分药也。《本经》治心腹邪气，肠鸣幽幽如走水等疾，皆瘀血内滞，而化为水之候。止烦满益气者，瘀积去而烦满愈，正气复也。按：四物汤治妇人病，不问胎前产后，经水多少，皆可通用。惟一味丹参散，主治与之相同。盖丹参能破宿血，生新血，安生胎，落死胎，止崩中带下，调经脉之神品。然其性长于行血，妊娠无故勿服，大便不实者忌之。

紫参 即牡蒙，又名童肠。三四月间遍地茸生，高三五寸，逐层起台，开紫花者是也 苦辛寒，无毒。反藜芦。

《本经》主心腹积聚，寒热邪气，通九窍，利大小便。

【发明】紫参入足厥阴，兼入足太阳、阳明血分，故治诸血病，及寒热血痢，痈肿积块，即《本经》治心腹积聚，寒热邪气之谓。瘀血去，则九窍利，而二便通矣。古方治妇人肠覃，乌喙丸中用牡蒙，即紫参也。仲景治下痢肺痛用紫参汤，取其散积血也。但市人罕识其真，详痢下肺痛，皆胸中气结之故，每以紫菀代之，虽气味之寒温不同，疏利之性则一。

紫草 甘咸寒，无毒。色深紫而脆者良，淡紫质坚者曰紫梗，不入药。

《本经》主心腹邪气，五疸，补中益气，利九窍。

【发明】紫草入心胞络及肝经血分，其功专于凉血活血，利大小肠，故痘疹欲出未出，血热毒盛，大便闭涩，色干枯而毒不得越者宜之，已出而紫黑便闭者亦可用。盖紫草凉血，血凉则毒出。世俗误以为宣发之药，非也。若已出而色红活者不宜，或白陷及大小便利者忌之。《本经》言治心腹邪气五瘅者，乃活血利窍之义，发痘即活血利窍之大端也。言补中益气者，营血和则中气受益矣。

白头翁一名野丈人　苦微寒，无毒。产齐鲁，苗长叶白者力优，生柴胡中短小者力薄。得酒良。

《本经》主温疟狂猖寒热，癥瘕积聚瘿气，逐血止腹痛，疗金疮。

【发明】白头翁味苦微寒，入手足阳明血分。《本经》言苦温者，传写之误也。其治温疟狂易寒热等症，皆少阳、阳明热邪固结之病，结散则积血去，而腹痛止矣。《别录》止鼻衄，弘景止毒痢，亦是热毒入伤血分之候。仲景治热痢下重，有白头翁汤。盖肾欲坚，急食苦以坚之。痢则下焦虚，故以纯苦之剂坚之。男子阴疝偏坠，小儿头秃鼻衄，及热毒下痢紫血鲜血，用此并效。但胃虚大便完谷不化，痢久下稀淡血水者勿服，以其苦寒降泄也。

白及　苦辛平微寒，无毒。反乌、附。

《本经》主痈肿恶疮，败疽，伤阴死肌，胃中邪气，贼风鬼击，痱缓不收。

【发明】白及性涩而收，得秋金之气，故能入肺止血，生肌治疮。《本经》主败疽伤阴死肌，皆热壅血伤，胃中邪气，亦邪热也。贼风痱缓，皆血分有热，湿热伤阴所致也。其治吐血咯血，为其性敛也。用此为末，米饮服之即止。试血法：吐水盆内，浮者肺血，沉者肝血，半浮半沉者心血。各随所见，以羊肺、肝、心煮熟，蘸白及末，每日食之。其治金疮及痈疽方多用之。

三七 《纲目》名山漆，一名金不换。广产形如人参者是，有节者非 甘微苦温，无毒。

【发明】时珍云：此药近时始出，南人军中，用为金刃箭疮要药，止血散血定痛，为末掺之。吐血衄血，崩中下血血痢，产后恶血不下，并宜服之。凡杖扑伤损，瘀血淋漓者，随即嚼烂罨之，青肿者即消。若受杖时，先服一二钱，则血不冲心，杖后尤宜服之。此阳明、厥阴血分之药，故能治一切血病，独用研服尤良，取其专力也。一种庭砌栽植者，以苗捣敷肿毒即消，亦取散血之意。

黄连 苦寒，无毒。产川中者，中空，色正黄，截开分瓣者为上，云南水连次之，日本吴楚为下。治心脏火，生用；治肝胆实火，猪胆汁炒；治肝胆虚火，醋炒褐色；治上焦火，酒炒；中焦火，姜汁炒；下焦火，盐水炒；气分郁结肝火，煎吴茱萸汤炒；血分块中伏火，同干漆末炒；食积火，黄土拌炒。解附子、巴豆、轻粉毒，忌猪肉。

《本经》主热气目痛，眦伤泪①出，明目，肠澼腹痛下痢，妇人阴中肿痛。

【发明】黄连性寒味苦，气薄味厚，降多升少，入手少阴厥阴。苦入心，寒胜热，黄连、大黄之苦寒，以导心下之实热，去心窍恶血，仲景九种心下痞，五等泻心汤皆用之。泻心者，其实泻脾，实则泻其子也。下痢胃口虚热口噤者，黄连人参煎汤，时时呷之；如吐再饮，但得一呷下咽便好。诸苦寒药多泻，惟黄连、芩、柏，性寒而燥，能降火去湿止泻痢，故血痢以之为君。今人但见肠虚渗泄，微似有血，不顾寒热多少，便用黄连，由是

---

① 泪：原作泣，据光绪本改。

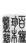

多致危殆。至于虚冷白痢，及先泻后痢之虚寒证，误用致死多矣。诸痛痒疮，皆属心火。眼暴赤肿，痛不可忍，亦属心火，兼挟肝邪，俱宜黄连、当归，治痢及目为要药。故《本经》首言治热气目痛，及肠澼腹痛之患，取苦燥之性，以清头目，坚肠胃，祛湿热也。妇人阴中肿痛，亦是湿热为患，尤宜以苦燥之。古方治痢，香连丸用黄连、木香，姜连散用干姜、黄连，佐金丸用黄连、吴茱萸。治消渴用酒蒸黄连，治口疮用细辛、黄连，治下血用黄连、葫蒜。皆是寒因热用，热因寒用，而无偏胜之害。然苦寒之剂，中病即止，岂可使肃杀之令常行，而伐生发冲和之气乎！医经有久服黄连、苦参反热之说，此性虽寒，其味至苦，入胃则先归于心，久而不已，心火偏胜则热，乃其理也。近代庸流，喜用黄连为清剂，殊不知黄连泻实火，若虚火而妄投，反伤中气，阴火愈逆上无制矣。故阴虚烦热，脾虚泄泻。五更肾泄，妇人产后血虚烦热，小儿痘疹气虚作泻，及行浆后泄泻，并皆禁用。

胡黄连 苦大寒，无毒。忌猪肉。犯之令人漏精。

【发明】胡黄连苦寒而降，大伐脏腑骨髓邪热，除妇人胎蒸，小儿疳热积气之峻药。同乌梅止小儿血痢，同鸡肝治小儿疳眼，同猪胰疗杨梅疮毒，同干姜治果子积，皆取伐肝肾热邪也。小儿肾气本实，故可当此。若脾胃肾脏不足者服之，夺人天元，为害不浅。惟霉疮用胡黄连、当归、甘草、猪胰，水酒煎服，二剂辄效，以其直达下焦，善搜淫火之毒也。

黄芩 苦寒，无毒。中空者为枯芩，入肺；细实者为子芩，入大肠。并煮熟，酒炒用。

《本经》主诸热黄疸，肠澼泄痢，逐水下血闭，治恶疮疽蚀，火疡。

【发明】黄芩苦燥而坚肠胃，故湿热黄疸，肠澼泄痢，为必用之药。其枯芩性升，入手太阴经，清肌表之热；条芩性降，泻肝、胆、大肠之火，除胃中热。得酒炒上行，主膈上诸热。得芍药、甘草，治下痢脓血，腹痛后重身热。佐黄连治诸疮痛不可忍。同黑参治喉间腥臭。助白术安胎。盖黄芩能清热凉血，白术能补脾统血。此惟胎热升动不宁者宜之，胎寒下坠及食少便溏者，慎毋混用。丹溪言黄芩治三焦火，仲景治伤寒少阳证用小柴胡汤；汗下不解，胸满心烦，用柴胡桂姜汤。温病用黄芩汤，太阳、少阳合病，用葛根黄芩黄连汤。心下痞满，用泻心汤。寒格吐逆，用干姜黄芩黄连人参汤等方，皆用黄芩以治表里诸热，使邪从小肠而泄，皆《本经》主诸热之纲旨。其黄疸肠澼泄痢之治，取苦寒以去湿热也。逐水下血闭者，火郁血热之所致，火降则血行，水下而闭自通矣。昔人以柴胡去热不及黄芩。盖柴胡专主少阳往来寒热，少阳为枢，非柴胡不能宣通中外；黄芩专主阳明蒸热，阳明居中，非黄芩不能开泄蕴隆。一主风木客邪，一主湿土蕴者，讵可混论？芩虽苦寒，毕竟治标之药，惟躯壳热者宜之。若阴虚伏热，虚阳发露，可轻试乎？其条实者兼行冲脉，治血热妄行。古方有一味子芩丸，治女人血热，经水暴下不止者最效。若血虚发热，肾虚挟寒，及妊娠胎寒下坠，脉迟小弱，皆不可用，以其苦寒而伐生发之气也。

秦艽 苦平微温，无毒。雷公云：左文列为秦，治湿病。右文列为艽，发脚气。今药肆多右文者，慎勿混用。

《本经》主寒热邪气，寒湿风痹，肢节痛，下水利小便。

【发明】秦艽阴中微阳，可升可降，入手足阳明，以其去湿也。兼入肝胆，以其治风也。故手足不遂，黄疸酒毒，及妇人带疾须之。阳明有湿，则身体酸痛，肢节烦疼，及挛急不遂。有热则日晡潮热，用以祛风胜湿则愈。凡痛有寒热，或浮肿者，多挟客邪，用此以祛风利湿，方为合剂。故《本经》治寒热邪气，寒湿风痹，肢节痛等证。若久痛虚赢，血气不能营养肢体而痛，及下体虚寒，疼酸枯瘦等病，而小便清利者，咸非秦艽所宜。今庸师喜用秦艽，且不辨左文右文。凡遇痛证，动辄用之，失其旨矣。

柴胡即此胡　苦平，无毒。入解表药生用，清肝炒熟用。

《本经》主心腹肠胃中结气，饮食积聚，寒热邪气，推陈致新，明目益精。

【发明】柴胡能引清阳之气，从左上升，足少阳胆经之药。胆为清净之府，无出无入，禁汗、吐、下，惟宜和解，以其经居半表半里。《本经》治心腹肠胃结气，饮食积聚，寒热邪气，使清阳之气上升，而胃中留结宿滞，亦得解散矣。仲景治伤寒寒热往来，胁痛耳聋，妇人热入血室，皆为必用。小儿五疳羸热，诸疟寒热，咸宜用之。痘疹见点后有寒热，或胁下疼热，于透表药内用之，不使热留少阳经中，则将来无咬牙之患。虚劳寒热，多有可用者。劳有五劳，病在五脏。若劳在肝胆、心包络有热，或少阳经寒热，则柴胡为必用药。劳在脾胃有热，或阳气下陷，则柴胡乃引清气退热之药。惟劳在肺肾者不可用。东垣补中益气用之者，乃引肝胆清阳之气上行，兼升达参、芪之力耳。疮疽用之者，散诸经血结气聚也。今人以细者名小柴胡，不知小柴胡乃汤名也。若大柴胡汤，而用银州者可乎？按：柴胡为少阳经药，病在太阳，服之太早，则引寇入门。病在阴经用之，则重伤其表，误人不可胜数。其性升发，病人虚而气升者忌之，呕吐及阴火炎上者勿服。若阴虚骨蒸服之，助其虚阳上逆，势必耗尽真阴而后已。奈何操司命之权者，多所未悟也。

银柴胡　甘微寒，无毒。银州者良。今延安府五原城所产者，长尺余，肥白而软。北地产者，如前胡而软，今人谓之北柴胡。勿令犯火，犯火则不效。

【发明】银柴胡行足阳明、少阴，其性味与石斛不甚相远，不独清热，兼能凉血。《和剂局方》治上下诸血，龙脑苏鸡丸中用之。凡入虚劳方中，惟银州者为宜。若用北柴胡，升动虚阳，发热喘嗽，愈无宁宇，可不辨而混用乎！按：柴胡条下，《本经》推陈致新，明目益精，皆指银夏者而言，非此柴胡所能也。

前胡 苦微寒，无毒。甄权曰：甘辛平无毒。白色者良，去尾用。

【发明】前胡入手足太阴、阳明、少阳，其功长于下气，故能治痰热喘嗽痞膈诸疾，气下则火降，痰亦降矣，为痰气之要味，治伤寒寒热，及时气内外俱热。按：二胡通为风药，但柴胡主升，前胡主降，有不同耳。又按：前胡治气实风痰，凡阴虚火动之痰，及不因外感而有痰者禁用。

防风 甘辛温，无毒。又头者令人烦喘，又尾者发人痫疾。

《本经》主大风头眩痛，恶风风邪，目盲无所见，风行周身，骨节疼痛。

【发明】防风，浮而升，阳也。入手太阳、阳明、少阳、厥阴，兼通足太阳，治风去湿之仙药，以风能胜湿也。其治大风头眩痛，恶风风邪等病，其性上行，故治上盛风邪，泻肺实喘满，及周身痹痛，四肢挛急，目盲无所见，风眼冷泪，总不出《本经》主治也。防风治一身尽痛，乃卒伍卑贱之职，随所引而至，风药中润剂也。若补脾胃，非此引用不能行，盖于土中泻木也。凡脊痛项强，不可回顾，腰似折，项似拔者，乃手足太阳证，正当用之。凡疮在胸膈以上者，虽无手足太阳证，亦当用防风，为能散结，去上部风热也。《经验方》治妇人风入胞门，崩中不止，独圣散用一味防风，面糊酒调丸服。然惟血色清稀，而脉浮弦者为宜。如血色浓赤，脉来数者，又属一味子芩丸证，不可混也。惟肺虚有汗喘乏，及气升作呕，火升发嗽，阴虚盗汗，阳虚自汗者勿服。妇人产后血虚发痉，婴儿泻后脾虚发搐，咸为切禁。

独活 辛苦微温，无毒。香而紫黑者真。

《本经》主风寒所击，金疮止痛，奔豚痫痉，女子疝瘕。

【发明】独活不摇风而治风，浮萍不沉水而治水，因其所胜而为制也。《本经》治金疮为风寒所击而痛，及奔豚痫痉，女子疝瘕，皆邪风内贼之候。独活生益州，较羌活其气稍细，升中有降，能通达周身，而散风胜湿。与细辛同用，治厥阴头痛目眩。又足少阴经伏风头痛，两足湿痹，不能动止者，非此不治。甄权以独活治诸风湿冷，奔喘逆气，皮肤苦痒，手足挛痛劳损，风毒齿痛，皆风湿相搏之病也。但气血虚而遍身痛，及阴虚下体痿弱者禁用。南方无刚猛之风，一切虚风类中，咸非独活所宜。

羌活 苦辛温，无毒。香而色紫者良。

【发明】羌活生于羌胡，雍州、陇西、西川皆有之。治足太阳风湿相搏，一身尽痛，头痛肢节痛，目赤肤痒，乃却乱反正之主帅。督脉为病，脊强而厥者，非此不能除。甄权以羌活治贼风失音不语，多痒，手足不遂，口面㖞斜，痛①痹血癫，皆风中血脉之病也。苏恭曰：疗风宜用独活，兼水宜用羌活。风能胜湿，故羌活能治水湿。与芎藭同用，治太阳厥阴头痛，发汗散表，透关利节，非时感冒之仙药也。但内伤元气，血虚头痛，及遍身肢节痛，皆非所宜。昔人治劳力感寒，于补中益气汤中用之，深得补中寓泻之意。

升麻 甘苦乎，无毒。忌见火，解莨菪毒。

《本经》主辟瘟疫瘴气，邪气蛊毒，入口皆吐出，中恶腹痛，时气毒疠，头痛寒热，风肿诸毒，喉痛口疮。

【发明】升麻能引清气右升，足阳明本药也。《本经》治疫瘴蛊毒，取性升上行也。治中恶腹痛，取开发胃气也。治喉痛口疮者，取升散少阳、阳明火热也。同葛根则发散阳明风邪，同柴胡则升提胃中清气，引甘温之药上升。故元气下陷者，用此于阴

---

① 痛（qún，音群）：肢体麻木。

中升阳，以缓带脉之缩急。凡胃虚伤冷，郁遏阳气于脾土，宜升麻、葛根以升散其火郁。故补脾胃药，非此引用不效，脾痹非此不除。升麻葛根汤，乃阳明发散药。若初病太阳便服之，发动其邪，必传阳明，反成其害也。又升麻、葛根能发痘，惟初发热时可用，见点后忌服，为其气升，发动热毒于上，为害莫测；而麻疹尤为切禁，误投喘满立至。按：升麻属阳性升，力能扶助阳气，捍御阴邪，故于淋带泻痢脱肛方用之，取其升举清阳于上也。古方治噤口痢，用醋炒升麻，引人参、莲肉，扶胃进食，大有神效。凡上盛下虚，吐血衄血，咳嗽多痰，阴虚火动，气逆呕吐，怔忡癫狂诸证，皆在所禁。

苦参 苦寒，无毒。反藜芦。

《本经》主心腹结气，癥瘕积聚，黄疸，溺有余沥，逐水，除痈肿，补中，明目止泪。

【发明】苦参、黄柏之苦寒下降，皆能益肾，盖取其苦燥湿、寒除热也。热生风，湿生虫，故又能治风杀虫，惟肾水烁而相火胜者宜之。若脾胃虚而饮食减少，肝肾虚而火衰精冷，及年高之人，不可用也。久服苦参，多致腰重，因其性降而不升也。观《本经》主治，皆湿热为患之病。详补中当是补阴之误，以其能除湿热，湿热去而阴自复，目自明矣。然惟湿热者宜之。沈存中苦腰重，久坐不能行。此因病齿痛数年，用苦参揩齿，其气味入齿伤肾所致也。后施昭先亦用苦参揩齿，岁久亦病腰重。自后悉不用之，腰疾皆愈。或云苦参既能补阴明目，何久服反病腰重乎？殊不知苦寒之性，直入心肾，内有湿热者，足以当之，始得之，则有辅阴祛邪之力，清热明目之功；湿热既去，而又服之，必致苦寒伤肾，腰重脚弱，在所不免，理固然也。疑之有！

白鲜皮 一名白羊鲜　苦咸寒，无毒。

《本经》主头风，黄疸，咳逆，淋沥，女子阴中肿痛，湿痹死肌，不可屈伸，起止行步。

【发明】白鲜皮气寒善行，味苦性燥，足太阴、阳明经去风湿热药也。兼入手太阴、阳明，为诸黄、风痹要药。《本经》所主，皆风湿热邪蕴酿经中之病。《千金》治婴儿风痫，热则生风，胸中有痰，白羊鲜汤，取其善祛风热也。世医只施之于疮科，浅矣。下部虚寒之人，虽有湿证勿用。

延胡索即玄胡索　苦辛温，无毒。上部酒炒，中部醋炒，下部盐水炒。

【发明】延胡索色黄入脾胃，能活血止痛，治小便溺血，得五灵脂，同入肝经，散血破滞。《炮炙论》曰：心痛欲死，急觅延胡，以其能散胃脘气血滞痛也。盖当归、芍药，调腹中血虚痛；延胡、五灵，治胸腹血滞痛。又延胡善行血中气滞，气中血滞，与当归、桂心，治一身上下诸痛，及经癸不调，产后血病，往往独行多功，杂他药中便缓。按：延胡走而不守，惟有瘀滞者宜之。若经事先期，虚而崩漏，产后血虚而晕，咸非所宜。

贝母　甘苦平微寒，无毒。反乌头。川者味甘最佳，西者味薄次之，象山者微苦又次之，一种大而苦者，仅能解毒，并去心用。凡肺经药，皆当去心，不独贝母也。其独颗无瓣者，名丹龙睛，误服令人筋不收持。

《本经》主伤寒烦热，淋沥邪气，疝瘕，喉痹，乳难，金疮风痉。

【发明】贝母乃手太阴肺经气分药，兼入手少阴心经。一名虻，《廊风》言采其虻，善解心胸郁结之气，故诗人以此寓焉。肺受心包火乘，因而生痰。或为邪热所干，喘嗽烦闷，非此莫治。详《本经》主伤寒烦热者，甘寒能解烦热也。淋沥者，热结二肠也，清心肺郁热而淋沥通矣。疝瘕者，足厥阴之邪干手厥阴也。《经》曰：诊得心脉搏滑急，为心疝，少腹当有形也。喉痹者，热郁结于上也。《经》云：一阴一阳结，谓之喉痹。心主三焦之脉，皆络于喉也。乳难者，郁热结于足厥阴也。风痉者，金疮热郁生风而成痉。总取解散郁结之邪也。仲景治伤寒寒实结胸，外无热证者，小陷胸汤主之，白散亦可。二方一主热痰内结，一主寒实内积。虽同一例，治不可混也。俗以半夏性燥，用贝母代之。不知贝母寒润，治肺家燥痰，痰因郁结者宜之；半夏性燥，治脾胃湿痰，痰因湿滞者宜之。二者天渊，何可代用？若虚劳咳嗽，吐血咯血，肺痿肺痈，痈疽及诸郁火证，半夏乃禁忌，皆贝母为向导也。至于脾胃湿热，涎化为痰，久则生火生痰，上攻昏愦，僵仆蹇涩诸证，生死旦夕，岂贝母可治乎！浙产者治疝瘕喉痹，乳难金疮风痉，一切痈疡。又同苦参、当归治妊娠小便难，同青黛治人面恶疮，同连翘治项上结核，皆取其开郁散结，化痰解毒之功也。

山慈菇金灯花根也，九月开花，朱色，与叶不相见，故又名无义草　甘微辛，小毒。

【发明】山慈菇攻坚解毒，治痈肿疮瘘，瘰疬结核等证，紫金锭用之，亦是解诸毒耳。丹方治面上瘢痕，用山慈菇末，和轻粉、硼砂末各少许，先用碱水笔涂患处，次掺上药，太乙膏盖，日易一次；俟疙瘩消尽后，以鹰屎白、密陀僧末蜜水调护，数日勿见风，日效。惟眼胞上者不可治，以其眨动不辙也。

白茅根一名地筋　甘寒，无毒。与百脉根相类。百脉根出巴西，他处罕得。

《本经》主劳伤虚羸，补中益气，除瘀血血闭寒热，利小便。

【发明】甘寒能降，除伏热，利小便止渴，治伤寒呃逆喘哕，主吐衄便溺诸血，治黄疸水肿，胃反上气，五淋疼热，及痘疮干紫不起，但呕逆吐衄。亦有因于寒者，即非所宜。《本经》主治劳伤虚羸者，以甘寒能滋虚热，而无伤犯胃气之虞也。言补中益气，胃热去而中气复，是指客邪入伤中州，渐成虚羸而言，非劳伤本病所宜。昔人考本草功用，言白茅根与百脉根相类。今肃州不行岁贡，百脉根无从可得，而止渴去热之用，白茅根裕如也。其茅花甘温，色白轻虚，力能上升入肺，散热止衄。屋上败茅，研敷斑疮湿烂，取其收湿之力也。

草龙胆 苦涩大寒，小毒。去芦，或酒炒，或甘草汤浸一宿用。凡用勿空腹服，令人小便不禁。

《本经》主骨间寒热，惊痫邪气，续绝伤，定五脏，杀蛊毒。

【发明】草龙胆苦寒沉降，主肝经邪热，下焦湿热，酒疸黄肿，目病赤肿瘀肉，小儿疳气，去肠中小虫。盖肝胆湿热，取苦寒以泻之。时珍曰：相火寄在肝胆，有泻无补，故泻肝胆之热，正益肝胆之气。但大苦大寒，过伤胃中生发之气，反助火邪，亦如久服黄连，反从火化之义。《本经》主骨间寒热，是指热伤肾水而言。热极生风，则发惊搐，重则变为痫病。湿热邪气之在中、下二焦者，非此不除，以其专伐肝胆之邪也。肝胆之邪去，而五脏安和，经脉之绝伤续矣。杀蛊毒者，去湿热之患也。凡胃气虚人服之必呕；脾虚人服之必泻。虽有湿热，慎勿轻用。

细辛 辛温，无毒。产华阴及辽东者良。反藜芦。

《本经》主咳逆头痛脑动，百节拘挛，风湿痹痛，死肌，明目，利九窍。

【发明】细辛辛温上升，入手、足厥阴、少阴血分，治督脉为病，脊强而厥。《本经》治咳逆头痛脑动，善搜厥阴伏匿之邪也。独活为使，治少阴头痛如神。亦主诸阳头痛，诸风药用之，治风湿痹痛，百节拘挛，去死肌，明目者，取辛以散结，而开经脉窍隧①之邪也。味辛而热，温少阴之经，故仲景少阴证用麻黄附子细辛汤。辛温能散，故凡风寒风湿，头痛口疮，喉痹䘌齿诸病用之，取其能散浮热，亦火郁发之之义也。辛能泄肺，故风寒

---

① 隧：原作"隊"，据文义改。

咳嗽上气者宜之。辛能补肝，故胆气不足，则肝气有余，惊痫眼目诸病宜之。辛能润燥，故通少阴诸经，及耳窍闭塞者宜之。又主痰结湿火，鼻塞不利。凡口舌生疮者，用细辛、黄连末掺之。凡血虚内热，火郁头痛，发热咳嗽者戒用，以其辛烈耗散真气也。细辛辛之极者，用不过五分。

杜衡俗名马蹄香，又名杜葵　辛温，无毒。

【发明】杜衡香窜，与细辛相似，故药肆以之代充细辛。亦能散头目风寒，下气消痰，行水破血。但其气浊，不能搜涤少阴经中之寒，稍逊细辛一筹耳。

白薇　苦咸平，无毒。

《本经》主暴中风，身热肢满，忽忽不知人，狂惑邪气，寒热酸疼，温疟洗洗，发作有时。

【发明】白薇咸平降泄，抑阳扶阴，为足阳明经本药，兼行足少阴、手太阴。《本经》主暴中风，身热肢满，是热郁生风，痰随火涌，故令忽忽不知人，狂惑邪气，寒热酸疼，皆热邪所致。温疟乃冬时伏邪，至春而发。缪氏《经疏》言暑邪所伤，秋必发为温疟，恐非经旨。《别录》疗伤中淋露者，女子伤犯阴中营血，而成淋露之疾，用以除热益阴，则前证瘳矣。下水气，利阴气者，总取益阴之功，真阴益而邪水下。性善降泄，故久服利人。《金匮》治妇人产中虚烦呕逆，安中益气，竹皮丸中用之。《千金》治风温发汗后身灼热，自汗身重多眠，鼻息必鼾，语言难出，萎蕤汤中用之。又治妇人遗尿，不拘胎前产后，有白薇芍药汤，取其有补阴之功。而兼行手太阴，以清膀胱之上源，殊非虚寒不禁之比。古方多用治妇人者，以《别录》有疗伤中淋露之功也。凡胃虚少食泄泻，及喘咳多汗，阳气外泄者禁用。

白前　甘辛微温，无毒。

【发明】时珍曰：白前入手太阴，长于降气，肺气壅实而有痰者宜之。《金匮》治咳嗽而脉沉者，用泽漆汤，以中有白前也。《深师》治久嗽上气体肿，短气倚息不得卧，常作水鸡声者，用白前汤。《外台》治久嗽吐血，用白前、桔梗、桑白皮、甘草，皆取其下气耳。若虚嗽常哽气者，不可用也。白前较白薇稍温，较细辛稍平，专搜肺窍中风水。非若白薇之咸寒，专泄肺胃之燥热；亦不似细辛之辛窜，能治肾肝之沉寒也。

卷 之 二

芳 草 部

当归 甘辛温，无毒。蜀产者力刚可攻，秦产者力柔可补。凡治本病酒制，有痰姜汁制。白者为粉归，性劣，不入补剂。

《本经》主咳逆上气，温疟寒热，洗洗在皮肤中，妇人漏下绝子，诸恶疮疡，金疮，煮汁饮之。

【发明】当归气味俱厚，可升可降，入手少阴、足太阴、厥阴血分，凡血受病及诸病夜甚，必须用之。《本经》主咳逆上气，温疟寒热洗洗，妇人漏下绝子，皆取辛温润血之功，产后恶血上冲，亦必用之。《别录》温中止痛。甄权治下痢腹痛，女人沥血腰痛。好古治冲脉为病，逆气里急，带脉为病腹痛，腰溶溶若坐水中。其功专于破恶血，养新血，润肠胃，荣筋骨，泽皮肤，理痈疽，排脓止痛。盖血壅而不流则痛，当归甘温，能和营血，辛温能散内寒，使气血各有所归。入手少阴，心主血也；入足太阴，脾裹血也；入足厥阴，肝藏血也；身能养血，尾能行血。同人参、黄芪，则补气而生血；同牵牛、大黄，则行气而泻血。同桂、附、吴萸则热，同大黄、芒硝则寒。血虚以人参、赤脂为佐，血热以生地、条芩为佐。仲景治阳邪陷阴，手足厥寒，脉细欲绝，用当归四逆汤，于桂枝汤加当归、细辛、通草，以通其血脉。即下痢脉大，气不归附，亦用此汤以归附之。凡血虚发热者，宜当归补血汤，方用当归三钱，黄芪一两，作三服；心下刺痛者，一味当归酒煎服，专主血分诸病。海藏言：当归血药，何《本经》治咳逆上气？按：当归辛散，乃血中气药，故咳逆上气，有阴虚阳无所附者，用血药补阴，则血和而气降矣。凡冲、任、督、带病，皆不可少，惟泄泻家、痰饮家禁用。

芎䓖《纲目》名川芎　辛温，无毒。蜀产者，味辛而甘为上；他处产者，气味辛烈为下。反藜芦。叶名蘼芜。

《本经》主中风入脑头痛，寒痹筋挛缓急，金疮，妇人血闭无子。

【发明】芎䓖辛温上升，入肝经，行冲脉，血中理气药也。故《本经》治中风入脑头痛等证，取其辛散血分诸邪也。好古言：搜肝气，补肝血，润肝燥，补风虚。又治一切风气血气，及面上游风，目疾多泪，上行头目，下行血海，故四物汤用之者。皆搜肝经之风，治少阳厥阴头痛，及血虚头痛之圣药。助清阳之气，去湿气在头，头痛必用之药。血痢已通，而痛不止，乃阴亏气郁，药中加芎䓖，气行血调，其痛立止。《灵苑方》验胎法，以生芎䓖末、艾汤服一钱匕，腹中微动者为胎。《千金方》治子死腹中，以芎䓖末酒调方寸匕，须臾二三服，立出。凡骨蒸盗汗，阴虚火炎，咳嗽吐逆，及气弱之人不可服。其性辛散，令真气走泄，而阴愈虚也。

抚芎　辛温，无毒。产江右抚州，中心有孔者是。

【发明】抚芎升散，专于开郁宽胸，通行经络。郁在中焦，则胸膈痞满作痛，须抚芎开提其气以升之，气升则郁自降。故抚芎总解诸郁，直达三焦，为通阴阳气血之使。然久服耗气，令人暴亡。

蛇床　苦辛温，无毒。

《本经》主男子阴痿湿痒，妇人阴中肿痛，除痹气，利关节，癫痫，恶疮。

【发明】蛇床辛香性温，专入右肾命门，少阳三焦气分，

《本经》列之上品，不独助男子壮火，且能散妇人郁抑①，非妙达《本经》精义，不能得从治之法也。但肾火易动，阳强精不固者勿服。

藁本 辛苦温，无毒。香而燥者良，臭而润者勿用。

《本经》主妇人疝瘕，阴中寒肿痛，腹中急，除风头痛，长肌肤，悦颜色。

【发明】藁本性升属阳，为足太阳寒郁经中，头项巅顶痛，及大寒犯脑，连齿颊痛之专药。女人阴肿疝疼，督脉为病，脊强而厥，亦多用之。雾露之邪，中于上焦，须兼木香。风客于胃泄泻，脾胃药中宜加用之。今人只知藁本为治巅顶头脑之药，而《本经》治妇人疝瘕，腹中急，阴中寒等证，皆太阳经寒湿为病，亦属客邪内犯之候。故用藁本去风除湿，则中外之疾皆瘳，岂特除风头痛而已哉！云长肌肤，悦颜色者，外用作面脂之类是也。但头痛挟内热，春夏温病热病，头痛口渴，及产后血虚火炎头痛，皆不可服。

白芷即都梁香 辛苦温，无毒。

《本经》主女人漏下赤白，血闭阴肿，寒热头风，侵目泪出，长肌肤，润泽颜色，可作面脂。

【发明】白芷辛香升发，行手阳明；性温气厚，行足阳明；芳香上达，入手太阴。为解利阳明风热头痛，及寒热头风侵目泪出之要药。其所主之病，不离三经，如寒热头风，眉棱骨痛，头目齿痛，三经之风热也。漏下赤白，痈疽，头面皮肤风痹燥痒，三经之湿热也。风热者辛以散之，湿热者温以除之。都梁丸治崩漏赤白，深得《本经》之旨。性善祛风，女人漏下赤白，皆风入胞门所致。辛香入脾，故又能温散血闭阴肿，及寒热头风，侵目泪出，总取辛散利窍之功。其长肌肤润泽颜色者，则有排脓长

① 抑：原作"攸"，据光绪本改。

卷之二

肉之力，所以外科用之。痘疹起胀，连皮肿者，于解毒药内用之，预杜将来发痒之患。今人用治肠痈，有败脓淋露不已，腥秽殊甚，遂致脐腹冷痛，须此排脓，脓尽，乃以他药补之。烧烟辟虫蛇。为末新汲水调频灌，解蛇毒内攻。和胆矾、麝香，掺蛇伤溃烂。但性温而升，味苦而散，故呕吐因于热者，漏下赤白因于火者勿用。痈疽溃后，亦宜渐减，以其能耗胃气也。

白芍药 酸苦平微寒，无毒。入补脾药酒炒，入止血药醋炒。入和营药及下利后重、血热痈毒药，并酒洗生用；入血虚水肿腹胀药，桂酒制用。反藜芦。

《本经》主邪气腹痛，除血痹，利小便，益气。

【发明】白芍药酸寒，敛津液而护营血，收阴气而泻邪热。盖泻肝之邪热，所以补脾之阴，即《本经》主邪气腹痛益气之谓，故仲景以为补营首药。入肝脾血分，及阳维寒热，带脉腹痛，补中、下二焦，能于土中泻木，为血痢必用之药。然须兼桂用之，方得敛中寓散之义。建中汤之妙用，人所不知。盖泻痢皆太阴之病，建中专主太阴腹痛也。其治血痹，黄芪桂枝五物汤中用之，非深达《本经》妙理者不能也。又得炙甘草治腹中急痛，同白术补脾，同芎藭泻肝，从人参补血虚，从黄连止泻痢，同姜、枣温经散湿，在用者各得其宜耳。凡人阳气虚衰，阴气散漫，患腹胀满急，于补中益气药中加白芍药一味以收阴，则阳虚不受阴制之胀，得阳药便消矣。然气虚内寒者不可用，古云减芍药以避中寒，诚不可忽。产后不可用，以其酸寒泻肝，伐生发之气也。小便不利者禁用，以膀胱得酸收敛愈秘也。而真武汤中，又用以利小便者，深得《本经》之旨。盖真武汤本治少阴精伤，而证见虚寒，非太阳膀胱癃闭之候，以其能益阴滋血，培养津液，小便自行，非通利也。至于桂枝汤中用以护营血，使邪不得内犯，建中汤中用以培土脏，而治阳邪内陷腹痛，此皆仲景用药之微妙，端不外《本经》之义。其除血痹，破坚积，治寒热疝痕，止痛利小便，皆指赤者而言，与白芍无预，因《本经》未分赤白，故一贯例之。

赤芍药　酸苦微寒，无毒。酒洗用。

《本经》主除血痹，破坚积，寒热疝瘕，止痛，利小便。

【发明】赤芍药性专下气，故止痛不减当归。苏恭以为赤者利小便下气，白者止痛和血，端不出《本经》除血痹，破坚积，止痛，利小便之旨。其主寒热疝瘕者，善行血中之滞也。故有瘀血留着作痛者宜之，非若白者酸寒收敛也。其治血痹、利小便之功，赤白皆得应用，要在配合之神，乃著奇勋耳。

牡丹皮　苦辛平，无毒。酒洗去碱土，曝干，勿见火。

《本经》主寒热，中风瘛疭，惊痫邪气，除癥坚，瘀血留舍肠胃五脏，疗痈疮。

【发明】牡丹皮入手、足少阴厥阴，治血中伏火，故相火胜肾，无汗骨蒸为专药。《本经》主寒热中风，瘛疭惊痫等证，以其味辛气窜，能开发陷伏之邪外散。惟自汗多者勿用，为能走泄津液也。痘疹初起勿用，为其性专散血，不无根脚散阔之虑。王安道云：志不足者，足少阴病也，故仲景肾气丸用之。后人惟知黄柏治相火，不知丹皮之功更胜。又癥坚瘀血留舍肠胃，及阴虚吐血、衄血必用之药，以能行瘀血，而又能安好血。有破积生新，引血归经之功，故犀角地黄汤用之。凡妇人血崩，及经行过期不净，属虚寒者禁用。又赤者利血，白兼补气，亦如赤、白芍药之义。诸家言其性寒，安有辛香而寒者乎？

木香　辛苦温，无毒。形如枯骨，味苦色淡黄色良，味咸色黑勿用。生用理气，煨熟止泻。

《本经》主邪气，辟毒疫，强志，主淋露。

【发明】木香气香味厚，不独沉而下降，盖能理胃以下气滞，乃三焦气分之药，兼入肺、脾、肝三经，能升降诸气。故上焦气滞膹郁宜之者，金郁则泄之也。然虽入肺，而肺燥气上者，良非所宜。其中焦气滞不运宜之者，以脾胃喜芳香也。下焦气滞后重宜之者，塞者通之也。若治中脘气滞不运，心腹疼痛，以槟榔佐之，使气下则结痛下散矣。《本经》辟疫毒邪气，强志，主淋露，以其辛燥助阳，善开阴经伏匿之邪。《大明》治心腹一切气，膀胱冷痛，呕逆反胃，霍乱泻痢，健脾消食，安胎。甄权治九种心痛，积年冷气疝癖，癥块胀痛，壅气上冲，烦闷羸劣，女人血气刺痛不可忍。然香燥而偏于阳，肺虚有热，血枯而燥，及阴火冲上者勿服。

甘松香 甘温，无毒。

【发明】甘松芳香升窜，能开脾郁，少加脾胃药中，甚醒脾气。主恶气卒心腹痛满，风疳齿䘌。得白芷、白附子良。脚气膝肿，煎汤淋洗效。

山柰 辛温，无毒。

【发明】山柰芳香，入阳明暖胃，辟瘴疠恶气，治心腹冷气痛，寒湿霍乱，风虫牙痛，皆芳香正气之力也。

高良姜 辛大温，无毒。煨熟用。子名红豆蔻。

【发明】良姜辛热，纯阳上升，入足阳明、太阴。二经为客寒所犯，则逆冷霍乱，腹痛诸病生焉。辛温暖脾胃而逐寒邪，则胃中冷逆自除，霍乱腹痛自愈。甄权治腹内久冷气痛，去风冷痹弱。《大明》主转筋，泻利反胃，解酒毒，消食。苏颂治恶心呕清水，皆取暖胃温中散寒之功也。而寒疝小腹掣痛，须同茴香用之。产后下焦虚寒，瘀血不行，小腹结痛者加用之。若胃火作呕，伤暑霍乱禁用，为其温燥也。

红豆蔻，辛温，主水泻霍乱，心腹绞痛，止呕进食，大补命门相火，故正元丹中用之。然能动火，伤目致衄，不宜久服。

草豆蔻 辛涩温，无毒。面裹煨熟去面用。

【发明】草豆蔻性温，入脾、胃二经。东垣曰：风寒客邪，在胃口之上，当心疼痛者宜之。丹溪曰：草豆蔻性温，能散滞气。若明知口食寒物，胃脘作疼，或湿郁成病者，用之神效；若热郁者不可用，恐积温成热也。然多用能助脾热，伤肺损目，故阴虚血燥者忌之，

草果亦名豆蔻　辛温涩无毒。去壳生用。

【发明】草果与草豆蔻，总是一类。其草果治病，取其辛热浮散，能入太阴、阳明，除寒燥湿，开郁化食，利膈上痰，解面食、鱼、肉诸毒。与知母同用，治瘴疟寒热，取其一阴一阳，无偏胜之害。盖草果治太阴独胜之寒，知母治阳明独胜之火也。然疟亦有不由于岚瘴气，而实邪不盛者忌服。凡湿热瘀滞，伤暑暴注，溲赤口干者禁用。

白豆蔻俗名壳蔻　辛温，无毒。忌见火。去净膈膜，不尔，令人膈满。凡草果、草豆蔻、缩砂皆然，不独白豆蔻也。

【发明】白豆蔻辛香上升，入脾、肺二经。散肺中滞气，治脾虚疟疾，呕吐寒热，能消能磨，流行三焦，营卫一转，诸证自平。古方治胃冷积气，呕逆反胃，消谷下气，宽膈进食，解酒毒，皆相宜也。若火升作呕，蕴热作痛者勿服。

缩砂蜜俗名砂仁　辛温涩，无毒。

【发明】缩砂属土，醒脾调胃，为脾、胃、肺、肾、大、小肠、膀胱七经之气药。能引诸药归宿丹田，治脾虚泄泻，宿食不消，泻利白沫，腹中虚痛，寒饮胀痞，噎膈呕吐，和中行气，止痛安胎，用之悉效。同熟地、茯苓，纳气归肾；同檀香、豆蔻，下气安肺；得陈皮、白术，和气益脾。惟新产妇忌之，恐气骤行动血也。今人治血痢，亦多用之。若积欲尽时，良非所宜。又血虚火炎咳嗽禁用，妊妇气滞者宜服。若气虚者多服，反耗其气，多致难产。南人性喜条畅，食品每多用之；北人性喜潜藏，药中亦罕用者。

益智子　辛温，无毒。去壳，盐水炒用。

【发明】益智行阳退阴，三焦命门气弱者宜之。脾主智，此

物能益脾胃，理元气，补肾虚滑精，胃虚多唾，女人崩漏。治心气不足梦泄，夜多小便，及冷气腹痛，于土中益火也。《集验方》缩泉丸，治脬气不足，方用益智子盐炒去盐，与乌药等分为末，酒煮山药粉为糊，丸如梧子大，空心盐汤下七十九。丹方治夜多小便，取二十四枚，入盐同煎，服之有验。按：益智功专补火，如血燥有火，湿热暴注，及因热而遗浊，色黄干结者，不可误用也。

荜茇 辛大温，无毒。醋浸刮去皮子，免伤肺上气。

【发明】荜茇辛热浮散，为头疼鼻渊要药。取其能入阳明经，散浮热也。性能温中下气，治霍乱水泻，心腹满者宜之。然辛热耗散，能动脾胃之火。多用令人喘咳目昏，肠虚下重，以其走泄真气也。

蒟叶子名蒟酱　辛温，无毒。

【发明】蒟叶辛热，能下气温中，破痰散结气，解瘴疠。岭南人以叶合槟榔食，取其辛香能破瘴疠之气也。其子可以调羹，故谓之酱，荜茇之类也。

肉豆蔻俗名肉果　辛温，无毒。糯米粉裹，煨熟用，勿犯铁。

【发明】肉豆蔻辛香，入手足阳明，温中补脾，宽膨胀，固大肠，为小儿伤乳、吐逆泄泻之要药。二神丸合补骨脂治肾泻，盖取补脾以治肾邪也。按：脾土性喜芳香，故肉果与脾胃最为相宜。以其能下气者，脾胃得补则健运，非若厚朴、枳实之峻削也。热郁暴注禁用，以其辛温性滞也。

补骨脂俗名破故纸，字音相近之误也　苦辛大温，无毒。盐酒浸，焙干用，与胡麻同炒良。忌芸苔、羊肉、诸血。

【发明】补骨脂属火，收敛神明，能使心胞之火，与命门之火相通，使元阳坚固，骨髓充实，涩以固脱也。胡桃属水，润燥养血，血属阴，恶燥，故油以润之，佐补骨脂，有水火相生之妙，故《局方》青娥丸用之。孙思邈言：补肾不若补脾，许学士言：补脾不若补肾。肾气虚弱，则阳气衰劣，不能熏蒸脾胃，令人痞满少食，譬如釜底无火，虽终日不熟，阳衰则饮食亦不能消化。《济生》二神丸治脾肾虚寒泄泻，用补骨脂补肾，肉豆蔻补脾，加吴茱萸以平其肝，加木香以顺其气，使之斡旋。若精伤溺赤涩痛者，去木香易五味子。腰膝酸疼，肾冷精流者，用之屡效。凡阴虚有火，梦泄溺血，大便闭结者勿施。

姜黄　辛苦温，无毒。藏器曰：辛少苦多，性热不冷，或云大寒，误矣。有二种：蜀川生者，色黄质嫩有须，折之中空有眼，切之分为两片者，为片子姜黄；江广生者，质粗形扁如干姜，仅可染色，不入汤药。今药肆混市误人，徒有耗气之患，而无治疗之功也。

【发明】姜黄、郁金、蓬术，三物形状、功用皆相近。但郁金入心，专治心包之血；姜黄入脾，兼治血中之气；蓬术入肝，兼治气中之血，为不同耳。古方三痹汤用片子姜黄，治风寒湿气手臂痛。戴原礼曰：片子姜黄，能入手臂治痛，其兼理血中之气可知。能治癥瘕痈疽，通经消肿毒，功力烈于郁金。但血虚臂痛者服之，病必增剧。

郁金　辛苦平，无毒。本草以为性寒，误矣。安有辛香而寒之理？蜀产者，体圆尾锐，如蝉腹状，发苗处有小孔，皮黄而带黑，通身粗皱如梧桐子纹，每枚约重半钱，折开质坚色黄，中带紫黑，嗅之微香不烈者真。若大小不等，色黄，皮起细横纹，有须如线，折之中空质柔，内外皆黄，其气烈者，即片子姜黄也。体圆首尾相似，通身横纹，发苗处无小孔，折开气烈触鼻者，染色姜黄中之小者也。蓬术则大块色青黑，最大者为广茂，与此不类。苏恭不能分别，乃为一物，谬矣。

【发明】郁金辛香不烈，先升后降，入心及包络。治吐血衄血唾血血腥，破恶血血淋尿血，妇人经脉逆行，产后败血冲心，及宿血心痛，并宜郁金末，加姜汁、童便同服，其血自清。痰中带血者加竹沥。又鼻血上行者，加入四物汤。一妇患失心风癫十年，用郁金四两，佐明矾一两为丸，朱砂为衣，才服五十丸，心间如有物脱去，再服而苏。以郁金入心去恶血，明矾化顽痰，朱砂安神故也。又能化癥瘕为水，岭南蛊毒为害，初觉胸腹痛，即用升麻或胆矾吐之；若膈下急痛，以米汤调郁金末三钱服之，即泻出恶物；或合升麻、郁金服之，不吐则下。此李巽岩为雷州司理，鞫狱得此方，活人甚多。按以上诸治，其功皆在破宿生新，今世误以为诸血圣药，病者不惜重费，医者藉为射利，咸以姜黄代充，为害非浅。凡属阴虚失血，及阴火迫血上逆，咸为切禁。

蓬莪茂即蓬莁　苦辛温，无毒。入肝经药醋炒，入心脾药面裹煨熟。入四物汤调经，羊血或鸡血拌炒。

【发明】蓬莪茂入肝破血，治妇人血气结积痛，痰癖冷气，跌扑损痛，下血，及内损恶血，通肝经聚血，盖此药专破气中之血也。按：蓬莲诚为磨积之药，但虚人得之，积不去而真已竭，更可虞也。须得参、术健运，补中寓泻，乃得力耳。

荆三棱　苦平，无毒。生荆楚地，故名荆三棱。真者绝少，今世所用，皆草三棱也。醋炒用之。

【发明】三棱，肝经气分药也。能破血中之气，散血结，通肝经积血，主寒癖结块，破产后恶血，血结腹痛，通月水，堕胎。以其力峻，故难久服。有人病癥瘕腹胀，用三棱、蓬莁，酒煨煎服，下一黑物如鱼而愈。按：洁古云，三棱能泻真气，虚者勿用。东垣破积诸方，皆与人参赞助，如专用克削，脾胃愈虚，不能运行，其积亢逆益甚矣。

香附即莎草根　辛微苦甘平，无毒。产金华光细者佳。入血分补虚，童便浸炒；调气，盐水浸炒；行经络，酒浸炒；消积聚，醋浸炒。气血不调，胸膈不利，则四者兼制；肥盛多痰，姜

汁浸炒。止崩漏，童^①便制炒黑；走表药中，则生用之。

【发明】香附之气，平而不寒，香而能窜，乃足厥阴肝、手少阳三焦气分主药，兼入冲脉。开郁气，消痰食，散风寒，行血气，止诸痛。月候不调，胎产崩漏，多怒多忧者之要药。治两胁气妨，心忪少气，是血中之气药也。盖血不自行，随气而行，气逆而郁，则血亦凝滞；气顺，则血亦随之而和畅矣。生则上行胸膈，外达皮毛，故能散风寒；熟则下走肝肾，外彻腰足，故能调血气。得参、术则益气，得归、地则调血，得木香则流滞和中，得沉香则升降诸气，得芎䓖、苍术则总解诸郁，得山栀、黄连则降火清热，得茯苓则交心肾，得茴香、补骨脂则引气归元，得厚朴、半夏则决壅消胀，得紫苏、葱白则解散邪气，得三棱、莪茂则消磨积块，得艾叶则治血气、暖子宫，乃气病之总司，女科之主帅也。惟经水先期而淡，及矢气无声无臭者勿用。血气本虚，更与利气，则行之愈速矣。

茉莉花　辛热，无毒。根热，有毒。

【发明】茉莉花古方罕用，近世白痢药中用之，取其芳香散陈气也。其根性热有大毒，以酒磨一寸服，即昏迷一日乃醒；服二三寸，二三日醒。惟接骨脱臼，用以敷之，则不知痛也。

排草香　辛温，无毒。

【发明】芳香之气，皆可辟臭，去邪恶气，鬼魅邪精，天行时气，并宜烧之。水煮，洗水肿浮气。与生姜、芥子煎汤，浴风疟效。

藿香　辛微温，无毒。广产者良，但叶甚少。土人每以排草叶伪充，最难辨别。须于茎上择取色绿未经霉坏者方效。

【发明】藿香入手足太阴，芳香之气，助脾醒胃，故能止呕逆，开胃进食，温中快气，去瘴气，止霍乱，治心腹痛。凡时行

---

① 童：原作血，据光绪本改。

卷之二

疫疠，山岚瘴疟，用此醒脾健胃，则邪气自无容而愈矣。但阴虚火旺，胃虚作呕，内无留滞者不可用，恐反伤正气，引邪内入。江浙土产者，伐胃消食，其茎能耗气，用者审之。

薰香即零陵香 甘平，无毒。广产者良，云阳产者气浊，不堪入药。

【发明】薰草辛散上达，故心痛恶气，齿痛鼻塞皆用之。单用治鼻中息肉鼻齆，香以养鼻也。多服作喘，为能耗散真气也。

兰香 辛温，无毒。菜部移此，濒湖《纲目》芳草部有兰草，菜部有兰香，名曰罗勒，种类不同，因考正之。按：兰有三种：一种曰兰草，其气浓浊，即今之省头草也；一种曰兰香，植之庭砌，二十步内即闻香，俗名香草，以子能去目翳，故又名翳子草；一种名罗勒，茎叶较兰香稍粗大，形虽极类，而气荤浊，以嫩时可食，仅入菜部，不堪入药。

《本经》主利水道，杀蛊毒，辟不祥，久服益气，轻身不老，通神明。

【发明】兰气芳香，能辟疫毒恶气，楚人以之为佩。又能辟汗湿之气，故又名辟汗香。入手、足太阴、阳明，力能调中消食，去恶气，治哕呕脾瘅，口中时时溢出甜水者，非此不除。按：兰性芳香辛温，专走气道，故能利水调肝和脾。其功倍于藿香，善调呕逆，散积久陈郁之气。《素问》云：五味入口，藏于胃。以行其津气，津液在脾，令人口甘。此肥美所发也。其气上溢，转为消渴，治之以兰，除陈气也。东垣治消渴，生津饮用兰叶，盖本于此。又治牙疼口臭，有神功丸，亦用兰香，云如无以藿香代之。近世有误认幽兰为兰香者，大可喷饭。观《本经》利水杀蛊毒辟不祥之治，岂幽兰能之乎！古方治疠风兰香散，取其散肺胃中之湿热蛊毒也。《普济方》治反胃，兰香和甘蔗汁服之。钱氏治小儿鼻疳赤烂，兰叶烧灰二钱，铜绿半钱，轻粉二字为末，日敷三次即愈。

子，治目翳，及尘物入目，以三五颗内目中，少顷其子湿胀，与物俱出。又主暴得赤眼后生翳膜，用兰香子一粒，入眦内，闭目少顷，连膜俱出。盖此子得湿即胀，故能染惹眵泪浮膜尔。然目中不可着一尘，而此可纳三五颗，亦不妨碍。又小儿食肥甘，口臭齿黑，名曰崩砂；渐至龈烂，名曰溃槽；又或出血，名曰息露，重则齿落，名曰腐根。用兰香子末、轻粉各一钱，密陀僧煅赤醋淬，研末半两，和匀，每以少许敷齿及龈上，内服甘露饮立效。

时珍曰：兰香须三月枣叶生时种之乃生，否则不生。常以鱼腥水、泥沟水、冷泥水浇之，则香而茂。不宜粪水，着粪则萎，其子大如蚤而褐色不光。七月收之，种时防蚁，湿则有脂浮胀，须以榉炭末掩之。

泽兰 苦甘微温，无毒。取叶酒洗用。

《本经》主金疮，痈肿疮脓。

【发明】泽兰入足太阴、厥阴血分，专治产后血败，流于腰股，拘挛疼痛，破宿血，消癥瘕，除水肿，身面四肢浮肿。《本经》主金疮痈肿疮脓，皆取散血之功，为产科之要药。更以芎、归、童便佐之，功效胜于益母。

马兰 辛平，无毒。赤茎者良。

【发明】马兰入阳明血分，与泽兰功用相近，故能破宿生新，丹方治妇人淋浊痔漏有效。喉痹肿痛，以马兰根叶捣汁，入米醋滴鼻孔，或灌喉中，取痰自开。绞肠痧腹痛，以马兰细嚼咽汁立安。水肿溺涩，马兰一握，黑豆、小麦各一撮，酒水煎服效。蛇伤，擂汁和醋搽之，皆取散血解毒也。

香薷 辛微温，无毒。江西白花者良。

【发明】香薷辛温，先升后降，故热服能发散暑邪，冷饮则解热利小便，治水甚捷。世医治暑病，以香薷饮为首药。然暑有乘凉饮冷，致阳气为阴邪所遏，遂病发热，恶寒头痛，烦躁口渴，或吐或泻，或霍乱者，宜用此发越阳气，散水和脾。若饮食不节，劳役作丧之人伤暑，发热大渴，烦渴喘促者，乃劳倦内伤之证，必用清暑益气。如大热大渴，又宜人参白虎之类，以泻火益元。更有汗出如雨，吐泻脱元，四肢清冷，脉微欲脱者，又须大顺浆水散等方救之。若用香薷饮，是重虚其表，顷刻脱亡矣。今人不知，概用沉冷代茶。若元气虚人服之，往往致病。盖香薷乃夏月解表之药，如冬月之用麻黄，气虚者岂可漫用！《深师》香薷丸，治通身水肿，以香薷熬膏，丸白术末，日三夜一服，米饮下之效。

爵床俗名赤眼老母草　咸寒，无毒。

《本经》主腰脊痛，不得着①床，俯仰艰难，除热，可作汤浴。

【发明】爵床善通血脉，苏恭言疗血胀下气，杖疮捣汁涂之立瘥。观《本经》诸品，不出活血舒筋之用也。

荆芥又名假苏　辛微温，无毒。产后止血，童便制黑用。凡食河豚及一切无鳞鱼与驴肉俱忌之。食黄鲿②鱼后服之，令人吐血，惟地浆可解。与蟹同食动风。

《本经》主寒热，鼠瘘，瘰疬，生疮，破结聚气，下瘀血，除湿痹。

【发明】荆芥穗入手太阴、足厥阴气分，其功长于祛经络中之风热。观《本经》所主，皆是搜经中风热痰血之病。又能清头目，去瘀血，破结气，消疮毒，故风病血病，疮病产后为要药。治风兼治血者，以其入风木之脏，即是藏血之地，故并主之。华元化治产后中风，口噤发痉，及血晕不醒，荆芥末三钱，豆淋酒调服神效。产后血晕，热童便调服。而表虚自汗，阴虚面

---

① 着：原作揩，据文义改。

② 鲿（cháng，音常）：一种鱼。

赤者禁用。今人但遇风证，概用荆芥，此流气散之相沿耳。

紫苏 辛温，无毒。叶紫者能散血脉之邪，最良。

【发明】苏叶味辛入气分，色紫入血分，升中有降，同橘皮、砂仁，则行气安胎；同藿香、乌药，则快气止痛；同麻黄、葛根，则发汗解肌；同芎䓖、当归，则和营散血；同木瓜、厚朴，则散湿解暑；同桔梗、枳壳，则利膈宽中；同杏仁、莱菔子，则消痰定喘。然不宜久服，泄人真气。单用煮汁解蟹毒。若脾胃虚寒人过服，多致滑泄，往往不觉也。其梗能行气安胎，但力浅薄，难于奏效。亡血家大虚，及妊妇产妇发散，用苞最佳。本乎天者亲上，取其包含子气，且气味皆薄，而无过汗伤中之患也。

苏子 辛温，无毒。粗而色深紫者真，细而色淡者假。

【发明】诸香皆燥，惟苏子独润，为虚劳咳嗽之专药。性能下气，故胸膈不利者宜之。与橘红同为除喘定嗽，消痰顺气之良剂。但性主疏泄，气虚久逆，阴虚喘逆，脾虚便滑者，皆不可用。

水苏一名鸡苏 辛温，无毒。子名荏子。

《本经》主下气杀谷，除饮食，辟口臭，去邪毒，辟恶气。

【发明】水苏，即苏之野生色青者，其气芳香，故《本经》所主，一皆胃病，专取芳香正气之义。《局方》用治血病者，取以解散血中之气也，气散则血亦散矣。

薄荷 辛平，无毒。苏产者良，去梗用。

【发明】薄荷辛凉上升，入肝、肺二经。辛能发散，专于消风散热。凉能清利，故治咳嗽失音，头痛头风，眼目口齿诸病，利咽喉，去舌苔。小儿惊热，及瘰疬疮疥为要药。其性浮而上升，为药中春升之令，能开郁散气，故逍遥散用之。然所用不过二三分，以其辛香伐气，多服久服，令人虚冷。瘦弱人多服，动消渴病。阴虚发热，咳嗽自汗者勿施。

隰 草 部

菊　黄者苦甘平，白者苦辛平，皆无毒。野生者名苦薏，可捣涂痈肿疔毒，服之伤人脑。

《本经》主诸风头眩，肿痛，目欲脱，泪出，皮肤死肌，恶风，湿痹，久服利血气，轻身耐老延年。

【发明】菊得金水之精英，补水以制火，益金以平木，为去风热之要药，故《本经》专主头目风热诸病，取其味甘气清，有补阴养目之功。盖益金则肝木平而风自息，补水则心火制而热自除矣。其治恶风湿痹者，以其能清利血脉之邪，而痹湿得以开泄也。又黄者入金水阴分，白者入金水阳分，紫者入妇人血分。观《金匮》侯氏黑散、《千金》秦艽散，俱用菊花为君，时珍所谓治诸头目，其旨深矣。近有一种从番舶来，六月开花，但有正黄而无间色，岂特黄州脱瓣为异哉？

艾　苦辛温，无毒。蕲州者为胜。

【发明】艾性纯阳，故可以取太阳真火，可以回垂绝元阳，服之则走肝、脾、肾三阴，而逐一切寒湿，转肃杀之气为融和。生用则性温，炒熟则大热。用以灸火，则透诸经而治百病。苏颂言：其有毒，误矣。夫用药以治病，中病则止。若素有虚寒痼冷，妇人湿郁带漏之病，以艾和归、附诸药治之，夫何不可！艾附丸调经而温子宫，兼主心腹诸痛，胶艾汤治虚痢，及胎妊产后下血，雷火针同丁香、麝脐熨寒痹挛痛。若老人脐腹畏冷，及寒湿脚气，以熟艾入布兜之。惟阴虚火旺，血燥生热，及宿有失血病者为禁。有人患风瘙瘾疹，不时焮发，以绢裹擦之即消，亦取其辛散开发之力。

茵陈蒿　苦平微寒，无毒。

《本经》主风湿寒热邪气，热结黄疸。

【发明】茵陈有二种：一种叶细如青蒿者，名绵茵陈，专于利水，为湿热黄疸要药；一种生子如铃者，名山茵陈，又名角蒿。其味辛苦，小毒，专于杀虫，治口齿疮绝胜，并入足太阳。《本经》主风湿寒热，热结黄疸，湿伏阳明所生之病，皆指绵茵陈而言。仲景茵陈蒿汤，以之为君，治湿热发黄；栀子陈柏汤，以之为佐，治燥热发黄。如苗涝则湿黄，旱则燥黄。其麻黄连轺赤小豆汤，以之为使，治瘀热在里而身黄。此三方分治阳黄也。其治阴黄，则有茵陈附子汤，各随燥湿寒热而为主治。按：茵陈专走气分而利湿热，若蓄血发黄，非此能治也。《外台》治齿龈宣露。《千金》治口疮齿蚀，并用烧灰涂之，有汁吐去，一宿即效。而杀虫方中，一味煎汤，内服外洗，皆用角蒿，专取逐湿化热之功也。

青蒿 苦寒，无毒。茎紫者真。根茎子叶，不可并用，恐成痼疾。叶主湿热，子治骨蒸。俱宜童便制用。

《本经》主疥瘙痂痒，恶疮，杀虫，留热在骨节间，明目。

【发明】青蒿亦有二种：一种发于早春，叶青如绵茵陈，专泻丙丁之火，能利水道，与绵茵陈之性，不甚相远；一种盛于夏秋，微黄如地肤子，专司甲乙之令，为少阳、厥阴血分之药，故茎紫者为良。其治骨蒸劳热，有杀虫之功，而不伤伐骨节中阳和之气者，以其得春升之令最早也。此与角蒿之性，大都相类。又能明目，善清在上之虚热。烧灰淋汁，和石灰，点治恶疮息肉黡瘢。苏恭生捣敷金疮，《经验方》和桂心治寒疟。但性偏苦寒，脾胃虚寒泄泻者勿服。

茺蔚 俗名益母 辛甘微温，无毒。忌犯铁器，其子微炒香蒸熟，烈日曝燥，杵去壳用。

《本经》茺蔚子主明目，益精，除水气。茎治瘾疹，可作浴汤。

【发明】茺蔚入手少阴、足厥阴血分，活血行气，有补阴之功。凡胎前产后所恃者，血气也。胎前无滞，产后无虚，以其行中有补也。然所谓补者，是散其瘀而营血受荫，非补养血气之谓。丹方以益母之嫩叶阴干，拌童便、陈酒，九蒸九晒，入四物汤料为丸，治产后诸证，但功专行血，故崩漏下血。若脾胃不实，大肠不固者勿用，为其性下行也。近世治番痧，腹痛呕逆，用以浓煎，少加生蜜，放温，恣饮有效，取其能散恶血也。其子能明目，功专益精利水，水亏而瞳子收小者宜之。若火盛瞳子散大者切忌，为其辛散，能助火邪也。白花者名錾菜，嫩苗可食，故谓之菜。藏器主产后腹痛。今人治白带，用一味为末，服之大效。

薇衔　苦涩温，无毒。《素问》谓之麋衔，《唐本》曰鹿衔，《千金》曰鹿药草，言鹿有疾，衔此草即瘥也。其叶大而面绿背紫者为真。苏恭言有大、小二种，保升言叶似芜蔚，丛生有毛者，吴风草也。

《本经》主风湿痹，历节痛，惊痫，吐血，悸气贼风，鼠瘘，痈肿。

【发明】鹿衔，《本经》专主风湿痹历节痛，《素问》同泽术治酒风，身热懈惰，汗出如浴，恶风少气之病，亦取其能除痹着血脉之风湿也。又治惊痫悸气，吐咯诸血，以其能走胃与肾肝血分，专理血中邪湿，而无留滞之患。近世治吐血咯血用之，以其能温补冲督之精血也。陕人名为鹿胞草，言鹿食此，即能成胎，其性温补下元可知。今吴兴山中间亦产此，每于初夏，群鹿引子衔食乃去，洵为确真无疑。采得晒干，一味浸酒，最为有益。但性专助阳，力能走散阴精，故藏器云：妇人服之，绝产无子。良有见乎此也。其子名延寿果，味微涩而甘，惟秦地有之。不特有益于老人，而婴儿先天不足者，尤为上药，惜乎南方罕得也。

夏枯草　苦辛温，无毒。

《本经》主寒热，瘰疬，鼠瘘，头疮，破癥，散瘿结气，脚肿，湿痹，轻身。

【发明】夏枯草，《本经》专治寒热瘰疬，有补养厥阴血脉之功，以辛能散结，苦能除热，而癥结瘿气散矣。言轻身者，脚肿湿痹愈而无重着之患也。佐以香附、甘草，治目珠疼夜甚者，以其禀纯阳之气，而散阴中结滞之热也。又能解内热，缓肝火，从治之法，并治痘后余毒，及肝热目赤有效。久服亦防伤胃，以善走厥阴，助肝木之气耳。

刘寄奴　苦温，无毒。

【发明】刘寄奴破血下胀，又能止血，故产后余疾，及金疮血，大小便血皆用之。《千金方》治折伤瘀血，用刘寄奴、骨碎补、延胡索水煎，加童便服。《集简方》治大小便血，刘寄奴末，空心茶清调服。《卫生易简方》治血气胀满，刘寄奴红酒煎服。时珍治小儿尿血，取刘寄奴研末服效。丹方治大便血，用刘寄奴半两，腊茶一钱，乌梅半枚，煎服即效。但性走散，不可过服，令人吐利。

旋覆花《本经》名金沸草　咸甘温，小毒。

《本经》主结气胁下满，惊悸，除水，去五脏间寒热，补中，下气。

【发明】旋覆花升而能降，肺与大肠药也。其功在于开结下气，行水消痰，治惊悸，祛痞坚，除寒热，散风湿，开胃气，止呕逆，除噫气，故肺中伏饮寒嗽宜之。仲景治伤寒汗下后，心下痞坚，噫气不除，有旋覆代赭石汤。《金匮》半产漏下，有旋覆花汤。胡洽治痰饮在两胁胀满，有旋覆花汤，皆取其能下气也。但性专温散，故阴虚劳嗽，风热燥咳，不可误用，用之嗽必愈甚。《本经》言：补中下气者，甘能缓中，咸能润下，痰气下而中气安，胁下满结，寒热惊悸，水气皆除矣。

青葙子①即鸡冠花　苦微寒，无毒。

《本经》主邪气皮肤中热，风瘙身痒，杀三虫。子治唇口青。

【发明】青葙子治风热目疾，与决明子同功。《本经》虽不言治目疾，而主唇口青，为足厥阴经药，其明目之功可推。其治风瘙身痒，皮肤中热，以能散厥阴经中血脉之风热也。

红蓝花即红花　辛温，无毒。

【发明】血生于心包，藏于肝，属于冲任，红花汁与之同类，故能行男子血脉，通妇人经水，活血解痘毒，散赤肿，产后血晕，及胎死腹中，并宜和童便服之。少则养血，多则行血，过用使人血行不止，且性兼上行，不可不知。亦主蛊毒下血，堪作胭脂。治小儿聤耳，解痘疔毒肿。产后血闷，以红花十斤，煮汤盛桶，置于横格之下，舁②妇寝上熏之，汤冷再加，半日乃苏。

胭脂　甘平，无毒。胭脂有四种：一种以红蓝花汁染胡粉而成，一种以山胭脂花汁染粉而成，一种以山榴花汁作成者，一种以紫矿汁染绵而成，皆可入血病药用。又落葵子亦可取汁，和粉而成，可作面脂，不入药用。紫矿渣名火漆，匠工补水用之。

【发明】胭脂色红，并可为活血之药。其治痘疮肌肉结硬，用绵胭脂同紫草煎汤，乘热频将胭脂擦之渐软，即能发出。又痘疮护眼，黄柏膏用油胭脂调涂，则痘无入眼之患。

大蓟　小蓟　花甘温，根微凉，无毒。

【发明】大蓟、小蓟，皆能破血。大蓟根主女子赤白沃下，止吐血鼻衄，凉而能行，行而带补，兼疗痈肿；小蓟根专于破血，不能消肿，有破宿生新之功，吐血血崩之用。但其力微，只可退热，不似大蓟能破瘀散毒也。丹方治吐血不止，用小蓟、山

---

① 子：原脱，据目录补。

② 舁（yú，音鱼）：抬；扛。

楂、生地，一服即止，止中寓泻，劫剂中之良法。近世医师咸用其花，总取散血之义。然其性皆下行，故脾胃虚弱、泄泻少食者忌用。

续断《本经》名属折，《别录》名接骨　苦微温，无毒。去根尾，酒炒用。

《本经》主伤中，补不足，金疮，痈疡，折跌，续筋骨，妇人乳难，久服益气力。

【发明】续断入肝，主续筋骨，为妇人胎产崩漏之首药。又主带脉为病，久服益气力，利关节，治腰痛，暖子宫，疗金疮折伤，散痈肿瘀血，疗妇人乳难。《本经》治伤中，补不足等病，总取和血通经之义。又能止小便多，治遗泄。古方血痢用平胃散一两，续断三线为末，每服三钱，水煎服即愈。宁无顾名思义之实乎？

漏芦《本经》名野兰　苦咸寒，有毒。

《本经》主皮肤热毒，恶疮，疽痔，湿①痹，下乳汁。

【发明】漏芦苦寒解毒，乃足阳明经药。

《本经》治热毒恶疮，下乳汁，以其能利窍也，为消毒、排脓、杀虫要药。古方治痈疽发背，以漏芦汤为首称，盖咸能软坚，寒能解毒。故服之必大便作泻，使邪从下而出也。昔人治婴儿疮毒，令母服此，使药性从乳中过之，每致乳子利下白沫，大损元气。故气虚及疮疡不起发者，咸非所宜，而妊妇尤为切禁。

苎麻　黄麻　甘寒，无毒。

【发明】苎麻专行滞血，产妇枕之治血晕。产后腹痛，以苎安腹上即止。渍苎水疗热渴，苎根治小儿赤丹。

其黄麻苦温，专散陈久瘀血，取陈年者烧灰存性，酒调服之。络麻根烧灰，治锁喉风神效。

---

① 湿：原作"漏"，据《大观本草》改。

胡芦巴 苦大温，无毒。

【发明】胡芦巴乃海外胡萝卜①子，声音相近之讹耳，右肾命门药也。元阳不足，冷气潜伏，不得归元者宜之。小肠奔豚偏坠，及小腹有形如卵，上下走痛不可忍者，用胡芦巴丸。肾气不归，上热下寒，厥逆呕吐者，用黑锡丹。皆与金铃子一寒一热同用，其导火归元之功可知。

恶实又名鼠黏子、牛蒡子、大力子，皆别名也 辛平，无毒。

【发明】鼠黏子，肺经药也，治风湿瘾疹，咽喉风热，散诸肿疮疡之毒，痘疹之仙药也。痘不起发，用此为末，刺雄鸡冠血，和酒酿调，胡荽汤下神效。疮疡毒盛，生研用之，即出疮头。酒炒上行，能通十二经，去皮肤风，消瘰疬毒。惟气虚色白，大便利者不宜。

苍耳古名葈耳 实甘温，叶苦辛，小毒。酒浸炒用，忌猪肉。

【发明】苍耳治头风脑痛，风湿周痹，四肢拘挛，恶肉死肌，皮肤瘙痒，脚膝寒痛，久服亦能益气。其叶久服，去风湿有效。服苍耳人最忌猪肉及风邪，触犯则遍身发出赤丹也。妇人血风攻脑，头旋闷绝忽倒，不知人事者，用苍耳草嫩心，阴干为末，酒服甚效。此味善通顶门连脑，能走督脉也。

天名精《本经》名蛤蟆蓝，一名地菘，子名鹤虱 甘寒，无毒。

《本经》主瘀血血瘕欲死，下血止血，利小便。

【发明】天名精功专散血，有破宿生新之功，故《本经》言：下血止血。又能涌吐风痰，杀虫解毒，擂汁服之。能止痰疟，漱之止牙疼，捣之敷蛇伤，煎服除淫秽邪毒，从小便泄出。凡乳蛾喉咙肿痛，及小儿急慢惊风，牙关紧急，不省人事者，捣绞和酒灌之。咽喉肿塞，痰涎壅滞，捣汁鹅翎扫入，去痰立效。亦治猪瘟。

---

① 卜：原本作"葡"，据文义改。

鹤虱　苦平，无毒。

【发明】鹤虱入厥阴肝经，善调逆气，能治一身痰凝气滞，杀虫方中最要药。《录验方》疗蛔攻心痛，一味丸服。小儿虫痛，亦单用鹤虱研末，肥肉汁服，其虫自下。药肆每以胡萝卜子代充，不可不辨。

豨莶　辛苦寒，小毒。采叶阴干，入甀中层层洒酒与蜜，九蒸九晒用，

【发明】豨莶苦寒，略兼微辛，故有小毒，为祛风除湿，而兼活血之要药。豨莶丸治风湿四肢麻痹，骨节冷痛，腰膝无力甚效。但脾肾两虚，阴血不足而腰膝无力，骨痛麻痹者，大非所宜。时珍曰：生捣汁服，则令人吐，故云有小毒；九蒸九晒，则去风痹，故云无毒。或云甚益元气，不稽之言也。生者捣服能吐风痰，其能伤胃可知。

箬　甘寒，无毒。

【发明】箬生小竹而叶最大，故可以之为笠，烧灰治吐衄呕咯，及便溺诸血。又能通小便，利肺气，散喉痹，消痈肿，每服不过一钱匕。又治痘疮倒靥，以箬叶灰一钱匕，入麝香酒调服之。干箬蒂煎汤，治胃热呃逆，其性较柿蒂稍平，取灰以香油调，涂汤火伤甚良。

芦根笋名虇①芦，茎名苇茎，花名蓬莪②。　甘寒，无毒。

【发明】芦根甘寒，主消渴，胃中客热，利小便，治噎哕反胃，呕逆不下食，妊娠心热，时疫寒热烦闷。解河豚、诸鱼毒，其笋尤良。

虇芦，治脐下坚癖，小便不利。

苇茎，中空，专于利窍，善治肺痈，吐脓血臭痰。《千金》

---

① 虇（quǎn，音犬）：芦苇的嫩芽。
② 莪（nóng，音农）：蓬莪，芦苇花。

79

卷之二

苇茎汤以之为君，服之热毒从小便泄去最捷。

芦花，煮汁，治干霍乱，心腹胀痛。芦箬，烧存性，治吐衄诸血。

甘蕉即芭蕉　甘大寒，无毒。

【发明】甘蕉性寒，治天行狂热，解消渴烦闷，利小便，治湿热黄疸。和酒服，疗痈肿，并以滓涂肿处良。小儿游风，卧蕉叶上即愈。治火烫，以箬插入，出箬瓶盛，取油涂之。《别录》治痈疽结热，《肘后》治发背肿毒，《圣惠》治血淋涩痛，苏颂治风痫欲倒，饮之取吐效。惟阴疽不赤肿者禁用。

蘘荷即芭蕉之色白者　辛温，有小毒。忌铁。

【发明】蘘荷有毒而能攻毒，为主蛊之最。中蛊者服蘘荷汁，并卧叶上，即能呼出蛊主姓名。其治喉舌疮烂，妇人月闭，及伤寒时气，壮热头痛，口疮用之，皆取其辛散也。

麻黄　苦温，无毒。去根节，汤泡去沫，晾干用。若连根节用，令人汗不绝。其根专能止汗。

《本经》主中风伤寒头痛，温疟，发表出汗去邪热气，止咳逆上气，除寒热，破癥坚积聚。

【发明】麻黄微苦而温，中空而浮，阳也，升也。入足太阳，其经循背下行，本属寒水，而又受外寒，故宜发汗去皮毛气分寒邪，以泄寒实。若过发则汗多亡阳。或饮食劳倦，及杂病自汗，表虚之证用之，则脱人元气，祸患莫测。麻黄治卫实之药，桂枝治卫虚之药，二物虽为太阳经药，其实营卫药也。心主营血，肺主卫气，故麻黄为手太阴肺经之剂，桂枝为手少阴心经之剂。伤寒伤风而咳嗽，用麻黄汤、桂枝汤，即汤液之源也。麻黄乃肺经之专药，故治肺病多用之。仲景治伤寒无汗用麻黄汤，有汗用桂枝汤。夫津液为汗，汗即血也。在营即为血，在卫即为汗。寒伤营，营血不能外通于卫，卫气闭固，故无汗发热而恶寒；风伤卫，卫气不能内护于营，营气不固，故有汗发热而恶风。是证虽属太阳，而肺实受邪气。盖皮毛外闭，邪热内攻，肺气怫郁，故用麻黄、甘草，同桂枝引出营分之邪，达之于表；佐以杏仁，泄肺而利气。是麻黄汤虽太阳发汗重剂，实为发散肺经邪郁之药也。膝理不密，则津液外泄，而肺气自虚，虚则补其母，故用桂枝同甘草，外散风邪以救表，内伐肝木以防脾；佐以芍药泄水而固脾，皆是脾肺之药。是则桂枝虽太阳解肌轻剂，实为理脾救肺之药也。又少阴证发热脉沉，有麻黄附子细辛汤，少阴与太阳为表里，所谓熟附配麻黄，补中有发也。《本经》治中风，是主缓风瘫痪而言。云温疟系湿疟，乃传写之误。破癥坚积聚者，表里兼治，非神而明之，难效其法也。

木贼 甘微苦，无毒。去节用。

【发明】木贼与麻黄，同形同性，故能发汗解肌，升散火郁风湿，专主眼目风热，暴翳止泪，取发散肝肺风邪也。多用令人目肿。若久翳及血虚者非所宜，伤暑或暴怒赤肿，亦勿用之。

石龙刍一名龙须，即席草 苦微寒，无毒。

《本经》主心腹邪气，小便不利，淋闭，风湿，鬼疰。

【发明】龙刍生水中，性专利水，《本经》所主心腹邪气，亦是因水湿潴积所致。其败席治淋及小便不通，昔人用以煮服，莫若烧灰酒服更良。

灯心草 甘寒，无毒。欲入丸剂，粳米饮浆磨之。

【发明】灯心草轻虚甘淡，故能泻肺利水。治急喉痹，烧灰吹之。又烧灰涂乳上，饲小儿，止夜啼。烧灰入轻粉、麝香，治阴疳。

生地黄《本经》名地髓，又名芐，音户 甘苦寒，无毒。禁犯铁，忌莱菔、诸血。采得鲜者即用，为生地黄；炙焙干收者，为干地黄；以法制过者，为熟地黄。

《本经》主伤中，逐血痹，填骨髓，长肌肉。作汤除寒热积聚，疗折跌绝筋，久服轻身不老。生者尤良。

【发明】生地黄性禀至阴，功专散血，入手、足少阴、厥阴，兼行足太阴、手太阳。钱仲阳导赤散与木通同用，泻丙丁之火。《别录》治妇人崩中血不止，及产后血上薄心，胎动下血，鼻衄吐血，皆捣汁饮之，以其能散血消瘀解烦也。其治跌扑损伤，面目青肿，以生地黄捣烂罨之即消。此即《本经》治伤中血痹，折跌筋伤等证之义。盖肝藏血而主筋，肝无留滞，则营血调而伤中自愈；筋无邪着，则三气通而血痹自除。作汤除寒热积聚者，血和则结散，而诸证平矣。其曰填骨髓，长肌肉者，邪无着，而形神自复也。昔人治心痛，以鲜地黄汁作冷淘食之取吐，不吐则利出长虫，如辟宫而安，此即《本经》除寒热积聚之验。其于服食方中用之，取以辅助诸药，辟除三虫，使从幽门化出也。因思《千金》灵飞散中，生地黄急不可得鲜者，咸取干者应用，乃知《本经》末后续出"生者尤良"一语，见古圣之苦心，无所不用其极也。愚按：生地黄与干地黄，功用不同，岂可混论！按徐之才《别录》云，生地黄乃新掘之鲜者，为散血之专药。观《本经》主治，皆指鲜者而言，只缘诸家本草，从未明言，且产处辽远，药肆仅有干者，鲜者绝不可得，是不能无混用之失。曷知干地黄既经炙焙，力能止血，安有伤中血痹、折跌绝筋等治乎？至于伤中日久，积聚内形，寒热外显，并宜鲜者作汤，统领他药，共襄破宿生新之功。设混用干者，则瘀伤愈结，安望其有髓充肉长之勋乎？予尝综览诸方，凡药之未经火者，性皆行散；已经炙焙，性皆守中。不独地黄为然也。

干地黄 苦微甘寒，无毒。产怀庆者，丁头鼠尾，皮粗质坚，每株重七八钱者力优；产毫州者，头尾俱粗，皮细质柔，形虽长大而力薄；产江浙者，细软无力，仅可清热，不入补剂。无问产于何地，但枯槁质轻者，谓之天黄，不堪入汤药。

【发明】干地黄心紫通心，中黄入脾，皮黑归肾，味厚气薄，内专凉血滋阴，外润皮肤荣[1]泽，病人虚而有热者，宜加用之。戴原礼曰：阴微阳盛，相火炽强，来乘阴位，日渐煎熬，阴虚火旺之证，宜生地黄以滋阴退阳。同人参、茯苓、石蜜名琼玉膏，治虚劳咳嗽唾血。同天、麦门冬、熟地、人参，名固本丸，治老人精血枯槁。于固本丸中，加枸杞熬膏，名集灵膏，治虚羸喘嗽乏力。其琼玉膏虽用鲜者，捣汁桑火熬膏，散中寓止，与干者无异。固本丸、集灵膏，并用干者，而集灵变丸作膏，较之固本差胜。《易简方》曰：男子多阴虚，宜熟地黄；女子多血热，宜生地黄。虞抟云：生地黄生血，而胃气弱者恐妨食；熟地黄补血，而痰饮多者恐泥膈。或言生地黄酒炒，则不妨胃；熟地黄姜制，则不泥膈。然须详病人元气、病气之浅深而用之。若产后恶食泄泻，小腹结痛，虚劳脾胃薄弱，大便不实，胸腹多痰，气道不利，升降窒塞者，咸须远之。浙产者专于凉血润燥，病人元气本亏，因热邪闭结，而舌干焦黑，大小便秘，不胜攻下者，用此于清热药中通其秘结最妙，以其有润燥之功，而无滋润之患也。愚按：《本经》地黄虽列上品，而实性禀阴柔，与乡愿不异。譬诸宵人，内藏隐隙，外示优容。是以举世名家，靡不藉为滋阴上药，止血神丹。虽或用非其宜，得以稍清旺气，服之仍得暂安。非若人参之性禀阳明，象类君子，苟有过，人皆知之。是以师家敛手不敢用，病家缄口不敢尝，直至濒危，不得已而用之，每至下咽即毙。是以左右之人，靡不交口归咎于人参，曷知其为从前误药所致？夫药之遗患于病，比比有之，莫如地黄、门冬之属，阴柔最甚，至死不觉其非，故不惮琐屑，特表而出之。

熟地黄 甘温，无毒。制地黄法：择取原株重六七钱者，以好酒浸，入缩砂仁末拌，木甑瓦锅，九蒸九晒，得太阳真火，入剂方始得力。盖地黄性泥，得砂仁之香窜，而通调五脏冲和之

---

① 荣：原作"索"，形近致误。

气，归宿丹田也。

【发明】熟地黄假火力蒸晒，转苦为甘，为阴中之阳，故能补肾中元气。必须蒸晒多次，得太阳真火，确有坎离交济之妙用。若但煮熟，不加蒸曝，虽服奚益！好古曰：生地黄治心热手心热，益肾水，凉心血，其脉洪实者宜之。若脉虚者，则宜熟地黄。钱氏六味丸以之为君，天一所生之源也。若命门真火素弱者，必须崔氏八味丸，得桂、附共襄之力，方得阴阳兼济之功。汤液四物汤，以之为主，乙癸同源之治也。其功专于填骨髓，长肌肉，生精血，补五脏内伤不足，通血脉，利耳目，黑须发，男子五劳七伤，女子伤中，胞漏下血，经候不调，胎产百病，滋肾水真阴，疗脐腹急痛，病后胫股酸痛，坐而欲起，目慌慌如无所见。盖脐下痛，属肾脏精伤；胫股酸，系下元不足；目慌慌如无所见，乃水亏不能鉴物。皆肾所主之病，非熟地黄不除。今人治目翳内障，往往用六味丸配磁朱丸服，良非所宜。地黄禁铁，磁为铁之母，安得不忌？予尝用当归代地黄，借其辛温，以助煖发之热。火盛则用芍药代山茱萸，借其酸寒，以收耗散之阴。药虽异而功不殊也。愚按：地黄本手少阴经药，功专清热散血，非经蒸曝，不能入足少阴经。得水火既济之功，转苦成甘，变紫为黑，故直入肾脏，填补真阴，兼培黄庭后土，土厚载物，诸脏皆受其荫。是以崔氏八味、钱氏六味，为培养真阴、真阳之总司。后人藉此，各随所禀之偏，而为增减，无往非受其益。如阴气不固，则加鳔胶、蒺藜；阳气不充，则加鹿茸、河车；中气不舒，则加沉香、缩砂；下气不吸，则加牛膝、车前；上气不津①，则加门冬、五味；肝气内盛，则减萸倍泽；精气下脱，则减泽倍萸，各得补偏救弊之妙用。其阴火旺者，加知、柏于六味方中，此与鸩酒止渴无异。他如四物汤中之芎、归，即六味丸中山、萸

---

① 津：据文义疑作"降"。

之义；十全大补中之芪、桂，即八味丸中桂、附之义，方得阴阳相济之妙用。须知八味、十全，平调血气，且汤液性味易过，地黄与参并用，略无妨碍。六味丸中，切不可杂一味中焦药，如人参、白术、甘草之类，咸非所宜。昔人有以六味丸加参而服，下咽少顷，辄作迷迷不爽；或令增麦冬、五味，功力倍常，深得金水相生之妙用，非专工药性者之可与讨论也。

牛膝《本经》名百倍　苦酸平，无毒。怀产者长而无旁须，水道涩渗者宜之；川产者细而微黑，精气不固者宜之。忌牛肉。

《本经》主寒湿痿痹，四肢拘挛，膝痛不可屈伸，逐血气，伤热火烂，堕胎。

【发明】牛膝气薄味厚，性沉降泄，乃足厥阴之药。《本经》专主寒湿痿痹，四肢拘挛等病，不及补养下元之功，岂圣法有所未尽欤？丹溪言：牛膝能引诸药下行筋骨，痛风在下者，宜加用之。其性虽下行走筋，然滑利之品，精气不固者，终非所宜。得酒蒸则能养筋，生用则去恶血。其治腰膝痛不可屈伸，足痿之病，非取其养血营筋之力欤？其治痈肿恶疮，金疮折伤，尿血淋痛，妇人经秘不通，非取其活血破瘀之力欤？《外台》以生牛膝一味浓煎，治积久劳疟。《肘后》以二斤浸酒，治卒暴癥疾。《延年》以之同葵子煎服下胞衣，《卫生》以之捣罨折伤，《梅师》以之捣涂金疮，《千金》以之捣敷毒肿，《集验》以之通利溺闭。皆取其性滑利窍，消血解毒之功。虽强阴强筋，而气虚下陷，大便易泄，梦泄遗精，妊娠崩漏俱禁用。惟川者气味形质与续断仿佛，庶无精滑之虞。盖肾司闭藏，肝司疏泄，此味专司疏泄，而无固蛰之功。世俗妄谓益肾，而培养下元药中，往往用之，与延盗入室何异！其土牛膝亦能解毒利窍，专治血鼓，一味浓煎，恣意服之。又锁喉风，诸治不效，以土牛膝，和醋捣绞取汁，蘸鸡翎探吐稠痰，不过二三次，神验。

紫菀白者名女菀　苦辛微温，无毒。或酒洗，或蜜水炒用。

《本经》主咳逆上气，胸中寒热结气，去蛊毒痿蹷，安五脏。女菀治风寒洗洗，霍乱泄利，肠鸣上下无常处，惊痫，寒热百病。

【发明】紫菀，肺经血分之药。《本经》止咳逆上气，胸中寒热结气，取性疏利肺经血气也。去蛊毒痿蹷者，以其辛苦微温，能散结降气，蛊毒自不能留。痿蹷由肺热叶焦，紫菀专通肺气，使热从溲便去耳。《别录》疗咳唾脓血，《大明》消痰止渴，皆滋肺经血气之效。《金匮》泽漆汤用以治咳而脉沉者，咳属肺，脉沉则血分之病也。亦治下痢肺痛，与紫参同功。其性辛而不燥，润而不寒，补而不滞，善调五劳体虚，止嗽定喘，疗惊悸吐衄诸血。又能通调水道，故溺涩便血，单服一两即效。然大泄肺气。阴虚肺热干咳禁用，以其性专温散，而无培养之力也。白者曰女菀，大泄肺气。《本经》主风寒洗洗，霍乱泄利，肠鸣上下无常处，惊痫寒热百病，一皆气分受伤之病。《肘后方》治人面黑令白方，用女菀三分，铅丹一分为末，醋浆服一刀圭，日进三服，十日大便黑，二十一日面白便止，过用则太白矣。《千金方》用酒服，男十日，女二十日，黑色皆从大便去。三十岁后不可服，以肺气渐减，不可复泄也。

麦门冬 本作虋冬　甘寒，无毒。去心用，即不烦心。

《本经》主心腹结气，伤中伤饱，胃络脉绝，羸瘦短气，久服轻身，不老不饥。

【发明】麦门冬阳中微阴，入心、肺、肾，及足阳明之经。定心热惊烦，疗肺痿吐脓，盖专泄而不专收，寒多人禁服。肺中伏火，脉气欲绝者，加五味子、人参，为生脉散，专补脉中元气不足。东垣云：六七月间，湿热方盛，人病骨乏无力，身重气短，头旋眼黑，甚则痿软。故孙真人以生脉散，补其天元真气。脉者，人之元气也。人参之甘温，泻阴火而益元气；麦门冬甘寒，滋燥金而清水源；五味子之酸咸，泻丙火而补庚金，兼益五脏之气也。时珍曰：麦门冬以地黄为使，服之令人头不白，添精补髓，通肾气，定喘促，令人肌体滑泽。《本经》主心腹结气，伤中伤饱，胃络脉绝，羸瘦短气，一气贯下，言因过饱伤胃，而致心腹气结，脉绝不通，羸瘦短气，故宜以此滋其津液，通其肺胃。殊非开豁痰气，消克饮食之谓。其阴虚羸瘦，喘咳上气，失音失血，及风热暴嗽，咸非所宜。恐寒郁热邪，牢不可破，多成虚损之疾。麻疹咳嗽，不可误用，以其性寒助阴，固敛阳邪，不能发越也。凡脾胃虚寒泄泻，及痘疮虚寒作泻，产后血虚泻渴，皆非所宜。

萱草一名宜男，一名忘忧　甘平，无毒。

【发明】萱性下走入阴，故根治沙石淋，下水气，及酒瘅大热衄血。擂酒服，治吹乳肿痛。

花治酒疸，利湿热。其花起层者，有毒勿食。

淡竹叶　甘寒，无毒。

【发明】淡竹隰生，嫩苗叶绿花碧，根须结子，与竹绝然不同。性专淡渗下降，故能去烦热，清心，利小便。根能堕胎催生。

冬葵子向日葵子也　甘寒滑，无毒。

《本经》主五脏六腑寒热羸瘦，五癃，利小便。

【发明】向日葵质坚耐寒，入冬不凋，故名冬葵。性滑利窍，能治脏腑寒热羸瘦，破五淋，利小便。妇人乳房胀痛，同砂仁等分为末，热酒服三钱，其肿即消。孕妇难产不下，专取一味炒香为末，芎归汤下三钱则易生，取晨暮转动灵活耳。夏子益《奇疾方》云：有人手足忽长倒生肉刺如锥，痛不可忍，但食葵菜即愈。亦取其寒滑利窍之用也。

蜀葵　甘寒滑，无毒。

【发明】葵以蜀中最胜，种类最多。其子入药，皆性滑利窍，能润气血之燥。《千金》称其除客热，利肠胃，是言其概也。东垣取其花之白者治白带，赤者治赤带，随其色而为所用。
被狗啮者食之，疮永不瘥。

秋葵子　甘寒滑，无毒。

【发明】葵色种种，惟花于秋者，独禀金气而色黄。其子性
专润下，治小便淋，及催生用之，与向日葵不殊。其花消痈肿，
浸油涂汤火伤，其痛即止。

龙葵即老鸦眼睛草　苦微甘滑寒，无毒。

【发明】龙葵性滑如葵，言苗叶也。消热散血，压丹石毒，
去妇人败血。老鸦眼睛，言其子也，善能续筋消疔肿，与苗叶不
异。根利小便，与木通煎服效。

酸浆一名灯笼草，俗名挂金灯　苦寒，无毒。

《本经》主热烦满，定志益气，利水道。

【发明】酸浆利湿除热，清肺治咳化痰，痰热去而志定气和
矣。又主咽喉肿痛，盖此草治热痰咳嗽，佛耳草治寒痰咳嗽，故
其主治，各有专司也。

败酱草一名苦菜，又名鹿肠，根作败酱气，故名　苦平，无毒。

《本经》主暴热火疮赤气，疥瘙疽痔，马鞍热气。

【发明】败酱乃手阳明、厥阴药，善除暴热火疮，皆取苦寒
散毒之用。其治疽痔马鞍热气，以其性专下泄也。《金匮》薏苡
附子败酱散，治肠痈固结未溃，故取薏苡下达，败酱苦降，附子
开结，而为热因热用之向导，深得《本经》之旨。若脓成热毒
势张①，不可用也。而妇人下部疽蚀方中，亦恒用之。近世医师
罕有识者，惟徽人采取榨干，曰苦榨菜，惜乎不知治疗之功用
也。

款冬花　辛温，无毒。紫色有白丝者真，蜜水拌微炒。

《本经》主咳逆上气，善喘，喉痹，诸惊痫，寒热邪气。

---

①　张：原作"胀"，据文义改。

【发明】款冬味辛入气分，色紫归血分。虽其性温，却不燥血，故能轻扬上达。观《本经》主治，一皆气升火炎之病，古方用为温肺治嗽之要药，润肺消痰，止嗽定喘，喉痹喉喑，肺痿肺痈，咸宜用之。有人病咳多日，或令燃款冬花三两，放无风处，以管吸其烟咽之，数日果愈。鳏寡失合，阴虚劳嗽禁用，以其性温也。

鼠曲草即鼠耳草，又名佛耳草　甘平，无毒。

【发明】《别录》鼠耳主寒痹寒热咳嗽。东垣：佛耳治寒嗽及痰，除肺中寒，大升肺气。《日华》云：大抵寒嗽多是火郁于内，寒覆于外，故佛耳、款冬为之必用。《宣明》透膈散治寒郁肺络之嗽，用佛耳、款冬、钟乳、雄黄为末，并于炉中烧，以筒吸烟咽下，有涎即吐去，屡效。

决明子　咸平，无毒。《别录》云：苦甘微寒无毒。炒研用。

《本经》主青盲目淫，肤赤白膜，眼赤痛泪出，久服益精光，轻身。

【发明】《相感志》言：园中种决明，蛇不敢入，丹溪言：决明解蛇毒本此。入药明目，《本经》治青盲目淫，眼赤泪出，取其苦寒清热也。以水调末涂肿毒，贴心止鼻衄，贴太阳穴治头疼，作枕治头风。《别录》疗口青，是主肝经蓄热之验也。不宜久服，久服令人患风，伐肝搜风太过，反招风热也。《本经》言：久服益精光轻身，是指目疾人肝热内滞者而言。若肝虚血弱者，过用虚风内扰，在所必致耳。

地肤子一名落帚，又名黄蒿　甘寒，无毒。

《本经》主膀胱热，利小便，补中益精气。久服耳目聪明，轻身耐老。

【发明】众病皆起于虚，虚而多热，则小便不利，精气日燔，故《本经》主以清利膀胱邪热，中气自复，耳目聪明矣。其能祛热利小便，去阴火，治客热丹肿。叶主老人夏秋间热淋，用此捣自然汁服之即通。男子白浊，用地肤子、白蔹为丸，滚汤下。妇人白带，地肤子为末，热酒服之，屡效。

苗叶烧灰煎霜，制砒石、粉霜、水银、硫黄、雄黄、硇砂毒。

瞿麦家种者曰洛阳花①　苦寒，无毒。

《本经》主关格，诸癃结，小便不通，出刺，决痈肿，明目去翳，破胎堕子，下闭血。

【发明】瞿麦利小便，为君主之用，故《本经》专主关格，诸癃结，小便不通。《金匮方》治小便不利，有水气，其人苦渴者，用瓜蒌瞿麦丸。古方通心经、利小肠，为最要药。若心经虽有热，而小肠虚者服之，则心热未退，而小肠别作病矣，以其降泄太过也。《本经》又言出刺，取鲜者捣涂竹木刺也。破胎堕子下闭血，皆利窍所致。故妊娠产后小水不利，及脾虚水肿禁用，以性专泄气也。

王不留行即剪金花，俗名金盏银台　苦甘平，无毒。

【发明】王不留行专行血分，乃阳明、厥阴、冲、任之药。能通乳利窍，其性走而不守，故妊妇禁服。一妇患淋卧久，用此煎服，再剂而愈。其利小便，出竹木刺，与瞿麦同功。

葶苈　辛苦寒，小毒。酒净焙用，疗实水满急，生用。

《本经》主癥瘕积聚结气，饮食寒热，破坚逐邪，通利水道。

【发明】葶苈苦寒不减硝黄，专泄肺中之气，亦入手阳明、足太阳，故仲景泻肺汤用之。肺气壅塞，则膀胱之气化不通。譬

———————————————

①　花：原脱，据《纲目》补。

之水注，上窍闭则下窍不通，水湿泛溢，为喘满，为肿胀，为积聚，种种诸病生矣。辛能散，苦能泄，大寒沉降，能下行逐水，故能疗《本经》诸病，亦能泄大便，为其体轻性沉降，引领肺气下走大肠。又主肺痈喘逆，痰气结聚，通身水气，脾胃虚者宜远之。大戟去水，葶苈愈胀，用之不节，反乃成病。葶苈有甘、苦二种，缓、急不同。大抵甜者下泄性缓，虽泄肺而不伤胃；苦者下泄之性急，既泄肺而复伤胃，故以大枣辅之。然肺之水气膜满急者，非此不能除，但水去则止，不可过剂。《金匮方》云：葶苈敷头疮，药气入脑杀人。

车前子 甘咸寒，无毒。酒浸焙用。

《本经》主气癃，止痛，利水道，除湿痹，久服轻身耐老。

【发明】车前子入足太阳、少阴，能利小便，而不走气，与茯苓同功。《本经》治气癃止痛，通肾气也。小便利则湿去，湿去则痹除。《别录》治女子淋沥等病，专取清热利窍之功也。男女阴中有二窍，一窍通精，一窍通水，二窍不兼开，水窍得气化乃出，精窍得火动乃泄。车前专通气化，行水道，疏利膀胱湿热，不致扰动真火，而精气宁谧矣。故凡泻利暴下病，小便不利而痛者，用车前子为末，米饮服二钱，利水道，分清浊，而谷藏止矣。又治目疾水轮不清，取其降火而不伤肾也。时珍用以导小肠热，止暑湿泻，取甘平润下之用耳。阳气下陷，肾气虚脱人勿服。其叶捣汁温服，疗火盛泄精，甚验。若虚滑精气不固者，禁用。

马鞭草一名龙牙草　苦微寒，无毒。

【发明】马鞭草色赤，入肝经血分，故治妇人血气腹胀，月经不匀，通经散瘕，治金疮，行血活血。生捣汁饮，治喉痹痈肿。又捣敷治下部蟨疮，及蟫蝼尿疮，男子阴肿。惟阴血虚而胃弱者勿服。

光明草即狗尾草

【发明】眼赤拳毛倒睫者，翻转目睑，以一二茎蘸水，戛去恶血，甚良。

鳢肠草一名金陵草，即旱莲草　甘酸平，无毒。

【发明】鳢肠草肾经血分药，灸疮发洪，血不可止者，敷之立已。汁涂眉发，生速而繁，皆益肾养血之验，故乌须发方用之。《千金方》有金陵煎，能益髭须，变白为黑也。单用熬膏，治大便下血。肾主二便，但脾胃虚，大便易泻者勿服。

连翘　苦平，无毒。根名连轺，甘寒平，小毒。

《本经》主寒热，鼠瘘，瘰疬，痈肿，恶疮，瘿瘤结热，蛊毒。

【发明】连翘轻清而浮，本手少阴、厥阴气分药，泻心经客热，破血结，散气聚，消肿毒，利小便。诸痛痒疮，皆属心火。连翘泻心，为疮家圣药，十二经疮药中不可无此，乃"结者散之"之义。《本经》专主寒热鼠瘘，瘰疬瘿瘤结热等病，皆由足少阳胆经气郁而成，此药正清胆经郁热。痈疽恶疮，无非营卫壅遏，得清凉以散之。蛊毒所结，得辛香以解之。然苦寒之性，仅可以治热肿。故痈疽溃后，脓清色淡，及胃弱食少者禁用。

根，寒降，专下热气，治湿热发黄，湿热去而面悦好，眼目明矣。仲景治瘀热在里发黄，麻黄连轺赤小豆汤主之。奈何世鲜知此。如无根，以实代之。

陆英一名蒴藋，又名接骨草　苦寒，无毒。

《本经》主骨间诸痹，四肢拘挛疼酸，膝寒痛，阴痿短气不足，脚肿。

【发明】陶苏《本草》，甄权《药性》，皆言陆英即蒴藋，田野村墟甚多。人家所植，高大色赤者是陆英；田野所出不红，叶上有粉者是蒴藋。二味所主大率相类。《外台》、《千金方》多用之，世以其贱而弃置不讲也。

蓝实　大青　小青　苦寒，无毒。有二种，大者曰大青，苗高如蓼；小者曰小青，叶光如景天向编在麻后，今并此。

《本经》解诸毒，杀蛊蚑，疰鬼螫毒。

【发明】《本经》取用蓝实，乃大青之子，是即所谓蓼蓝也。性禀至阴，其味苦寒，故能入肝。《本经》取治蛊疰诸毒，专于清解温热诸邪也。阳毒发斑咽痛，必用之药。而茎叶性味不异，主治皆同。《日华子》治天行热狂，疗肿风疹。朱肱治发斑咽痛，有犀角大青汤、大青四物汤，皆取其叶，以治温热毒盛发斑之药，非正伤寒药也。盖大青泻肝胆之实火，正以祛心胃之邪热，所以小儿疳热、丹毒为要药。

小青，捣敷肿疖甚效。治血痢腹痛，杀百药毒，解狼毒、射罔、斑蝥、砒石等毒。《千金》以蓝叶捣汁，治腹中鳖瘕。夏子益《奇疾方》用板蓝汁，治腹内应声虫。陈实功以蓝同贝母捣敷人面疮。皆取苦寒，以散蕴结之热毒也。

蓝淀，以蓝浸地坑一宿，入石灰搅，澄去水为淀，其解诸毒、敷热疮之用则一，而杀虫之功更效。虫为下膈，非此不除。今人以染缸水治噎膈，皆取其杀虫也。

青黛一名蓝 咸寒，无毒。

【发明】青黛乃蓝淀浮沫，搅澄掠出收干。泻肝胆，散郁火。治温毒发斑，及产后热痢下重，《千金》蓝青丸用之。天行寒热头痛，水研服之。与蓝同类，而止血拔毒杀虫之功，似胜于蓝。又治噎膈之疾，取其化虫之力也。和溺白垢、冰片，吹口疳最效。

蓼子生水旁者曰水蓼，俗名苤草 咸微温，无毒。

《本经》主明目，温中，耐风寒，下水气，面浮肿，痈疡。

【发明】蓼实治消渴去热，及瘰疬、癖痞、腹胀，皆取其散热消积之功，即《本经》下水气面浮肿痈疡之用。其苤草子，专治痞积，鹑鹁丸用之。蓼叶治大小肠邪气。黄帝云：蓼食过多，毒发心痛。妇人月事来，不可食蓼及蒜，善为血淋带下。扁鹊云：蓼食之令人寒热，损骨髓，杀丈夫阴气。

萹蓄　苦平，无毒。

《本经》主浸淫疥瘙疽痔，杀三虫。

【发明】萹蓄利水散湿热，治黄疸霍乱，疗小儿魃病，女子阴蚀。

《本经》专主浸淫疥瘙疽痔，所主皆湿热之病，三虫亦湿热所化也。

白蒺藜　苦辛温，无毒。酒浸焙焦，去刺研用。

《本经》主恶血，破癥结积聚，喉痹乳难，久服长肌肉，明目轻身。

【发明】白蒺藜，性升而散，入肝肾经，为治风明目要药。风入少阴厥阴经者为向导，目病为风木之邪，风盛则目病，风去则目明矣。《本经》专破恶血积聚，治喉痹乳难，以苦能泄，温能宣，辛能润也。此言刺蒺藜之功用耳。久服长肌肉，明目轻身，以其入肾益精气也。此则专指沙苑蒺藜而言。其治痰，消痈肿，搜肾脏风气，又须刺者，为破敌之先锋。《千金方》治白癜风，以一味为末，汤服二钱，日二服，服至半月，白处见红点，至一月效。

沙苑蒺藜　甘温，无毒。产沙苑者色微黑，而形似羊肾。若色微绿，虽产秦中，非沙苑也。酒蒸捣用。药肆中以一种野田开红花之土蒺藜伪充，咬之亦生豆气，但缺处有尖钩稍异耳。

【发明】沙苑蒺藜，产于潼关，得漠北之气，性降而补益肾，治腰痛，为泄精虚劳要药。最能固精，故聚精丸用此佐鳔胶，大有殊功。以之点汤代茶，亦甚甘美益人。但肾与膀胱偏热者禁用，以其性温助火也。

谷精草　辛温，无毒。

【发明】谷精草性体轻浮，能入阳明分野，治目中诸痛甚良。而去星翳尤为专药，明目退翳之功，在菊花之上，痘后生翳亦用之。此草兔性喜食，故目疾家专用，与望月砂功用不殊。

海金沙 甘寒，无毒。市铺每以沙土杂入，须淘净，取浮者曝干，捻之不沾指者真。

【发明】海金沙生于叶上，小肠、膀胱血分药也，热伏二经血分者宜之。故小便热淋茎痛为要药。肾脏真阳不足者忌用。

地椒一名水杨梅，生水边，条叶丛生似菊，茎端开黄花，实类椒而不赤 辛温，无毒。

【发明】地椒制丹砂、粉霜，见《庚辛玉册》。《纲目》名水杨梅，时珍主治疔疮肿毒。

半边莲 辛平，无毒。

【发明】半边莲，小草也。生阴湿塍堑边，就地细梗引蔓，节节生细叶，秋开小花，淡红紫色。只有半边，如莲花状，故名。专治蛇伤，捣汁饮，以渣围之。

地丁 苦辛寒，无毒。

【发明】地丁有紫花、白花二种，治疗肿恶疮，兼疗痈疽发背，无名肿毒。其花紫者茎白，白者茎紫，故可通治疗肿。或云随疗肿之色而用之。但漫肿无头，不赤不肿者禁用，以其性寒，不利阴疽也。

见肿消 酸涩，微毒。

【发明】见肿消专消痈肿及狗咬，捣叶贴之。伤寒余毒发于耳前后，用此一握，同白及、白蔹、大黄、大蓟、苎根，共捣成饼，入芒硝一钱，白蜜少许，和贴留头，干即易之。

毒 草 部

大黄《本经》名黄良，一名将军 苦寒，无毒。产川中者，色如锦纹而润者良。若峻用攻下生用，邪气在上，必用酒浸上引，而驱热下行，破瘀血韭汁制。虚劳吐血，内有瘀积，韭汁拌炒黑用之。大肠风秘燥结，皂荚、绿矾酒制。又尿桶中浸过，能散瘀血，兼行渗道。妊娠产后，慎勿轻用。实热内结，势不可缓，酒蒸用之。凡服大黄下药，须与谷气相远，得谷气则不可行矣。

《本经》主下瘀血血闭，寒热，破癥瘕积聚，留饮宿食，荡涤肠胃，推陈致新，通利水谷，调中化食，安和五脏。

【发明】大黄气味俱厚，沉降纯阴，乃脾、胃、大肠、肝与三焦血分之药。凡病在五经血分者宜之，若在气分者用之，是诛伐无过矣。其功专于行瘀血，导血闭，通积滞，破癥瘕，消实热，泻痞满，润燥结，敷肿毒，总赖推陈致新之功。《本经》与元素，皆谓去留饮宿食者，以宿食留滞中宫，久而发热，故用苦寒化热，宿食亦乘势而下。后世不察，以为大黄概能消食，谬矣。盖胃性喜温恶湿，温之则宿食融化，寒之则坚滞不消，以其能荡涤肠胃，食积得以推荡，然后谷气通利，中气调畅，饮食输化，五脏安和矣。若食在上脘，虽经发热，只须枳实、黄连以消痞热，宿食自通。若误用大黄，推荡不下，反致结滞不消，为害不浅。如泻心汤治心气不足，吐血衄血者，乃包络肝脾之邪火有余也。虽曰泻心，实泻四经血中伏火也。仲景治心下痞满，按之濡者，用大黄黄连泻心汤，此亦泻脾胃之湿热，非泻心也。若心下痞而复恶寒汗出者，其人阳气本虚，加附子以温散之。病发于阴而反下之，因作痞，乃痰实与邪气乘虚结于心下，故曰泻心，实泻脾也。病发于阳而反下之，则成结胸，乃热邪陷入阴分而结于膈上。仲景大陷胸汤、丸，皆用大黄，亦泻脾胃血分之邪，而降其浊气也。若结胸在气分，则用小陷胸汤；痞满在气分，则用半夏泻心汤矣。若病本阳邪，或兼停食，而攻发太过，正气消乏，实结不解，拟欲攻之，而正气不能行其药力，则加人参于桃核承气中，以助硝、黄之势。如陶氏黄龙汤之制，乃先辈之成则也。盖大黄、芒硝泻肠胃之燥热，牵牛、甘遂泻肠胃之湿热，巴豆、硫黄泻肠胃之寒结，各有定例。至于老人血枯便秘，气虚便难，脾虚腹胀少食，妇人血枯经闭，阴虚寒热，脾气痞积，肾虚动气，及阴疽色白不起等证，不可妄用，以取虚虚之祸。

商陆一名当陆，赤者性劣，色白者良　辛寒，有毒。铜刀刮去皮，水浸一宿，或醋炒，或黑豆拌蒸用。其赤者服之伤人，令人见鬼。同生水服杀人。

《本经》主水肿、疝瘕，痹鑙，除痈肿，杀鬼精物。

【发明】商陆苦寒伤脾，其性下行利水，《本经》专主水肿、疝瘕等疾，与大戟、甘遂异性同功。胃气虚弱者不可用。肿满小便不利者，以赤根捣烂，入麝香三分，贴于脐心，以帛束之，得小便利即肿消。或以大蒜同白商陆煮汁服，亦治肿疾。仲景治大病后腰以下肿，牡蛎泽泻散用之，以其病后不堪受邪，故用急追以散之也。然水肿因脾虚者，若误用之，一时虽效，未几再发，决不可救。

狼毒　苦辛寒，大毒。陈者良，醋炒用。出东鲁泰山，与防葵相类。置水沉者为狼毒，浮者即防葵也。

《本经》主咳逆上气，破积聚饮食，寒热水气，恶疮鼠瘘疽蚀，鬼精蛊毒，杀飞鸟走兽。

【发明】狼毒大毒，非恒用之品。《本经》治咳逆上气，惟质实气壮，暴咳者宜之。又能破积聚饮食，寒热水气，以其迅利也。性能杀飞鸟走兽，其治恶疮疽蚀蛊毒，所不待言。《肘后方》以狼毒二两，附子半两，治心腹连痛胀急。加旋覆蜜丸，日服三丸，治腹中冷痛，及两胁气结。又为散擦恶疮疥癣。

愚按：狼毒与防葵同根，但质有轻重之别。虽《本经》主治不同，一皆瞑眩之品，功用亦不甚相远。今狼毒内有轻浮者，即系防葵无疑。但《本经》条下有坚骨髓，益气轻身之说，其性善走散，力能攻逐三虫，故有益气轻身之功。《本经》不言攻虫，而攻虫之用与狼牙无异。

狼牙《本经》名牙子　苦辛寒，有毒。以其形似兽牙故名。白者良。中湿腐烂生衣者杀人。

《本经》主邪气热气，疠瘲，恶疡疮痔，去白虫。

【发明】狼牙较狼毒之性稍缓，而所治亦相类。《金匮》九痛丸用狼牙，《局方》用狼毒，方用附子三两，狼牙、人参、吴茱萸、干姜各一两，巴霜一钱，蜜丸梧子大，日服二三丸，治九种心痛，并卒中恶腹胀痛。又连年积冷，流注心胸痛，及冷冲上气，落马坠车血疾皆主之。《本经》治邪气热气，去白虫，盖心痛多有属积者，故前方用之，亦治恶疡疮痔。《金匮》、《外台》、《千金》，并以煎洗阴疮蚀痒，捣汁治射工溪毒。《肘后》以之捣贴金疮，《外台》以之蜜丸，浆水服一九，治寸白虫，皆取杀虫解毒之功也。

防葵 辛寒，有毒。

《本经》主疝瘕肠泄，膀胱热结，溺不下，咳逆，湿瘁，癫痫惊邪狂走，久服坚骨髓，益气轻身。

【发明】防葵辛寒，性善走散，能治疝瘕肠泄，膀胱热结等证，而《别录》又言疗五脏虚气，小腹支满，胪胀口干，除肾邪；强志。中有火者，不可久服，令人恍惚见鬼。二说各有主见，一以治浊邪支塞，惊邪狂走，故须久服；开除积垢，自然髓充骨坚，正气自复；一以疗五脏虚气，肾邪逆满，故不可久服，久服恐正气愈虚，不能制五志之火，引领痰湿，上侮君主，令人恍惚见鬼。同一防葵，而有治惊邪狂走，与久服见鬼之不同也。尝考《千金方》，防葵为治风虚、通血脉之上药，每与参、术、钟乳、石英并用，取其祛逐风虚，通利血脉，而正气得复，肾志自强，当无助火为虐之虑矣。

菌茹 辛寒，有小毒。折之汁出，凝黑如漆，故名漆头菌茹，色白者名草菌茹。

《本经》主蚀恶肉，败疮死肌，杀疥虫，排脓恶血，除大风热气，善忘不寐。

【发明】藘茹，《本经》治恶肉败疮等病，而《素问》四乌鲗一藘茹丸，当非此藘茹可知也。《圣惠》治头风旋眩，《千金》治小儿痈疽，并用漆头藘茹。姚僧垣治痈疽，去恶血，有白藘茹丸，二者皆能散血。其治善忘不寐，亦是因风热侵犯心包、胆腑所致，散其风热，则无不寐善忘之患矣。

大戟 苦辛大寒，有毒。反甘草。入药惟用正根，误服旁株，令人冷泻。枣煮则不损脾，乘软去骨用。

《本经》主蛊毒，十二水，腹满急痛，积聚，中风皮肤疼痛，吐逆。

【发明】大戟性禀阴毒，峻利首推。苦寒下走肾阴，辛散上泻肺气，兼横行经脉，故《本经》专治蛊毒十二水，腹满急痛等证，皆浊阴填塞所致，然惟暴胀为宜。云中风者，是指风水肤胀而言，否则传写之误耳。夫大戟、甘遂之苦以泄水者，肾所主也。痰涎之为物，随气升降，无处不到。入于心，则迷窍而成癫痫，妄言妄见；入于肺，则塞窍而成咳唾稠黏，喘急背冷；入于肝，则留伏蓄聚而成胁痛干呕，寒热往来；入于经络，则麻痹疼痛；入于筋骨，则颈项胸背腰胁手足，牵引隐痛。《三因方》并以控涎丹主之。大戟能泄脏腑之水湿，甘遂能行经隧之水湿，白芥子能散皮里膜外之痰气。惟善用者，能收奇功也。痘疮变黑归肾，枣变百祥丸，用大戟制枣，去戟用枣以泻肝邪，非泻肾也。实则泻其子，因肾邪实而泻其肝也。仲景云：心下痞满，引胁下痛，干呕短气者，十枣汤主之。其中亦有大戟。夫干呕胁痛，岂非肝胆之病乎！百祥丸之泻肝，明矣。至玉枢丹，同续随子、山慈菇等解蛊毒药，则又不独肝胆矣。其脾胃肝肾虚寒，阴水泛滥，犯之立毙，不可不审。

泽漆《本经》名漆茎。 苦寒，小毒。《别录》、《日华》、陶氏，皆言是大戟苗，《纲目》名猫儿眼睛草。时珍云：江湖源泽多有之，掐茎有白汁粘人，故名。

《本经》主皮肤热，大腹水气，四肢面目浮肿，丈夫阴气不足。

【发明】泽漆利水，功类大戟，遂误以为大戟苗。《本经》言利丈夫阴气，则与大戟不相侔也。其治皮肤热，面浮腹大等证，兼挟表热而言，其性与大戟亦相类也。《金匮》泽漆汤，方用泽漆、半夏、紫参、白前、甘草、人参、桂心、生姜，以治肺咳上气脉沉。《大明》言：止疟疾，消痰退热。《肘后》、《圣惠》、《易简》伏瘕水肿脚气皆用之。

甘遂 苦甘大寒，有毒。面裹煨熟用。反甘草。其根皮赤，肉色白，作连珠，大如指头，质重不蛀者良，赤皮者其性尤烈。

《本经》主大腹疝瘕，腹满，面目浮肿，留饮宿食，破癥坚积聚，利水谷道。

【发明】甘遂色白味苦，先升后降，乃泻水之峻药。《本经》治大腹疝瘕，面目浮肿，留饮宿食等病，取其苦寒迅利，疏通十二经，攻坚破结，直达水气所结之处。仲景大陷胸汤、《金匮》甘草半夏汤用之，但大泻元气，且有毒不可轻用。肾主水，凝则为痰饮，溢则为肿胀。甘遂能泄肾经湿气，治痰之本也。不可过服，中病则止。仲景治心下留饮，与甘草同用，取其相反而立功也。《肘后方》治身面浮肿，甘遂末二钱，以雄猪肾一枚，分七片，入末拌匀，湿纸裹煨令熟，每日服一片，至四五服，当腹鸣小便利，是其效也。然水肿鼓胀，类多脾阴不足，土虚不能制水，法当辛温补脾实土①，兼利小便。若误用甘遂、大戟、商陆、牵牛等味，祸不旋踵。而癫痫心风血邪，甘遂二钱为末，以猪心管血，和药入心内缚定，湿纸裹煨熟，取药入辰砂末一钱，分四丸，每服一丸。以猪心煎汤下，大便利下恶物为效，未下更服一丸。凡水肿未全消者，以甘遂末涂腹，绕脐令满，内服甘草

---

① 土：原作水，据光绪本改。

汤，其肿便去。二物相反，而感应如此，涂肿毒如上法亦得散。又治肥人卒然耳聋，甘遂一枚，绵裹塞耳中，口嚼甘草，耳卒然自通也。

续随子即千金子　辛温，有毒。去壳，取色白者，以纸包，压去油，取霜用。

【发明】续随子下气最速，然有毒损人。与大戟、泽漆、甘遂，茎叶相似，主疗亦相似，其功长于利水解毒，故玉枢丹用之。服后泻多，以醋同粥食即止。若脾虚便滑之人，误服必死。黑子疣赘，续随子捣烂，时涂之，自落；或以煮线系瘤根，时时紧之渐脱。

莨菪一名天仙子　子苦寒，根苦辛，有毒。

《本经》主齿痛，出虫，肉痹拘急，多食令人狂走。

【发明】莨菪入癫狂方用，然皆用其子耳。故言勿令子破，破则令人发狂。《本经》治肉痹虫蛊，用其毒以攻治也。《千金》治石痈坚硬不作脓者，莨菪子为末，醋和敷疮头，根即拔出。打扑折伤，羊脂调莨菪子末敷之。

莨菪根，主治与子不殊。疟疾不止，莨菪根烧灰水服一钱匕即止。恶癣有虫，莨菪根捣烂和蜜敷之。恶刺伤人，莨菪根水煮汁浸，冷即易之。箭头不出，此亦主之，皆《千金》神方也。狂犬咬人，莨菪根和盐，日三敷之，此《外台秘要》方也。今人用根，治噎膈反胃，取其性走，以祛胃中留滞之邪，噎膈得以暂开。虚者误服，为害不测。时珍云：莨菪之功，未见如所说，而其毒有甚焉。煮一二日，尚能生芽，其为物可知矣。服莨菪、云实、防葵、赤商陆，皆令人狂妄者，盖此类皆禀阴毒，能使痰迷心窍，闭其神明，以乱视听故耳。

蓖麻子　甘辛温，有毒。去壳取仁白者良。禁食炒豆，犯之必胀。

【发明】蓖麻属阴，其性善收，能追脓取毒，拔邪外出，为外科要药。能出有形之滞物，故取胎产胞衣、剩骨胶血者用之。时珍云：蓖麻甘辛有热毒，气味颇近巴豆，亦能利人，故下水气。其性善走，能开通诸窍经络，治偏风失音，口噤，口目㖞斜，头风七窍诸病，不止于出有形之物也。盖鹈鹕油能引药气入内，蓖麻油能拔病气出外，故诸膏多用之。偏风手足不举，同羊脂、穿山甲、麝香煎膏，日摩渐正。研涂瘰疬痘毒痈肿即消，盖能引毒外出耳。一人病手臂结块肿痛，用蓖麻仁捣膏贴之即愈。一人病气郁而偏头痛，用此同乳香、食盐捣敷太阳，其痛立止。一妇产后，子肠不收，捣贴丹田即上。此药外用，屡奏奇勋，但不宜内服耳。

常山一名恒山　苦辛温，有毒。川产淡黄细实如鸡骨者良。醋炒则不吐人。

《本经》主伤寒寒热，热发温疟鬼毒，胸中痰结吐逆。

【发明】夫疟有六经五脏、痰湿食积、风邪瘴疫，须分阴阳虚实，不可一概论也。常山治疟，有劫痰截病之功，须在发散表邪，及提出阳分之后，服之得宜。生用多用，则上行必吐。若酒浸炒透，则气少缓，稍用钱许，亦不致吐也。得甘草则吐，得大黄则利。盖无痰不作疟，常山专在驱逐痰水。杨士瀛云：常山治疟，人皆薄之。疟家多蓄痰涎黄水，或停潴心下，或结澼胁间，乃生寒热，法当吐涎逐水，常山岂容不用！所以《本经》专主寒热温疟，痰结吐逆，以疟病多由伤寒寒热，或时气温疫而致痰水蓄聚心下也。夫水在上焦，则常山能吐之；水在胁下，则常山能破其游而下其水，但须行血药佐之，如桃仁、蓬术、穿山甲之类。其有纯热发疟，或蕴热内实之证，投以常山，大便点滴而下，似泄非泄，须用大黄为佐，泻利数行，然后获愈。常山阴毒之草，其性暴悍，虽有破瘴逐饮之能，然善损真气。所以仲景治疟方中，从无及此。而夏伤于暑，秋必痎疟，及疟在三阴，元气虚寒人，则常山、穿山甲辈，皆为戈戟。

_____ 102 _____

蜀漆 苦辛温，有毒。

《本经》主疟及咳逆寒热，腹中癥坚痞结，积聚邪气，蛊毒鬼疰。

【发明】蜀漆即常山之苗，故《本经》治疟，及咳逆寒热，积聚蛊毒，功效与之相类。《金匮》治牝疟独寒不热者，有蜀漆散，用蜀漆、云母、龙骨、酢浆水服之，温疟加蜀漆一钱。用酸浆者，取酸收以敛蜀漆之辛散也。

藜芦 辛苦寒，有毒。反五参。服之吐不止者，饮葱汤即止。

《本经》主蛊毒咳逆，泄痢肠澼，头疡疥瘙恶疮，杀诸虫毒，去死肌。

【发明】藜芦服钱匙一字则恶吐，而《本经》治蛊毒咳逆，泄痢肠澼，是指积气内盛者而言，积去则咳与利止矣。又通顶令人嚏。按：常山吐疟痰，瓜蒂吐热痰，乌附尖吐湿痰，莱菔子吐气痰，藜芦则吐风痰者也。凡胸中有老痰，或中蛊毒，只可借其宣吐，切勿沾口，大损胃中津液也。若咳逆、泄利、肠澼等证，苟非实邪壅滞，慎勿轻试，不可因《本经》之言而致惑也。《别录》治喉痹不通，鼻中息肉，并为散，吹鼻孔效。

附子 辛热，大毒。反半夏、瓜蒌、贝母、白蔹。古方以一两一枚者为力全，近时专取大者为胜。用盐过多，虽一两五六钱，制熟不及七八钱，且容易腐烂。若欲久藏，须同灶灰入罐中，置近火处，庶可经久。其性热有毒，必正节角少、顶细脐正者为上；顶粗有节、多鼠乳者次之；伤缺偏绉者为下。有两歧者名乌喙，此禀气不正，专主大风顽痹。附子生用则散阴寒，熟用则助真元。生用去皮脐，熟用甘草、童便制。若欲久藏，一味甘草浓煎汁煮，汁尽为度。入阳虚补剂，用黄连甘草制。凡中其毒，生莱菔汁及黄连解之。近时乌、附多产陕西，其质粗，其皮厚，其色白，其肉松，其味易行易过，非若川附之色黑皮薄，肉理紧细。性味之辛而不烈，久而愈辣，峻补命门真火也。

《本经》主风寒咳逆邪气，寒湿痿躄拘挛，膝痛不能行步，破癥坚积聚血瘕，金疮。

【发明】附子气味俱厚而辛烈，能通行十二经，无所不至。暖脾胃而通膈噎，补命门而救阳虚，除心腹腰膝冷痛，开肢体痹湿痿弱，疗伤寒呃逆不止，主督脉脊强而厥，救寒疝引痛欲死，敛痈疽久溃不收，及小儿脾弱慢惊，并须制熟用之。附子为阴证要药，凡伤寒阴证厥逆，直中三阴，及中寒夹阴，虽身热而脉沉细，或浮虚无力者，非此不治。或厥冷腹痛，脉沉细，甚则唇青囊缩者，急须生附以峻温散之。《本经》治风寒咳逆，当是阴寒呃逆，亥豕之谬。详《本经》所主诸证，皆阴寒之邪，乘虚客犯所致。其主金疮者，是伤久气血虚寒，不能收敛，非血出不止之金疮也。《别录》又主腰脊风寒，脚气疼弱，心腹冷痛等病，总取温经散寒之力耳。附子禀雄壮之质，有斩关夺将之能，能引补气药行十二经，以追复散失之元阳；引补血药入血分，以培养不足之真阴；引发散药开腠理，以驱逐在表之风寒；引温暖药达下焦，以祛除在里之冷湿。附子以白术为佐，乃除寒湿之圣药。然须并用生者，方得开通经络。若气虚热甚，宜少用熟附，以行参、芪之力。肥人多湿，亦宜少加乌、附行经。附子得干姜、炙甘草，名四逆汤，主少阴经寒证。得桂枝、甘草、姜、枣，名桂枝附子汤，治风湿相搏，身体疼烦，不能转侧。得白术、甘草、姜、枣，名术附汤，治风虚头重眩极。得麻黄、细辛，名麻黄附子细辛汤，治少阴病发热脉沉。得大黄、芩、连，名附子泻心汤，治心下痞而恶寒汗出。得大黄、细辛，名大黄附子汤，治胁下偏痛，发热脉弦紧。得参、术、苓、芍，名附子汤，治少阴病始得之，背恶寒。得茯苓、白术、芍药、生姜，名真武汤，治少阴病腹痛，小便不利，四肢疼痛自利。得干姜、葱白，名白通汤，治少阴病利下脉微，若厥逆无脉，干呕而烦，面色赤，加葱白以通阳气。此皆得配合之神妙，能起死回生于反掌间，生熟各随本方。赵嗣真云：生附配干姜，补中有发；熟附配麻黄，发中有补。宜生宜熟，不出此中妙用也。至于崔氏八味丸，用为少阴向导，后世认为补药，误矣。东垣治阴盛格阳，面赤目赤，烦渴引饮，脉来七八至，但按之即散者，用干姜附子汤，加人参半斤，服之得汗而愈。时珍云：阴寒在下，虚阳在上，治之以寒，则阴气愈盛；治之以热，则拒而不纳。热药冷服，下咽之后，冷性既消，热性便发，病气随愈，此热因寒用之法也。附子性沉着，温脾逐寒；乌头性升发，温脾去风。若寒疾即用附子，风疾即用乌头，二药俱走而不守，故堕胎为百药长。然妊娠脉弦发热，胎胀恶寒，小腹如扇，《金匮》用附子汤以安其胎，此神圣之妙用也。若伤寒发热头痛皆除，热传三阴而见厥逆脉沉。此厥深热深之候，证必先发热头痛，七八日或十余日后，而见厥冷脉沉。此为阳厥，大便必不泻而闭。及温疫热伏厥逆，与阴虚内热，火郁于内而恶寒者误用，不旋踵告变矣。附子乃退阴回阳必用之药，近世疑而不用，直待阴极阳竭，而用已迟矣。且夹阴头痛，足冷，上热下寒，阴邪内盛，阳气外衰，急需人参健脉以益其原，佐以附子温经散寒。舍此不用，将何救之？

川乌头 辛热，有毒。入祛风药，同细辛、黑豆煮；入活络药，同甘草炮制。按乌头乃附子之母，春生新附，即采其母。诸家本草未尝发明，但云春采者为乌头。故举世误认乌头为春时取附子之小者，往往以侧子代用，误人多矣。反半夏。

【发明】乌头得春升之气，故治风为向导。主中风恶风，半身不遂，风寒湿痹，心腹冷痛，肩髀痛不可俯仰，及阴疽久不溃者。溃久疮寒，歹肉不敛者，并宜少加，以通血脉，惟在用之得宜。小儿慢惊搐搦，涎壅厥逆，生川乌、全蝎，加生姜煎服效。其乌附之尖为末，茶清服半钱，吐癫痫风痰，取其锐气，从下焦直达病所，借茶清涌之而出。夫药之相反者，以乌头、半夏为最，而《金匮》赤丸及《普济方》，俱二味同用，非妙达圣义者，难以语此。

天雄 辛温，大毒。即附子之独颗无附，大倍附子者。制法与附子同。

《本经》主大风，寒湿痹，历节痛，拘挛缓急，破积聚邪气，金疮，强骨髓，轻身健行。

【发明】天雄禀纯阳之性，补命门三焦，壮阳精，强肾气，过于附子，故《本经》用以治大风寒，开湿痹历节拘挛诸病。阳气衰痿者，佐人参用之。天雄、附子，性皆下行，若上焦阳虚者，当用参、芪，不当用此也。且乌附之尖，皆是向下生者，其脐乃向上生苗处。宗奭、元素，皆误认尖为上，惟震亨以为下部之佐者，得之《肘后》三建汤，治元阳素虚，寒邪外入，厥冷脉沉，及伤寒阴毒，川乌、附子、天雄，炮制等分，每服四钱，加生姜十五片温服。《金匮》治男子失精，用天雄、龙骨、桂枝、白术为散，酒服半钱。《淮南》用天雄一枚，纳雄鸡腹中，煮烂捣食之，令人勇，取壮肝肾之气也。

侧子即萴子 辛热，大毒。

【发明】侧子乃散生乌附之旁侧，体无定在，其气轻扬，宜其发散四肢，充达皮毛，为治风之药。唐·元希声治瘫痪有侧子汤，见《外台秘要》。又附子之初生琐细未成者，曰漏篮，言其小而篮不能盛，漏出篮下也，专治冷漏恶疮。

草乌头一名毒公 辛热，大毒。即乌头之野生者，或生用，或炮用，各随本方。有两歧相合，如乌之喙者，名乌喙。

《本经》主中风恶风，洗洗出汗，除寒湿痹，咳逆上气，破积聚寒热。其汁煎之名射罔，杀禽兽。

【发明】草乌头、射罔乃至毒之物，非若川乌头、附子之比。自非风顽急疾，不可轻投。此药只能搜风胜湿，开顽痰，治顽疮，以毒攻毒而已。《本经》治恶风洗洗汗出，但能去恶风，而不能回阳散寒可知。昔人病风癣，服草乌头、木鳖子药过多，甫入腹遂麻痹不救。乌附五种，主治攸分。附子大壮元阳，虽偏下焦，而周身内外无所不至；天雄峻温不减于附，而无顷刻回阳之功；川乌专搜风湿痛痹，却少温经之力；侧子善行四末，不入脏腑；草乌悍烈，仅堪外治。此乌附之同类异性者，至于乌喙禀气不纯，服食远之可也。

射罔 苦温，大毒。人中射罔毒，以甘草、蓝汁、小豆叶、浮萍、冷水、荠苨，皆可一味御之。

【发明】乌喙、射罔，至毒之药，虽有治尸疰癥坚，瘰疬毒肿及蛇咬，先取涂肉四畔，渐渐近疮，习习逐病至骨。疮有热脓及黄水者，方可涂之。若无脓水，有生血及新伤破，即不可涂，立能杀人。

白附子 辛甘温，小毒。

【发明】白附子纯阳，引药势上行，乃阳明经药。治肝气风癣阴痒，洗䵟黯入面脂用。其性燥血耗气，是以类中风证，虽有痰壅禁用。小儿慢惊勿服。

天南星《本经》名虎掌苦辛温，有毒。治风痰生用，须以矾汤浸；若熟用，以湿纸包，于煻火中炮制用。造胆星法：以南星磨末筛去皮，腊月入黄牛胆中，悬当风处干之，年久多拌者良。或兼蜂蜜以润其燥，但色易黑，不能久藏。

《本经》主心痛寒热结气，积聚伏梁，伤筋，痿，拘缓，利水道。

【发明】天南星之名，始自《开宝》，即《本经》之虎掌也。以叶取象，则名虎掌；根类取名，故曰南星。虽具二名，实系一物，为开涤风痰之专药。《本经》治心痛寒热结气，即《开宝》之下气利胸膈也；《本经》之治积聚伏梁，即《开宝》之破坚积也；《本经》之治伤筋，痿，拘缓，即《开宝》之治中风、除麻痹也；《本经》之利水道，即《开宝》之散血堕胎也。夫水由血不归经所化，蕴积于经而为湿热，则风从内发，津液凝聚，为肿胀，为麻痹，为眩晕，为颠仆，为口噤身强，为筋脉拘缓，为口眼㖞斜。各随身之所偏，而留着不散，内为积聚，外为痈肿，上为心痛，下为堕胎。种种变端，总由湿热所致。盖缘一物二名，后世各执一例，是不能无两歧之说。即仲淳之明，尚以《开宝》之文，衍之为疏，而《本经》主治，置之罔闻，何怪诸家采集药性，一皆舍本逐末乎？按：天南星味辛而麻，故能治风散血；气温而燥，故能胜湿除痰；性紧而毒，故能攻积拔肿。而治口㖞舌糜，诸风口噤，更以石菖蒲、人参佐之。南星、半夏，皆治痰药也。然南星专走经络，故中风麻痹以之为向导；半夏专走肠胃，故呕逆泄泻以之为向导 《千金》治妇人头风攻目作痛，掘地作坑烧赤，入南星于中，以醋沃之，盖定候冷，为末酒服半钱。《易简》治面生疣子，醋调南星末涂之。其新生之芽曰由跋，《本经》治毒肿结气，《千金方》用之，取其开结热之用耳。

半夏 辛温，有毒。汤浸，同皂荚、白矾煮熟，姜汁拌焙干用，或皂荚、白矾、姜汁、竹沥四制尤妙。咽痛醋炒用，小儿惊痰发搐，及胆虚不得眠，猪胆汁炒。入脾胃丸剂，为细末，姜汁拌，盒作曲，候陈炒用。反乌、附者，以辛燥鼓激悍烈之性也。忌羊血、海藻、饴糖者，以甘腻凝滞开发之力也。

《本经》主伤寒寒热，心下坚，胸胀，咳逆头眩，咽喉肿痛，肠鸣下气，止汗。

【发明】半夏为足少阳本药，兼入足阳明太阴，虚而有痰气，宜加用之，胃冷呕哕方药之最要。止呕为足阳明，除痰为足太阴，柴胡为之使，故小柴胡汤用之。虽为止呕，亦助柴胡、黄芩主往来寒热也。《本经》治伤寒寒热，非取其辛温散结之力软？治心下坚胸胀，非取其攻坚消痞之力软？治咳逆头眩，非取其涤痰散邪之力软？治咽喉肿痛，非取其分解阴火之力软？治肠鸣下气止汗，非取其利水开痰之力软？同苍术、茯苓治湿痰，同瓜蒌、黄芩治热痰，同南星、前胡治风痰，同芥子、姜汁治寒痰。惟燥痰宜瓜蒌、贝母，非半夏所能治也。半夏性燥，能去湿豁痰健脾，今人惟知半夏去痰，不言益脾利水。脾无留湿，则不生痰，故脾为生痰之源，肺为贮痰之器。半夏能主痰饮及腹胀者，为其体滑而味辛性温也。二陈汤能使大便润而小便长，世俗皆以半夏、南星为性燥，误矣。湿去则土燥，痰涎不生，非二物之性燥也。古方治咽痛喉痹，吐血下血，多用二物，非禁剂也。按：《灵枢》云：阳气满，则阳跷盛，不得入于阴，阴虚则目不瞑，饮以半夏汤一剂，通其阴阳，其卧立至。半夏得瓜蒌实、黄连，名小陷胸汤，治伤寒小结胸。得鸡子清、苦酒，名苦酒汤，治少阴咽痛生疮，语声不出。得生姜名小半夏汤，治支饮作呕。得人参、白蜜，名大半夏汤，治呕吐反胃。得麻黄、蜜丸，名半夏麻黄丸，治心下悸忪。得茯苓、甘草，以醋煮半夏，共为末，姜汁面糊丸，名消暑丸，治伏暑引饮，脾胃不和。此皆得半夏之妙用。惟阴虚羸瘦，骨蒸汗泄，火郁头痛，热伤咳嗽，及消渴肺痿，咳逆失血，肢体羸瘦，禁用。以非湿热之邪，而用利窍行湿之药，重竭其津，医之罪也，岂药之咎哉！

蚤休即草紫河车，金线重楼，俗名七叶一枝花　苦微寒，有毒。

《本经》主惊痫摇头弄舌，热气在腹中。

【发明】蚤休，足厥阴经药，能治惊痫疟疾，瘰疬痈肿。详《本经》主治，总取开结导热，而惊痫摇头弄舌之热邪自除，元气虚者禁用。醋磨，敷痈肿蛇毒，有效。

鬼臼《本经》名九臼，一名天臼，一名马目毒公。又有术律草、害母草、独脚莲、羞天花、琼田草、山荷叶、八角盘、唐婆镜、鬼药、爵犀、解毒等名　辛温，有毒。

《本经》主杀蛊毒，鬼疰精物，辟恶气不祥，逐邪，解百毒。

【发明】鬼臼辛温，以毒攻毒之猛药。《本经》杀鬼疰蛊毒，辟恶逐邪，宁无顾名思实之意？其治邪痫①阴疽蛇毒用之，《良方》一字神散。治子死腹中，无灰酒下一钱，立效。射工中人，寒热发疮，鬼臼叶一握，苦酒捣汁服一升，日二次效。

射干《本经》名乌扇。其叶丛生，横铺一面，如乌翅及扇之状，故有乌翣、乌吹、乌蒲、风翼、鬼扇、扁竹、仙人掌等名　苦辛微温，有毒。米泔浸，煮熟炒用。

《本经》主咳逆上气，喉痹咽痛，不得消息，散结气，腹中邪逆，食饮大热。

【发明】苦能下泄，辛能上散。《本经》治咳逆上气，喉痹咽痛，不得消息，专取散结气之功，为喉痛咽痛要药。痘中咽痛，随手取效，以其力能解散毒郁也。治腹中邪逆，食饮大热，是指宿血在内发热而言，即《别录》疗老血在心脾间之谓。《金匮》治咳而上气，喉中水鸡声，有射干麻黄汤。又治疟母，鳖甲煎丸用乌扇烧过，取其降厥阴之相火也。火降则血散肿消，而痰结自解。《千金》治喉痹有乌扇膏，中射工毒生疮，乌扇、升麻煎服，以滓敷疮上效；治便毒，射干同生姜煎服，利两三行即效。以其性善降，服之必泻，虚人禁用。苗名鸢尾，根名鸢头，又名东海鸢头，《千金》治蛊毒方用之。

玉簪根即白鹤花　苦辛温，有毒。

【发明】玉簪入骨软坚，故能下骨鲠，以根捣自然汁，于竹筒灌入喉，不可着牙齿，刮骨取牙，玉簪根干者一钱，白砒三分，白硇七分，硼砂三分，威灵仙三分，草乌头一分半为末，点少许疼处，自落。

凤仙子又名急性子　苦温，小毒。

【发明】凤仙子性最急速，故能透骨软坚、通窍，搜顽痰，下死胎积块，噎膈骨鲠。治狂痴，胜金丹用之，取其性急，领砒

---

① 痫：原作"疟"据光绪本改。

药吐泄也。庖人煮肉硬者，投子数粒即易烂，是其验也。性与玉簪根同，不可着齿，多食戟人咽。入砒点疼牙即落，同独瓣蒜捣涂痞块即消，加麝香、阿魏尤捷。花，治蛇伤，擂酒服之即解。

曼陀罗花 实名风茄　辛温，有毒。

【发明】此花浸酒治风，少顷昏昏如醉，动火之患也，故麻药为之首推。八月采此花，七月采麻子花，阴干等分为末，热酒调服三钱，少顷昏昏如醉，剜疮炙火，宜先敷此，则不觉苦也。寒湿脚气，煎汤洗之。

羊踯躅 即闹羊花　辛温，大毒。恶诸石及面，不入汤剂。

《本经》主贼风在皮肤中淫淫痛，温疟，恶毒，诸痹。

【发明】羊踯躅治中风瘫痪，性祛风寒湿邪，故可以治诸痹恶毒，正与《本经》之治相符，用其毒以攻毒也。然须谅病人虚实而用，《和剂局方》伏虎丹中用之。南方治蛊毒有踯躅花散，其性之猛烈可知。此物有大毒，曾有人以根入酒饮，遂至于毙。不可近眼，令人昏翳。同天南星、川乌、草乌助虐尤甚，中其毒者，以绿豆解之。

芫花 苦辛温，有毒。陈者良，水浸一宿，晒干醋炒，以去其毒。弘景曰：用者微熬，不可近眼，反甘草。

《本经》主咳逆上气，喉鸣咽肿短气，蛊毒鬼疟，疝瘕，痈肿，杀虫鱼。

【发明】芫花消痰饮水肿，故《本经》治咳逆咽肿，疝瘕痈毒，皆是痰湿内壅之象。仲景治伤寒表不解，心下有水气，干呕发热而咳，或喘或利者，小青龙汤主之。若表已解，有时头痛，汗出恶寒，心下有水气，干呕，痛引两胁，或喘或咳者，十枣汤主之。盖小青龙汤驱逐表邪，使水气从毛窍而出，《内经》开鬼门法也。十枣汤驱逐里邪，使水气从大小便而泄，《内经》洁净府，去菀陈莝法也。芫花、大戟、甘遂之性，逐水泻湿，能直达水饮窠囊隐僻处，取效甚捷。不可过剂，泄人真元。

本
经
逢
原

　　莞花　苦寒，有毒。熬黄用，芫花叶尖如柳，花紫似荆；莞花苗茎无刺，花细色黄，与芫花绝不相似。或言无莞花以芫花代之，性相近耳。

　　《本经》主伤寒温疟，下十二经水，破积聚大坚癥瘕，荡涤肠胃中留癖饮食，寒热邪气，利水道。

　　【发明】莞花苦辛，能破积聚癥瘕，治痰饮咳逆，去咽喉肿闭。《本经》治伤寒温疟者，即苦寒以攻蕴积伏匿之邪也。言下十二经水，又治饮食寒热邪气者，以其苦寒峻利，饮食之邪，亦得荡涤，而寒热自除也。仲景用此止利以行水，水去则利止矣。又小青龙汤云：若微利者，去麻黄加莞花，盖亦取其利水也。愚按：芫花、莞花，虽有辛温开表、苦寒走渗之不同，而破结逐水之功用仿佛。《本经》虽无芫花利水之说，而仲景十枣汤专行利水。是以药肆皆不辨混收，医家亦不辨混用，犹夫食谷得以疗饥，食黍亦可疗饥，混用可无妨碍？若矾石、礜石，字形相类，药状亦相类，可不辨而混用耶？

　　莽草一名葞，即鼠莽，本作茵字。此物有毒，食之令人迷罔，故名。山人以之毒鼠，渔人以之毒鱼，与醉鱼草总一类　辛温，有毒。

　　《本经》主头风，痈肿，乳痈，疝瘕，除结气，疥瘙，杀虫鱼。

　　【发明】莽草大毒，善杀鱼鼠，其性可知。《本经》治疝瘕结气，荡涤在内之宿积也。疗痈肿头风，搜逐在外之邪毒也。但性最猛烈，服之令人瞑眩。《千金方》每与茵芋同为搜风涤恶之峻剂，近世罕能用之。惟毒鱼之外，仅以浴顽痹湿风，及煎漱虫牙，然沐时勿令人眼。中其毒者，惟草紫河车磨水服之可解，黑豆煮汁服之亦解。以豆汁浇莽根则烂，物类之相制如此。至于茵芋，人所未识，毋怪近世医术之卑也。

　　茵芋　苦辛温，有毒。生泰山川谷，春生苗，高三四尺，茎赤叶似石榴而短厚，又似石南，四月开细白花，五月结实，今彭城、海盐、杭州、雍州、绛州、华州皆有。四月采叶，七月采茎，阴干用之。

《本经》主五脏邪气，心腹寒热，羸瘦如疟状，发作有时，诸关节风湿痹痛。

【发明】茵芋大毒，世亦罕用。《本经》虽有治羸瘦如疟状一语，皆是五脏有邪气，心腹寒热所致，非能疗虚羸寒热也。其治关节风湿痹痛，是其正治。时珍曰：《千金》、《外台》诸方治风痫有茵芋丸，治风痹有茵芋酒，治妇人产后中风有茵芋膏，风湿诸方多用之。茵芋、石南、莽草，皆古人治风妙品，近世罕知。

钩吻《本经》名野葛，红花者名火把草，黄花者名黄藤，《千金》名黄野葛　辛温，大毒。

《本经》主金疮乳痓，中恶风，咳逆上气水肿，杀鬼疰蛊毒。

【发明】野葛之毒，甚于戈戟，故有钩吻之名。而风毒蛊疰用之，以毒攻毒，苟非大剧，亦难轻用。紫者破血结，青者破痰积。其叶与黄精叶相似，但钩吻叶有毛钩二个，黄精叶似竹叶而无毛钩，可以明辨。误食钩吻叶，饮冷水即死。以死尸悬树上，汁滴在地，即生菌子，收之名菌药，毒于野葛。蕹菜捣汁解之，取蕹菜汁滴野葛苗即萎死。中野葛毒，急不可得蕹菜，多饮甘草汁、人屎汁，或白鸭血、白鹅血、羊血灌之亦解。

蔓 草 部

菟丝子《本经》名菟蒌　辛甘平，无毒。酒煮捣烂作饼，焙干用。雷公曰：凡使勿用天碧草子，真相似，只是味酸涩并黏也。菟丝最难得真，有人以子种出，皆水犀草。今药肆所卖，俱系此类，然服亦有微功，不似假石莲子之大苦大寒，大伤胃气，伐人天元也。至贱之物，尚尔若此，况珍贵之品，能无伪乎？

《本经》主续绝伤，补不足，益气力，肥健人。

【发明】菟丝子去风明目，肝肾气分药也。其性味辛温质粘，与杜仲之壮筋暖腰膝无异。五味之中，惟辛通四气，复兼四味。《经》曰：肾苦燥，急食辛以润之。菟丝子、五味子之属是也。与辛香燥热之辛，迥乎不同，此补脾、肾、肝三经要药。《本经》言续绝伤，补不足，益气力，肥健人者，三经俱实，而绝伤续，不足补，气力长，令人肥健矣。其功专于益精髓，坚筋骨，止遗泄，主茎寒精出，溺有余沥，去膝胫酸软，老人肝肾气虚，腰痛膝冷，合补骨脂、杜仲用之，诸经膜皆属于肝也。气虚瞳子无神者，以麦门冬佐之，蜜丸服效。凡阳强不痿，大便燥结，小水赤涩者勿用，以其性偏助阳也。

五味子 酸温，无毒。产辽东者佳。微焙捣碎用。

《本经》主益气咳逆上气，劳伤羸瘦，补不足强阴，益男子精。

【发明】五味子，右肾命门本药。《本经》主咳逆上气，强阴益男子精，心肾不交者宜之。兼入肺、肾二经，味酸而敛耗散之金，性温而滋不足之水。生津止渴，益气强阴，壮水镇阳，收瞳子散大，定喘敛汗。加干姜，治冬月肺寒咳嗽；同人参门冬，治夏月精神困乏。而虚热久嗽，不可误用表散，须以此去核之辛温助火，但用皮肉之酸咸以滋化之。不宜多用，恐酸收太过，反致闭遏而成虚热也。黄昏嗽乃火浮于肺，不宜凉药，宜五味子敛而降之。但风邪在表，痘疹初发，一切停饮，肺家有实热者，皆当禁之。

覆盆子 《本经》名蓬蘽 甘平微温，无毒。酒浸一宿，炒用。

《本经》主安五脏，益精气长阴，令人坚强志，倍力有子，久服轻身不老。

【发明】覆盆子乃蓬蘽之实，《本经》言蓬蘽者，蘽即实也。

或云蓬蘽是覆盆苗，分之为二，殊为未当。宗奭云：覆盆益肾脏，缩小便，服之当覆其尿器，故名。《本经》专于暖子脏，服之令人多子。《别录》言益气轻身，令发不白。甘温补血，与桑椹同功，惟秦地山中有之。近世真者绝罕，药肆每以树莓代充。欲验真伪，以酒浸之，色红者是真，否即是假。

使君子 甘温，无毒。微煨，去壳。

【发明】凡杀虫药都是苦辛，惟使君子甘而杀虫，不伤脾胃。大人小儿有虫病者，每月上旬，清晨空腹食数枚，或为散肥汤服之，次日虫从大便出。忌饮热茶，犯之即泻。凡虫皆脾胃虚弱，饮食停滞而生。此物甘温，既能杀虫，又益脾胃，所以能敛虚热而止泻，为小儿虫积上药。

木鳖子 土木鳖苦温，小毒；番木鳖苦寒，大毒。又附子之初生未成者，曰漏篮子。《炮炙论》名木鳖子，与此不同。

【发明】木鳖有二种，有壳者曰土鳖，去壳捣烂，帛裹塞鼻，起倒睫拳毛。又为末唾调，贴痔痛，七日即消。一切痈肿，醋磨涂之。一种无壳者曰番鳖，治热病喉痹作痛，和山豆根、青木香磨汁咽之。斑疮入眼，番木鳖半个，同轻粉、冰片、麝香为末，左目吹右耳，右目吹左耳，日二次，斑疮自退。又能毒狗，狗性大热，此性大寒，寒热相反，激之使然。

马兜铃 苦辛微寒，无毒。去壳，微焙用。

【发明】诸药之性轻浮者，皆能人肺散气，灯心、马勃之属皆然。诸家言其性寒，专于劫痰定喘，不知其苦中带辛，寒中带散，是以肺热痰喘，声音不清者宜之。钱氏补肺阿胶散用之，取其清热降气，邪去则肺安矣。性善涌泄，故《纂要》治蛇蛊毒，一味浓煎，服之探吐，其毒即解。婴儿麻疹内陷，喘满声暗者，宜加用之。若肺冷金寒，喘嗽失音者禁用。

青木香 即马兜铃根 辛苦微寒，无毒。

【发明】青木香苦寒香细，入足少阴，善降阴气上逆，故治风温，葳蕤汤用之，并治痈肿痰结气凝诸痛。《唐本》治热肿蛇毒，水磨敷之。《肘后》治蛊毒，酒水和煎服之，毒从小便出。昔人言多服令人吐利，肺寒咳嗽，寒痰作喘，胃虚畏食人勿服，以其辛香走窜也。

预知子 苦寒，无毒。《大明》曰温。

【发明】预知子专杀虫疗蛊，其治痃癖蛇毒，总是杀虫之功，相传取子二枚，缀衣领上，遇有蛊毒，则闻其子有声，故名预知，蜀人极贵重之。

牵牛 苦辛温，有毒。东垣云：辛热有毒。有黑白二种，名黑丑、白丑。凡用生磨取头末。

【发明】牵牛，专一行水，峻下之剂。白者属金利肺，治上焦痰饮，除壅滞气逆，通大肠风秘，除气分湿热；黑者属水泻肾，而兼泻脾胃之湿，消肿满脚气，利大小便秘。但病在血分，或病人稍弱而痞满者，不可用。东垣云：牵牛非神农药也。《名医续注》云：味寒能除湿气，利小便，治下注脚气。此说气味主治俱误。凡用牵牛，少则动大便，多则泄下如水，乃泻气之药。其味辛辣，久嚼猛烈雄壮，所谓苦寒安在哉？夫湿者，水之别称，有形者也。若受湿气，不得施化，致大小便不通，宜暂用之。况牵牛只能泄气中之湿热。不能除血中之湿热，每见酒食过伤病痞者，多服牵牛散，取快一时，药过仍痞，以致久服脱人元气，犹不知悔也。东垣治下焦虚肿，天真丹用牵牛，以盐水炒黑，佐沉香、杜仲、补骨脂、官①桂诸药，深得补泻兼施之妙用，方见《医学发明》。

紫葳—名凌霄　酸微寒，无毒。

《本经》主妇人产乳余疾，崩中癥瘕，血闭寒热，羸瘦，养胎。

---

① 官：原作"观"，音近致误。

【发明】凌霄花，手、足厥阴血分药也。能去血中伏火。《本经》主妇人崩中癥瘕，又治血闭寒热羸瘦。云养胎者，以有积瘀在内，瘀散则胎自安也。与《金匮》桂枝[①]茯苓丸中用桃仁、丹皮，治妊娠癥瘤害无异，癥瘕血闭，血气刺痛，疬风恶疮多用之，皆取其散恶血之功也。若无瘀血而胎息不安者，禁用。

旋花一名缠枝牡丹　甘辛温，无毒。制雄黄。

《本经》主面皯黑色，媚好，益气。根主腹中寒热邪气。

【发明】凡藤蔓之属，象人之筋，所以多治筋病，旋花根细如筋可噉。《本经》言：主腹中寒热邪气，《别录》言：其久服不饥。时珍自京师还，见北地车夫每载之，云暮归煎汤饮，可补损伤，则益气续筋之说，尤可征矣。筋被斫断者，用旋花根捣汁沥断处，仍以滓敷，日三易，半月即续。

蔷薇子名营实　酸温，无毒。

《本经》营实主痈疽恶疮，结肉跌筋，败疮热气，阴蚀不瘳，利关节。

【发明】蔷薇乃野生之白花者，性专解毒，其实兼能散结，结肉跌筋，败疮阴蚀，皆得疗之。《本经》所主，皆言其实，根能入阳明经，除风杀虫，故痈疽疮癣常用之。《千金》治消渴尿多，以根煮饮，又治口疮之神药。《圣惠》治小儿遗尿，酒煮服之。皆取其温足阳明，而足太阳受荫矣。

月季花俗名月月红　甘温，无毒。

【发明】月季花为活血之良药，捣敷肿疡用之。痘疮触犯经月之气而伏陷者，用以加入汤药即起，以其月之开放，不失经行常度。虽云取义，亦活血之力也。

瓜蒌实　甘寒，无毒。去壳纸包，压去油用。反乌、附。

【发明】瓜蒌实，甘寒润燥，宜其为治嗽消痰止渴之要药，

---

① 枝：原作"心"，据文义改。

以能洗涤胸膈中垢腻郁热耳。仲景治胸痹痛引心背①，咳唾喘息，及结胸满痛，皆用瓜蒌实，取其甘寒不犯胃气，能降上焦之火，使痰气下降也。其性较瓜蒌根稍平，而无寒郁之患。但脾胃虚及呕吐自利得，不可用。

瓜蒌根 即天花粉　苦寒，无毒。反乌、附。

《本经》主消渴身热，烦满大热，补虚安中，续绝伤。

【发明】瓜蒌根性寒，降膈上热痰，润心中烦渴，除时疾狂热，祛酒瘅湿黄，治痈疡，解毒排脓，《本经》有补虚安中续绝伤之称，以其有清胃祛热之功，火去则中气安，津液复则血气和，而绝伤续矣。其性寒降，凡胃虚吐逆，阴虚劳嗽误用，反伤胃气，久必泄泻喘咳，病根愈固矣。凡痰饮色白清稀者，皆当忌用。

土瓜根 即王瓜根　苦寒，无毒。藏器云：有小毒。

《本经》主消渴内痹，瘀血月闭，寒热酸疼，益气愈聋。

【发明】王瓜产南方者，禀湿热之气最盛，患疮肿痈毒者食之，为患转甚；产北地者，得春升之气最先，患消渴内痹者用之，其效颇捷。其根治黄疸消渴，与瓜蒌之性，不甚相远，但不能安中补虚，续绝伤，调和经络诸血也。《金匮》治妇人经水不调，带下少腹满，一月再见者，土瓜根散主之，深得《本经》主瘀血月闭之旨，方用土瓜根、芍药、桂心、䗪虫等分为末，酒服方寸匕，日三服。苏颂治小儿发黄，土瓜根生捣汁服三合，不过三次效。又治黄疸变黑，土瓜根汁平旦温服一小升，午刻黄水从小便出。其治寒热酸疼，皆祛湿热之验。南阳治阳明经热，大便不通，削之为导，以下湿热。其子治肺痿吐血，肠风泻血，赤白痢，及反胃吐食。惜乎世医未知用也。

葛根　甘平，无毒。色白者良。入阳明表药生用，胃热烦渴

---

① 背：原作"肾"，据文义改。

煨熟用。

《本经》主消渴身大热，呕吐诸痹，起阳气，解诸毒。

【发明】葛根性升属阳，能鼓舞胃中清阳之气，故《本经》主消渴身热呕吐，使胃气敷布，诸痹自开。其言起阳气解诸毒者，胃气升发，诸邪毒自不能留而解散矣。葛根乃阳明经之专药，治头额痛、眉棱骨痛、天行热气呕逆，发散解肌，开胃止渴，宣斑发痘。若太阳经初病，头脑痛而不渴者，邪尚未入阳明，不可便用，恐引邪内入也。仲景治太阳阳明合病自利，反不利但呕者，俱用葛根汤。太阳病下之，遂利不止，喘汗脉促者，葛根黄芩黄连汤。此皆随二经表里寒热轻重而为处方，按证施治，靡不应手神效。又葛根葱白汤，为阳明头痛仙药。斑疹已见点，不可用葛根、升麻，恐表虚反增斑烂也。又葛根轻浮，生用则升阳生津，熟用则鼓舞胃气，故治胃虚作渴，七味白术散用之。又清暑益气汤，兼黄柏用者，以暑伤阳明，额颅必胀，非此不能开发也。

花，能解酒毒，葛花解醒汤用之，必兼人参。但无酒毒者不可服，服之损人天元，以大开肌肉，而发泄伤津也。

天门冬 即天棘根 甘寒，无毒。焙热去心用，肥白者良。忌鲤鱼。

《本经》主诸暴风湿偏痹，强骨髓，杀三虫，去伏尸，久服轻身益气，延年不饥。

【发明】天门冬，手太阴肺经气分药，兼通肾气，咳逆喘促，肺痿肺痈，吐血衄血，干咳痰结。其性寒润能滋肺，肺气热而燥者宜之。肺为清虚之脏，凉则气宁，热则气腾。天门冬能保肺，使气不受火扰，合地黄、麦门冬，主心肺虚热，咳吐脓血。又能治热淋，同参、芪定虚喘，盖肺肃则气化乃出。若脾虚而泄泻恶食者，虽有前证，亦莫轻投，以其降泄太过也。时珍云：天门冬清金降火，益水之上源，故能下通肾气，人滋补方用之有效。若脾胃虚寒人，久服必致滑肠，反成痼疾，以性寒能利大肠故也。《本经》治诸暴风湿偏痹，盖热则生风，暴则属火，偏痹者湿热所致。故治风先清火，清火在养阴也。其三虫伏尸，皆脾肾湿热所化，清二经湿热，则无三虫伏尸之患矣。又能延年不饥，故辟谷方多用之。

百部 苦微甘，小毒。肥白者良。抽去心用，则不烦闷。

【发明】百部为杀虫要药，故肺热劳瘵喘嗽，有寸白虫宜之，蛲虫痫及传尸骨蒸多用之。时珍云：天麦门冬之类，皆主肺痰，但百部气温，肺胃寒者宜之；二冬性寒，肺胃热者宜之。脾胃虚人勿用，以其味苦伤胃也。又浓煎洗牛马虱，树木虫蛀，用填孔中，更削杉木塞之，其虫即死。杀虫之功，于此可知。

何首乌一名夜交藤 苦涩微温，无毒。其形圆大者佳，须赤白并用。制法以竹刀刮去皮，拌黑豆九蒸九晒，候用。禁犯铁器，忌莱菔、诸血，勿与天雄、乌、附、姜、辛、仙茅等同用，为其性敛味涩也。

【发明】何首乌，足厥阴、少阴药也。性禀阴中之阳，产南方者最胜。北地所生，虽极大者，殊不足珍，以地偏属阴，而无阳生之力也。白者属气分，赤者属血分，肾主闭藏，肝主疏泄。以此气温味苦涩，苦走肾，温补肝，能收敛精气，所以养血益肝，固精益肾，健筋骨，乌须发，为滋补良药。不寒不燥，功在地黄、天门冬诸药之上。气血大和，则风虚斑肿瘰疬之疾可愈。生则性兼发散，主寒热痎疟，及痈疽背疮皆用之。今人治津血枯燥及大肠风秘，用鲜者数钱煎服即通，以其滋水之性最速，不及封藏，即随之而下泄也。与苁蓉之润燥通大便无异，而无助火之虞。肠风脏毒，用干者为末，米饮日服二三钱有效。盖其内温肝肾，外祛少阴风热之验也。丹方治久疟，用生干何首乌一两，柴胡三钱，黑豆随年数加减，煎成露一宿，清晨热服。若夜疟尤效，乃散中寓收，补中寓散之法。

草薢　苦甘平，无毒。产川中、大块色白而松脆者为萆薢。若色黄赤者，指菝葜也。一种小块质坚韧者为土萆薢，不堪入药。忌茗、醋。

《本经》主腰脊痛，强骨节，除风寒湿周痹，恶疮不瘳，热气。

【发明】草薢苦平，胃与肝家药也。入肝搜风，《本经》主腰脊痛，强骨节。入肝祛风，入胃祛湿，故《本经》主寒湿周痹，恶疮热气等病。昔人称其摄精之功，或称逐水之效，何两说相悬耶？不知胃气健旺则湿浊去，而肾无邪湿之扰，肾脏自能收摄也。杨氏萆薢分清饮专主浊病，正得此意。又主阴痿失溺，老人五缓者，总取行阳之力，以利关节、助健运也。若阴虚精滑，及元气下陷，不能摄精，小便频数，大便引急者误用，病必转剧，以其温散不利于阴也。菝葜与萆薢相类，《别录》主腰背寒痛风痹，皆取祛湿热、利水、坚筋骨之义。

土茯苓俗名冷饭团　甘淡平。无毒。忌铁器。

【发明】土茯苓古名山牛，入胃与肝肾。清湿热，利关节，止拘挛，除骨痛，主杨梅疮，解汞粉毒。时珍云：杨梅疮起于岭南，风土炎热，岚瘴熏蒸，挟淫秽湿热之邪，发为此疮。今则遍行海宇，类有数种，治之则一，属厥阴、阳明。如兼少阴、太阳、阳明，发于咽喉；兼太阳少阳，发于头角。盖相火寄在厥阴，肌肉属于阳明，若用轻粉劫剂，毒气窜入经络筋骨，莫之能出，变为筋骨挛痛，发为结毒，遂成痼疾。方用土茯苓一两，薏苡、忍冬、防风、木瓜、木通、白鲜皮各五分，皂荚子四分，人参、当归各七分，日服三次，忌饮茶、烧酒，及牛、羊、鸡、鹅、鱼、肉、麸、面、盐、酱，并戒房劳百日，渴饮土茯苓汤，半月痊愈。

白蔹　苦甘辛微寒，小毒。反乌、附，解狼毒毒。

《本经》主痈肿疽疮，散结气，止痛，除热，目中赤，小儿惊痫，温疟，女子阴中肿痛，带下赤白。

【发明】白蔹性寒解毒，敷肿疡疮，有解散之力，以其味辛也。但阴疽色淡不起，胃气弱者，非其所宜。《本经》治目赤，惊痫，温疟，非取其解热毒之力欤？治阴肿带下，非取其去湿热之力欤？《金匮》薯蓣丸用之，专取其辛凉散结，以解风气百疾之蕴蓄也。世医仅知痈肿解毒之用，陋哉！同地肤子治淋浊失精，同白及治金疮失血，同甘草解狼毒之毒。其辛散之功可知，而痈疽已溃者不宜用。

山豆根 苦寒，无毒。

【发明】山豆根大苦大寒，故能治咽喉诸疾。苏颂言：含之咽汁，解咽喉肿痛极妙。或水浸含漱，或煎汤细呷。又解痘疹热毒，及喉痹药皆验。盖咽证皆属阴气上逆，故用苦寒以降之。《开宝》言：解诸药毒，止痛，消疮肿毒，发热咳嗽，善治人马急黄，杀小虫。时珍云：腹胀喘满，研末汤服。血气腹胀，酒服三钱。卒患热厥心痛，磨汁服。总赖苦寒以散之，但脾胃虚寒作泻者禁用。

黄药子 苦平，无毒。

【发明】黄药子治诸恶肿疮瘘喉痹，及蛇犬咬毒，研水服之，并用外涂。《千金》治瘿疾，以黄药子半斤，无灰酒一升，浸药，固济瓶口，糠火煨，候香，瓶头有津即止，时饮一杯，不令绝，三五日即消；勿饮，不尔令人项细也。又专治马牛心脾热病。

白药子叶名剪草 辛凉，无毒。

【发明】白药子辛凉解毒，故能治金疮出血太多发热，用以凉血清热，则痛自止，肌自生。又主喉中热塞不通，时常痛肿，醋煎细呷。治诸骨鲠，在上即吐出，在下即便出。解野葛、生金、巴豆药毒。又治马脾肺热病。

威灵仙 苦辛温，小毒。

【发明】威灵仙性善下走，通十二经，故能宣通五脏，治胃脘积痛，脚胫痹湿，痛风之要药。消水破坚积，朝食暮效。辛能散邪，故主诸风；温能泄水，故主诸湿。而痘疹毒壅于上，不能下达，腰下胫膝起灌迟者，用为下引立效。其性利下，病人壮实者，诚有殊效。气虚者服之，必虚泻而成痼疾，以其耗血走气也。血虚而痛，不因风湿者勿服。

茜草 _{《素问》名蘆茹，又名茹蘆，俗名血见愁} 苦辛微温，无毒。

《本经》主寒湿风痹，黄疸，补中。

【发明】茜根色赤而性温，味苦而带辛，色赤入营，性温行滞，味辛入肝，手、足厥阴血分药也。《本经》又以治寒湿风痹黄疸者，是湿热之邪，痹着营分，用以清理邪湿，则脾胃健运，寒湿风痹，无所留着，而黄疸自除矣。其治女子经水不通甚效，详《素问》四乌鰂一蘆茹丸，治妇人脱血血枯，《千金翼》治内崩下血，皆取以散经中瘀积也。病人虽见血证，若泄泻饮食不进者勿服。

防己 辛苦寒，有毒。

《本经》主风寒温疟，热气诸病，除邪，利大小便。

【发明】防己辛寒纯阴，主下焦血分之病，性劣不纯，善走下行，长于除湿。以辛能走散，兼之气悍，故主风寒温疟，热气诸病，除邪，利大小便，此《本经》主治也。《别录》疗水肿，膀胱热，通腠理，利九窍，皆除湿之功也。弘景曰：防己是疗风水要药。汉防己是根，入膀胱，去身半以下湿热；木防己是苗，走阳跷，治中风挛急，风痹湿热。《金匮》防己黄芪汤、防己地黄汤、木防己汤、五物防己汤，皆治痰饮湿热之要药，而《千金》治遗尿小便涩，有三物木防己汤，水肿亦有三物木防己汤，总取其通行经脉之力也。能泻血中湿热，通经络中滞塞，险健之类，用之不得其宜，下咽令人心烦，饮食减少。至于去湿热肿痛，下注脚气，膀胱积热，诚通行十二经之仙药也。如饮食劳倦，阴虚内热，以防己泄大便，则重亡其血，其不可用一也；大渴引饮，及久病津液不行，上焦湿热等证，防己乃下焦血药，其不可用二也；外感邪传肺经，气分湿热，而小便黄赤，此上焦气病，其不可用三也。大抵上焦湿热，皆不可用，即下焦湿热，又当审其二便不通利者，方可用之。

木通 原名通草　平淡，无毒。色淡黄细香者佳。

《本经》主除脾胃寒热，通利九窍血脉关节，令人不忘，去恶虫。

【发明】木通，蔓荽根也。入手、足太阳、手少阴、厥阴，泻气分湿热，防己泻血分湿热。脾胃不和，则水道不利，乃致郁为寒热，为肿胀，为淋秘，为痹瘅，俱宜木通淡渗之剂，分利阴阳，则水行火降，脾胃和而心肾平矣。《本经》除脾胃热者，以其通利湿热也；曰通利九窍血脉关节者，以其味淡渗也；曰令人不忘，及去恶虫者，窍利则神识清，湿散则恶虫去。以其通达九窍，行十二经，故又能催生下乳，散痈肿结热。惟胃虚肾冷，及伤寒大便结燥，表虚多汗者禁服，恐重伤津液，耗散胃汁也。时珍曰：木通上能通心清肺达九窍，下能泄湿祛热，岂止利小便而已哉！盖能泄丙丁则肺不受邪，能通水道，水源既清，而诸经之湿热，皆从小便泄去，故导赤散用之。

通草 原名通脱木　平淡，无毒。

【发明】通草轻虚色白，专入太阴肺经。引热下降而利小便；入阳明胃经，通气上达而下乳汁。东垣言：泻肺利小便，治五淋水肿癃闭，取气寒降，味淡而升。仲景当归四逆汤，用以通在里之湿热也。妊妇勿服，以其通窍也。

钩藤 一名钓藤　甘微苦寒，无毒。取钩用良。

【发明】钩藤，手足厥阴药也。足厥阴主风，手厥阴主火，小儿急慢惊痫瘛疭，内钓腹痛，客忤胎风，大人肝风，头旋目眩，妇人带下赤白，皆肝风相火之病，肝木风静火息，则诸证自除矣。

木莲俗名鬼馒头　实甘平涩，叶酸平，无毒。

【发明】木莲，薜荔实也。性耐风霜，严冬不凋，故能治一切风癣恶疮，为利水、治血、通乳要药。古方以木莲二枚，用猪前蹄煎汤，饮汁尽，一日乳汁即通。无子妇人食之，亦能有乳。其叶主背疮，取叶捣绞汁，和蜜饮数升，以渣敷之，后利即愈。煎汤主贼风疼痛，乘热熏洗，日二次，痛止为度。取藤捣绞汁，治白癜风，瘰疬，恶疮疥癣，消肿散毒，疗肠痔，心痛阴癫。但南方有瘴气人不可用。

紫葛　甘苦寒，无毒。生山谷中，苗似葡萄，长丈许，根紫色，今在所皆有之。

【发明】紫葛和血解毒，治痈肿恶疮，取根皮捣为末，醋和封。《千金》紫葛丸用之为君，以其能散寒热结气也。

葎草一名勒草，一名葛勒蔓，俗名割人藤　甘苦寒，无毒。

【发明】葎草蔓生道旁，多刺勒人，故又名葛勒蔓。专主五淋，利小便，散瘀血，并捣汁服。《千金》专主膏淋，以醋和服之。

忍冬即金银花　甘温，无毒。

【发明】金银花芳香而甘，入脾通肺，主下痢脓血，为内外痈肿之要药。解毒祛脓，泻中有补，痈疽溃后之圣药。今世但知其消肿之功，昧其能利风虚也。但气虚脓清，食少便泻者勿用。痘疮倒陷不起，用此根长流水煎浴，以痘光壮为效。此即水杨汤变法。

清风藤　辛温，小毒。

【发明】清风藤入肝经气分，治风湿流注，历节鹤膝，麻痹瘙痒。同防己浸酒，治风湿痹痛。一切风病，熬膏酒服一匙，将患人身上拍一掌，其后遍身发痒不可当，急以梳梳之，欲痒止，饮冷水一口即解，风病皆愈，避风数日安。

藤黄 酸涩，有毒。

【发明】藤黄性毒而能攻毒，故治虫牙蛀齿，点之即落。毒能损骨，伤肾可知。

水　草　部

泽泻 甘咸微寒，无毒。白者良。利小便生用，入补剂盐酒炒。油者伐胃伤脾不可用。

《本经》主风寒湿痹，乳难，养五脏，益气力，肥健消水，久服耳目聪明，不饥延年。

【发明】泽泻甘咸沉降，阴中之阳，入足太阳气分，《素问》治酒风身热汗出，用泽泻、生术、麋衔，以其能利膀胱湿热也。《金匮》治支饮冒眩，用泽泻汤以逐心下痰气也。治水蓄烦渴，小便不利，或吐或泻，用五苓散，以泄太阳邪热也。其功长于行水，《本经》主风寒湿痹，言风寒湿邪，痹着不得去，则为肿胀，为癃闭，用此疏利水道，则诸证自除。盖邪干空窍，则为乳难，为水闭。泽泻性专利窍，窍利则邪热自通。内无热郁，则脏气安和，而形体肥健矣。所以素多湿热之人，久服耳目聪明。然亦不可过用，若水道过利，则肾气虚。故扁鹊云：多服病人眼。今人治泄精，多不敢用，盖为肾与膀胱虚寒，而失闭藏之令，得泽泻降之，而精愈滑矣。当知肾虚精滑，虚阳上乘，面目时赤者，诚为禁剂。若湿热上盛而目肿，相火妄动而遗泄，得泽泻清之，则目肿退而精自藏矣，何禁之有？仲景八味丸用之者，乃取以泻膀胱之邪，非接引也。古人用补药，必兼泻邪，邪去则补药得力矣。

羊蹄根俗名秃菜　辛苦寒，小毒。傍茎有钩，如波棱菜状，夏末结子便枯者是也。

《本经》主头秃疥瘙，除热，女子阴蚀。

126

【发明】羊蹄根属水走血分，为除湿杀虫要药，故《本经》治头秃疥瘙，女子阴蚀之患。新采者，醋捣涂癣杀虫，加轻粉尤效。

菖蒲 辛温，无毒。解巴豆、大戟毒。

《本经》主风寒湿痹，咳逆上气，开心孔，补五脏，通九窍，明耳目，出音声，主耳聋，痈疮，温肠胃，止小便利。久服轻身，不忘不惑，延年益心智，高志不老。

【发明】菖蒲乃手少阴、厥阴之药，心气不足者宜之。《本经》言补五脏者，心为君主，五脏系焉。首言治风寒湿痹，是取其辛温开发脾气之力。治咳逆上气者，痰湿壅滞之喘咳，故宜搜涤。若肺胃虚燥之喘咳，非菖蒲可治也。其开心孔，通九窍，明耳目，出音声，总取辛温利窍之力。心孔开，九窍利，则痈疮之毒可解。肠胃喜温恶寒，肠胃既温，则膀胱之虚寒，小便不禁自止。久服轻身者，除湿之验也。不忘不惑，延年益智，高志不老，皆补五脏，通九窍之力也。又主肝虚心腹痛，霍乱转筋，消伏梁癫痫，善通心脾痰湿可知。《千金》治胎动不安，半产漏下，或抢心下血，及产后崩中不止，并以菖蒲一味煎服。凡阳亢阴虚，嫠寡失合者禁用。以其性温，善鼓心包之火，与远志之助相火不殊。观《本经》之止小便利，其助阳之力可知。

蒲黄 甘微寒，无毒。筋能行血，罗去粗筋，取粉用。

《本经》主心腹膀胱寒热，利小便，止血，消瘀血。

【发明】蒲黄，手、足厥阴血分药也，故能治血治痛。《本经》主心腹膀胱寒热，良由血结其处，营卫不和故也。又言止血消瘀血者，以生则能行，熟则能止。与五灵脂同用，名失笑散，治一切心腹疼痛，能破瘀积，消痈肿，去产妇儿枕痛。然胃气虚者，入口必吐，下咽则利，以五灵脂性味浊恶也。宋度宗一夜忽舌胀满口，用蒲黄、干姜末干掺而愈。以蒲黄之凉血活血，干姜之引火外散，深得逆从兼济之妙用。然舌根胀痛，亦有属阴虚火旺者，误用前法，转伤津液，每致燥涩愈甚，不可不审。

苦草 苦温，无毒。

【发明】苦草香窜，入足厥阴肝经，理气中之血。产后煎服，能逐恶露。但味苦，伐胃气，窜伤脑，膏粱柔脆者服之，减食作泻，过服则晚年多患头风。昔人畏多产育，以苗子三钱，经行后曲淋酒服，则不受妊，伤血之性可知。煎汤主妇人白带。又治嗜食干茶，面黄无力，为末和炒芝麻，不时嚼之。

水萍 辛寒，无毒。浮水面小而背紫者是。

《本经》主暴热身痒，下水气，胜酒，长须发，止消渴。

【发明】浮萍，发汗胜于麻黄，下水捷于通草。恶疾疠风遍身者，浓煎浴半日多效。其性轻浮，入肺经，达皮肤，故能发扬邪汗。《本经》主暴热身痒者，专疏肌表风热也。下水气者，兼通阳明肉理也。胜酒者，阳明通达，而能去酒毒也。长须发者，毛窍利而血脉荣也。止消渴者，经气和而津液复也。浮萍为祛风专药，去风丹用紫背浮萍为末，蜜丸弹子大，豆淋酒下一丸，治大风癞风，一切有余风湿脚气，及三十六种风皆验。而元气虚人服之，未有不转增剧者。至于表虚自汗者，尤为戈戟。

莼 苦寒，无毒。

【发明】莼性味滑，常食发气，令关节急。患痔漏、脚气、积聚，皆不可食，为其寒滑伤津也。《千金方》治热泻呕逆漏气，泽泻汤、麦门冬汤并用之，取其清胃脘之热逆也。又能压丹石，解百药毒。

海藻 苦咸寒，小毒。反甘草。

《本经》主瘿瘤结气，散颈下硬核痛，痈肿癥瘕坚气，腹中上下雷鸣，下十二种水肿。

【发明】海藻咸能润下，寒能泄热利水，故《本经》主瘿瘤结核，痈肿癥瘕，散十二经水，及除浮肿脚气，留饮痰气之湿热，使邪从小便而出。《经》云：咸能软坚。营气不从，外为浮肿，随各引经药治之。凡海中诸药，性味相近，主疗一致，虽有不同，亦无大异。

昆布　咸寒滑，小毒。

【发明】咸能软坚，故瘿坚如石者，非此不除。能破阳邪水肿，与海藻同功。然此物下气，久服瘦人。海岛人常食之，水土不同故耳。凡海中菜皆损人，不独昆布、海藻为然。

石草部

石斛　苦淡微苦咸平，无毒。酒浸用。种类最多，惟川者味甘淡色黄无歧，可无伤胃之虞。古称金钗者为最，以其色黄如金，旁枝如钗，故有是名。近世绝无此种，川者差堪代用。其余杂产味苦色晦，中虚多歧者，味皆极苦，误用损人。凡人汤药酒浸晒干，入丸剂薄切，米浆晒干磨之。

《本经》主伤中，除痹下气，补五脏虚劳羸瘦，强阴益精，久服厚肠胃。

【发明】石斛足太阴，少阴脾肾之药。甘可悦脾，故厚肠胃而治伤中；咸能益肾，故益精而补虚羸，为治胃中虚热之专药。又能坚筋骨，强腰膝，骨痿痹弱，囊湿精少，小便余沥者宜之。

骨碎补俗名猴姜　苦温，无毒。蜜水焙用。

【发明】骨碎补，足少阴药也。骨伤碎者能疗之，故名。主骨中毒气风气，耳鸣牙疼骨痛，破血止血，折伤接骨。又治肾虚久泻，以之为末，入猪肾中煨熟食之。戴原礼治痢后骨痿，入虎骨四斤，丸用之有效。但其性降收，不可与风燥药同用。

石韦　苦微寒，无毒。凡用去黄毛，不尔射人肺，令咳不已。去梗，微炙用。

《本经》主劳热邪气，五癃闭不通，利小便水道。

【发明】石韦蔓延石上，生叶如皮，其性寒利，故《本经》

治劳热邪气，指劳力伤津，癃闭不通之热邪而言，非虚劳之谓。
治妊娠转胞，同车前煎服。

景天一名慎火草，俗名火丹草　苦寒，无毒。

《本经》主大热火疮，身热烦，邪恶气。

【发明】慎火草性能凉血解毒，故《本经》治大热火疮，
《日华》治热狂赤眼，头痛寒热游风，女子带下。《千金》慎火
散以之为君，专主血热崩中带下之病。捣汁，涂小儿丹毒发热，
及游风热疮，外用并效。一切病得之寒湿，恶寒喜热者，勿投。

石胡荽即天胡荽，俗名鹅不食草，又名鸡肠草　辛温，无毒。汁制
砒石、雄黄。

【发明】鹅不食草，气温而升，味辛而散，故能透达巅顶。
人但知其搐鼻通而落息肉，不知其治头风之功最捷，而除翳之功
更奇。按塞鼻中，翳膜自落，故碧云散用以取嚏，则浊气宣通而
翳自除。是昔人以开锅盖法喻之。

地锦一名地朕　苦平，无毒。

【发明】地朕多生庭院砖缝，茎赤叶青，繁丝如锦，故有是
名。能通流血脉，治崩中痢下，功专散血止血，通利小便，《千
金》治淋方用之。

苔 草 部

陟厘　甘温，无毒。生于水底石上者，蒙茸如发，谓之陟厘。

【发明】陟厘与水苔同生水中，但浮于水者，谓之水苔。
《千金》治协热下痢呕逆，温食则吐，有陟厘丸，为痢证之首
方；《日华》捣汁治天行心闷，《别录》主心腹大寒，温中消谷，
强胃气，止泄痢，并取其性温而能利水也。

石蕊一名蒙顶茶　甘温，无毒。生蒙山顶石面及枯株上，与
木耳无异。

【发明】石蕊明目益精气，润咽解热化痰。同生姜，能解阳明头额眉棱骨痛，本乎天者亲上也。

卷柏 辛平，无毒。桐君、雷公云：甘寒，无毒。盐水煮半日，再以井水煮半日用。生用破血，炙用止血。

《本经》主五脏邪气，女子阴中寒热痛，癥瘕血闭绝子，久服轻身和颜色。

【发明】卷柏，足厥阴经血分药也。详《本经》诸治，一皆女子经癸之病，总厥阴与冲脉之患也。《千金》大泽兰丸，紫石英、天门冬等丸皆用之。《经疏》言妊妇禁用，以其能寒子脏中血气也，

马勃 辛平，无毒。多生竹园湿地，腐胀而成。凡用以生布张开，将马勃于上摩擦，下以盘承取末用之。

【发明】马勃轻虚上浮，力能散肺中邪热，故治咳嗽喉痹，衄血失音诸病。东垣治大头病咽喉不利，普济消毒饮用之。然须生蜜拌按，入水调散不浮，方可煎服。

倒挂草 苦甘，无毒。

【发明】倒挂草生井口边，《千金》断酒方于端午午时，取烧研，水服，勿令知，即恶酒不饮。其树孔中生者，《千金》用治瘿瘤，取其倒垂而根不着也。

苔 甘寒，无毒。

【发明】井中苍苔，得至阴之气而生。火疮伤烂脱皮者，以苔炙末，每钱入冰片二分，杵极细，掺上痛即止，不过三度愈；如无井中者，墙阴地上者，亦可用之。

卷 之 三

谷 部

诸米 甘平，无毒。

【发明】米受坤土精气而成，补五脏而无偏胜，粳者曰稻，糯者曰黍，资生之至宝也。其南粳温，北粳凉。赤粳热，白粳平，晚白粳凉，新粳热，陈粳凉。新、陈、黄、白，总谓之粱，通名曰稷。虽能益人，然不可过食，过食则伤中州之气也。有人嗜食生米，久成米瘕，治之以鸡屎白，取其杀虫也。未经霜新米，病人所禁，下痢尤忌，作食动风气。陈者下气益脾，病人尤宜。本草言粳米温中，和胃气，长肌肉。仲景白虎汤、桃花汤、竹叶石膏汤并用之，皆取晚粳，得金之气居多故也。

陈仓米，开胃进饮食，年久者治久痢甚良。

秫米，俗云糯米。益气补脾肺，但磨粉作稀糜，庶不黏滞。且利小便，以滋肺而气化下行矣。若作糕饼，性难运化，病人莫食。

泔水，善消鸭肉，又制二术宜之。

红莲米，入心脾补血。

籼米，温中益气，除湿止泻。

谷芽，启脾进食，宽中消谷而能补中，不似麦芽之削克也。

稷米，苗高如芦，俗名芦粟，穗曲下垂如钩者良。治热压丹石毒，解苦瓠毒，不可与附子同食。

粟，即小米。利小便止痢，压丹石热，解小麦毒，发热。

稗米，厚肠胃济饥，其苗根治金疮血出不止，捣敷或研末掺之，其血即止。

菰米，即雕胡，茭草之子。止渴解烦。

舂杵头糠，能治噎膈，取其运动之性，以消磨胃之陈积也。然惟暴噎为宜。

诸麦 甘平，皮寒，无毒。

【发明】《素问》云：麦属火，心之谷也。郑玄云：麦有孚甲，属木。许慎云：麦属金，金旺而生，火旺而死。三说各异，而《别录》云：麦养肝气，与郑说合；孙思邈云：麦养心气，与《素问》合。参考其功，除烦、止渴、收汗、利溲、止血，皆心之病，当以《素问》为准。苏恭云：小麦作汤，不令皮坼，坼则性温，不能消热止渴也。可知方中用麦，皆取外麸之力，仍取温性内存，以辅助之。愚按：五谷中惟麦得春升之气最早，故为五谷之长。察其性之优劣，则南北地土所产之不同，北麦性温，食之益气添力；南麦性热，食之助湿生痰。故北人以之代饭，大能益人，养肝气，去客热，止烦渴，利小便，止漏血唾血，令妇人得孕；南方气卑地湿，久食令人发热，乡土不同故也。干面益胃强肝，湿面生痰助湿，初夏新者尤甚。新麦性柔，助湿热尤甚，而收获时，遇雨色变者，食之令作呕，能伤胃气。

麸皮，多筋而性寒，能发肝风，伤脾气，且最难克化，受其伤者，惟草果能消去之。其治走气作痛，用酽醋拌麸皮炒热，袋盛熨之。

小麦粉，乃麸皮洗筋澄出。《积善堂方》乌龙膏，治一切肿毒未溃者，用陈年小麦粉，炒黑醋调糊，熬如漆，瓷罐收贮，用时摊纸上，剪孔贴之，其肿自消，药力尽自脱；用经霜桑叶、大黄末，和蜜调敷尤良。

浮麦，轻虚象肺，能敛盗汗，取其散皮腠之热也。

麦奴，乃麦将熟时，上有黑霉者。朱肱治阳毒温毒，热渴斑狂，黑奴丸用之。方用小麦奴、梁上尘、釜底煤、灶突墨，同黄芩、麻黄、硝、黄等分为末，蜜丸弹子大，水化服一九，汗出或微利即愈，取从火化之象也。

大麦，即牟麦。健胃化食，主消渴除热，久食令人多力健行。

大麦作蘖，温中消食，既经发萌，大能耗伐肾气，凡人小便多者禁之。王好古云：麦蘖、神曲二药，胃气虚人宜服之。赵养葵曰：此不稽之言也。今人造饴，必有麦蘖始化，伤中消导可知。产妇乳肿，不欲乳哺，用麦蘖半两，入四物汤，服之即断，伤耗精血可知。

雀麦，一名杜姥草。益肝和脾，丹方以此草同苦瓠叶，醋渍炮热，纳口中，齿外边熨之，冷则易，热者再熨，更取铜器置水，浸熟草与叶，乘热漱痛齿，得虫长三分，老者黄色，小者白色，多者得数十枚，少者得二三十枚，出《千金》方。

荞麦，甘平，动风发热，能炼肠胃滓秽积滞，降气宽胸，治白浊白带，气盛而湿热者宜之。孟诜言：益气力者，殆未然也。炒焦，热水冲服，治绞肠痧腹痛。小儿丹毒赤肿，醋调涂之，然须北方者良，南方者味苦性劣，不堪服食。久食令人动风头眩，不可与猪、羊肉食，令人须眉脱落；又不可合黄鱼食。其秆烧灰，淋汁即碱，用化石灰，能去靥痣恶肉。

诸豆 甘平，无毒。

【发明】大豆曰菽，色黄入脾，泻而不补，色黑入肾，泻中寓补。《本经》云：生研和醋涂痈肿，煎汁饮，杀鬼毒止痛。《日华》云：制金石药毒。时珍云：水浸捣汁，解矾石、砒石、乌附、射罔、甘遂、巴豆、芫青、斑蝥、百药之毒。古方取用甚多，炒热酒淋。治风毒脚气，筋脉拘挛，产后中风口喎，头风破伤，并宜炒熟，酒淋服之。

黄大豆，生泄利，熟壅气，生痰动嗽，诸病皆非所宜。惟痘后余毒发痈，炒黑研末，以香油调敷之。生浸细磨，和滓炒热，敷肿疡背疮，冷则换热者，频敷即消。误食毒物，生捣研水灌吐之。诸菌毒不得吐者，浓煎汁饮之。又试内痈及臭毒腹痛，并与生黄豆嚼，甜而不恶心者，为上部有痈脓，及臭毒发痧之真候。

其生黄豆叶，嚼烂罨蛇虺伤，立效。

白扁豆，入脾经气分，能和中止呕，得木瓜治伤暑霍乱。《金匮》云：扁豆，病寒热者不可食之，以其能滞气也。若脾虚寒热不止，则扁豆又非禁剂。一种紫黑者，入脾经血分。治失血血痢，俱炒黑用之。

扁豆花，治下痢脓血，赤白带下。叶治霍乱吐下。吐利后转筋，生捣一握，入醋少许，绞汁服之，立瘥。

细黑豆，一名穞豆，俗名料豆，入肾经血分，同青盐、旱莲草、何首乌蒸熟，但食黑豆，则须发不白，其补肾之功可知。今人以制何首乌，取以引入肾经也。黑豆炒焦淋酒，即豆淋酒也。头风脚气，咸取用之，以其直达肾经血分也。

大豆黄卷，黑大豆发芽是也。《本经》治湿痹筋挛膝痛，除胃气结积，益气解毒。《金匮》薯蓣丸用之，取其入脾胃散湿热也。

赤小豆，即赤豆之小而色黯者，俗名猪肝赤，其性下行，通利小肠，故能利水降火，久食令人枯燥。瓜蒂散用之，以泄胸中寒实，正其利水清热也。生末敷痈肿，为伤寒发颐要药。发芽同当归，治便红肠痈，取其能散蓄积之毒也。

绿豆，甘凉解毒，能明目，解附子、砒石、诸石药毒，而与榧子相反，误犯伤人。

绿豆粉，治痈疽，内托护心丹，极言其效。

真粉，乃绿豆所作，取陈者蜜调敷痘毒，痘疮湿烂，不结痂疮者，干扑之良。

绿豆壳，治痘生目翳。

蚕豆，甘温性滞，中气虚者食之，令人腹胀。《积善堂方》言：一女子，误吞针入腹，诸医不能治，有人教令煮蚕豆，同韭菜食之，针自大便同出。误吞金银物者，用之皆效。

豌豆，一名毕豆，补中益气。烧灰，治痘疹黑疔。

神黄豆，产缅甸，形如槐子，近时稀痘方用之，一阳日用清水磨服。

淡豆豉，用黑豆淘净，伏天水浸一宿，蒸熟摊干，蒿覆三日，候黄色取晒，下瓮筑实，桑叶厚盖，泥封七日取出，又晒，酒拌入瓮，如此七次，再蒸如前即是。主伤寒头疼，寒热烦闷，温毒发斑，瘴气恶毒，入吐剂发汗，并治虚劳喘息①，脚膝疼冷，大病后胸中虚烦之圣药。合栀子治心下懊侬，同葱白治温病头痛，兼人中黄、山栀、腊茶，治温热疫疠，虚烦喘逆，与甘、桔、萎蕤，治风热燥咳，皆香豉为圣药。盖瓜蒂吐胸中寒实，豆豉吐虚热懊侬。得葱则发汗，得盐则涌吐，得酒则治风，得薤则治痢，得蒜则止血。生用则发散，炒熟则止汗。然必江右制者，方堪入药。入发散药，陈者为胜；入涌吐药，新者为良。以水浸绞汁，治误食鸟兽肝中毒，服数升愈。

豇豆，补肾健胃，解莽草毒。

刀豆，暖补元阳，其子治病后呃逆不止，烧灰存性，白汤调服二钱即止，亦取其降浊气之力也。

胡麻《本经》名巨胜子，《千金》名乌麻子，即黑芝麻　叶名青蘘，茎名麻秸。甘温无毒。

《本经》主伤中虚羸，补五内，益气力，长肌肉，填髓脑，久服轻身不老。

【发明】胡麻甘温，质润性燥，专入足少阴血分。巨胜子丸以之为君，专补肾脏阳虚，兼行肝、心、脾、肺四经，益脾滋

---

① 息：原作"吸"，据上海科技本改。

肺，降心包之火，滋肝木之阴，平补五脏，但不若附、桂之雄健耳。其白者名白油麻，亦能润肺除燥，下通脾约便难。赤者专发肾经之毒，钱氏治小儿痘疹变黑归肾，用赤芝麻煎汤送百祥丸。

青蘘，巨胜苗也。《本经》主五脏邪气，风寒湿痹，益气补脑髓，坚筋骨。

胡麻花，为末，麻油涂，生秃发，长眉毛，《外台》、《千金》用之。

麻茎，烧灰，点痣去恶肉，又治小儿盐哮，以淡豆腐蘸麻茎灰食之。

白麻作油，微寒，解毒润肠，主产妇胞衣不落。熬膏，生肌长肉，止痛消肿。

灯盏油，吐风痰食毒。

亚麻俗名鳖虱胡麻　微温，无毒。

【发明】亚麻性润，入阳明经，专于解散风热湿毒，为大麻风必用之药，故醉仙散用之。

麻子仁即麻子蕡　甘平，无毒。入药微炒研用。入丸汤泡去壳，取帛包煮，沸汤中浸，至冷出之，垂井中一夜，勿着水，次日日中曝干，挼去壳，簸①扬取仁。

《本经》实名麻仁，补津益气，久服肥健，不老神仙。

花名麻勃，治二十种恶风，黑色遍身苦痒，逐诸风恶血，女人经候不通。

【发明】麻仁入手阳明、足太阴，其性滋润，初服能令作泻。若久服之，能令肥健，有补中益气之功，脏腑结燥者宜之。仲景治阳明病，汗多胃热便难，脾约丸用之，取润脾土枯燥也。《日华》止消渴，通乳汁，主催生难产，及老人血虚，产后便秘宜之。麻勃治身中伏风，同优钵罗花为麻药，砭痈肿不知痛。叶

---

① 簸：通"箕"。

绞汁服五合，下蛔虫，捣烂敷蝎毒，俱效。黄麻破血利小便，麻根捣汁，治产难胞衣不下，煮服治崩中不止，生走而熟守也。并治热淋下血不止，根叶并治挝打瘀血，心腹满痛，捣汁服之皆效。陈黄麻烧灰，酒服方寸匕，散内伤瘀血，

薏苡仁即米仁　甘微寒，无毒。入理脾肺药，姜汁拌炒；入利水湿药，生用。

《本经》主筋急拘挛，不可屈伸，久风湿痹，下气，久服轻身益气。其根下三虫，

【发明】薏苡甘寒，升少降多，能清脾湿，祛肺热，及虚劳咳嗽，肺痿肺痈，虚火上乘，皆宜用为下引，又能利筋去湿，故《本经》治风湿痹，拘急不可屈伸之病。盖治筋必取阳明，治湿必扶土气。其功专于利水，湿去则脾胃健而筋骨利，痹愈则拘挛退而脚膝安矣。然痹湿须分寒热，盖寒则筋急，热则筋缓，大筋受热弛纵，则小筋缩短而挛急不伸，故宜用此。若因寒筋急而痛者，不可用也。其治虚人小便不利，独用数两，水煎数沸，服之即通。若津枯便秘，阴寒转筋，及妊娠禁用，以其性专下泄也。取根捣汁，治蛔攻心痛，生根下三虫。又肺痈以根汁冲无灰酒服，初起可消，已溃可敛，屡效。

罂粟壳子名御米　涩温，微毒。蜜炙止嗽，醋炙止痢。

【发明】粟壳性涩，劫痰嗽，止下痢，肺虚大肠滑者宜之。若风寒咳嗽，泻痢初起，有火邪者误用，杀人如剑，戒之。

御米，治反胃，胸中痰滞。

阿芙蓉一名阿片，俗名鸦片　酸涩温，微毒。天方国以罂粟蕊，竹针刺破青苞，次早液出，竹刀刮取阴干者是也。

土鸦片，亦能涩精止泻，但力薄少效。

【发明】京师售一粒金丹，通治虚寒百病，用阿芙蓉一分，粳米饭捣作三丸，每服一丸，不可多服。忌酸醋，犯之肠断；又忌葱、蒜、浆水。古方治泻痢脱肛，久痢虚滑，用一二分，米饮

送下，其功胜于粟壳。又痘疮行浆时，泻泄不止，用四五厘至一分，未有不止者。今世服饵少用，惟房中术外用之，诚为涩精助火之首列也。

蒸饼 甘平，无毒。寒食日以单面所造，酵水发成。

【发明】温中健脾，消食化滞，和血止汗，利三焦，通水道，用以打糊丸，健脾胃药良。

神曲 酒曲　红曲　女曲　甘微苦辛平，无毒。造神曲法：夏日用白面五斤，入青蒿、苍耳、野蓼自然汁各一碗，杏仁泥四两，赤小豆二两，煮研拌面作曲，风干，陈久者良，炒香用。举世以相思子作小豆，大谬。

【发明】神曲入阳明胃经，其功专于消化谷麦酒积，陈久者良。但有积者能消化，无积而久服，则消人元气，故脾阴虚胃火盛，当禁也。

酒曲，亦能消食，去滞气行药力，但力峻伤胃。

红曲，乃粳米所造，然必福建制者为良，活血消食，有治脾胃营血之功。女人经血阻滞，赤痢下重，宜加用之。

女曲，是女人以完麦罨成黄子，消食下气，止泻痢，破冷血，《千金方》恒用之。

胶饴即饧糖　甘温，无毒。白色者良。

【发明】饴糖甘温，入脾经气分，润肺气，止暴嗽，补虚冷，益津气，除唾血，仲景建中汤用治腹痛，取稼穑之甘以缓之也。治伤寒肾虚，尺脉不至，是实土以堤水，非伐肾也。而中满吐逆疳病，皆不可食，以其生痰助火最甚也。丹溪云：大发湿中之热。小儿多食，损齿生虫。熬焦酒服，能消食积，下瘀血，解附子、乌头毒。拌轻粉，熬焦为丸，噙化，疗咸哮喘嗽，大吐稠痰即愈。

醋即酢，一名苦酒　酸寒，无毒。凡制肝药，用为引导。

【发明】醋名苦酒，专取米酿成者，味带酸苦。若酒饴所造，则兼酸甜矣。然酒之与饴，总皆米制，但功力稍逊耳。宗奭曰：米醋比诸醋最酽，入药多用之，谷气全也。仲景少阴病，咽中伤生疮，不能语言，声不出者，苦酒汤主之。内有半夏之辛以发声音，鸡子之甘以缓咽痛，苦酒之酸以敛咽疮也。调敷药则消痈肿，制药味则敛毒性。诸恶狂妄，及产后血晕，烧炭淬醋，以辟恶气也。以北方素鲜生发之气，但取以助方、宜之不足，则邪自不能为虐耳。北人感冒风寒，用醋汤胡椒鸡面热食，汗之则愈。东南木气用事，肝火易动，诸病皆当忌食。酸喜人肝，酸寒收敛，病邪得之，难于发泄耳。

酒 豆淋酒 烧酒 糟 辛甘，大热。新者有毒，陈者无毒。味甜者曰无灰酒，方可入药。

【发明】酒，严冬不冰，其气悍以侵明，其性热而升走，醉后则体软神昏，振寒战栗，本草只云有毒，不知其温中发热，近于相火也。酒类多种，酝酿各异，甘苦悬殊。甘者性醇，苦者性烈，然必陈久为胜。其色红者，能通血脉，养脾胃；色白者，则升清气，益肺胃。至于扶肝气，悦颜色，行药势，辟寒气，其助火邪，资痰湿之性则一。醉当风卧成恶风，醉浴冷水成痹痛，醉饱饮水成癖积，皆宜切慎。

豆淋酒，以黑豆炒焦，红酒淋之，破血去风，治男子中风口㖞，阴毒腹痛，及小便尿血，妇人产后一切诸证。

烧酒，一名火酒，又名气酒，与火同性，得火则燃，其治阴寒腹痛最捷。然臭毒发痧，误用立死。又入盐少许，治冷气心痛，下咽则安。其性大热，与姜、蒜同饮，令人生痔，

糟，性最助湿热，病水气浮肿，劳嗽吐血人忌食，惟罨扑损，行瘀止痛，及浸水洗冻疮，敷蛇咬蜂叮毒，有效。

菜 部

韭 生辛涩，熟甘温，无毒。叶细根紫者良。韭子入药，蒸熟曝干，簸去黑皮①，炒黄研用。韭初生芽，食之伤人心气。

【发明】韭入足厥阴经，下散血积，生用治死血留于胃口作痛，及妇人经脉逆行，打扑损伤，捣汁和童便饮，然须善食便实者宜之。有肾气上攻心痛者，宜用韭汁和五苓散为丸，空心茴香汤下。昔人言治噎膈，惟死血在胃者宜之。若胃虚而噎勿用，恐致呕吐也。其心腹有痼冷者勿食，食之必加剧。黄帝云：冻韭不可生食，动宿饮，饮盛必吐水。

韭花，食之动风，风气人勿食。

韭子，辛温壮火，治梦泄溺血，白带白淫，男子随溲而下，女子绵绵而下，惟肾气过劳，不能收摄者宜。若阴虚火旺，及亢阳不交，独阴失合误用，是抱薪救焚矣。大抵韭之功用，全在辛温散结，子则包含少火未散，故能涩精，而壮火炽盛，则为戈戟。今人以韭子熏龋齿出虫，然能伤骨坏齿，不可不知。

薤 辛苦温，无毒。似韭而叶阔者是。黄帝云：薤不可共牛肉作羹，食之成瘕。韭之气味相类，功用亦相类，如无薤处，以韭代之。

《本经》主金疮疮败，轻身不饥，耐老。

【发明】薤白，味辛气温，入手阳明，除寒热，温中去水，专泄气滞，故四逆散加此，治泄利下重，胸痹薤白白酒汤，专用以泄胸中痹气也。《本经》治金疮疮败，取辛以泄气，温以长肉也。弘景云：仙方及服食家皆须之，即《本经》轻身不饥耐老之谓。诸疮中风寒水肿，生捣敷之。捣汁生饮，能吐胃中痰食虫

---

① 皮：原脱，诸本同，据《纲目》补。

积屡验。《金匮》救卒死，捣汁灌鼻中效。薤叶治肺气喘急，《千金方》用之，以薤善散结，蒜能消癥，各适其用也。

葱_{胡葱良，蟠葱，即龙爪葱} 辛平，无毒。服地黄、常山、蜜桂者犯之无效，生葱尤忌。生葱与鸡雉、犬肉服之，令人动血。

《本经》作汤治伤寒寒热，中风面目肿，能出汗。

【发明】葱茎白，辛温上升，入手太阴、足阳明经，专主发散，以通上下阳气，即《本经》作汤以下主治。故伤寒头痛如破，用连须葱白香豉汤。少阴病下利清谷，里寒外热，厥逆脉微者，白通汤内用葱白，以其辛温通阳气也。妊娠风邪喘嗽，非葱白、橘皮不除，且能安胎顺气。金疮折伤，血出疼痛不止者，用葱连叶煨熟敷之，冷即频易，其痛立止，更无瘢痕也。以葱叶专散血气，葱须专行经络，葱花主心痹痛如刀刺，葱子明目，补中气不足，蟠葱专主冷热疝气，胡葱化五石，消桂为水，疗肿毒。

蒜_{小者曰蒜，大者曰胡} 辛温，小毒。服云母人切禁，胡蒜、独颗蒜尤忌。

【发明】胡之与蒜，功用仿佛，并入手太阴、阳明，气味熏烈，能通五脏达诸窍，去寒湿，辟邪恶，消痈肿，化癥积肉食，主溪毒下气，治蛊传蛇虫沙虱疮，此其功也。夏月食之解暑，多食伤气损目，养生者忌之。艾火灸用独颗蒜甚良，以其力专也。凡中暑毒人，烂嚼三四瓣，下咽即知。又鼻衄不止者，捣贴足心，衄止即拭去之。蒜齑水顿服二升，吐腹中虫积，噎膈食不得下，腹热如火，手不可近者皆效。但胃虚少食者误投，是速其咎也。脚气风病及时行病后忌食，为其能鼓舞余毒也。服云母、钟乳人勿食，为其能搅散药力，犯之必腹痛泄利，前功尽弃也。

小蒜，主霍乱腹中不安，温中除邪痹毒气。黄帝云：食小蒜，啖生鱼，令人夺气，阴核疼。不可共韭食，令人身重。

芸苔_{即油菜} 辛温，无毒。

【发明】芸苔破血，故产妇宜食之。然须藏久者，庶无泄泻之虞。若旧患脚气者，不可食，狐臭人不可食，食之加剧。游风丹肿，取叶捣敷如神，无叶时以子代之。时病瘥后，不可食一切生菜，令手足肿。

其子打油名香油，痈疽及痔漏中生虫，以香油涂之即尽。腊肉蛀孔中滴入，其虫即灭，治虫之功可知。

白芥子 辛温，微毒。

【发明】痰在胁下及皮里膜外，非此不能达，控涎丹用白芥子，正此义也。辛能入肺，温能散表，故有利气豁痰，散痛消肿辟恶之功。昔有胁痛，诸治不效，因食芥齑而愈者，偶中散结开痰之效。其治射工疰气，上气发汗者，亦取辛散祛毒力耳。此虽日用常晶，然多食则昏目动火，泄气伤精。肺经有热，虚火亢者切忌。

陈年咸芥卤，治肺痈，吐尽臭痰秽毒即愈，然惟初起未溃宜之。

芜菁一名蔓菁，即诸葛菜　苦温，无毒。

【发明】蔓菁治热毒风肿，乳痈寒热，和盐少许，生捣涂之，热即易，不过三五次瘥。子能明目，《千金》面脂方用之，令人面洁白，悦颜色，但不可久食，令人气胀。

莱菔子 辛甘平，微温，无毒。其子多种，惟春种夏收，子细而色黯者佳。服地黄、何首乌人忌之。

【发明】菔子治痰，有推墙倒壁之功，长于利气。生能升，熟能降，升则吐风痰，降则定痰嗽，皆利气之效。同苏子、白芥子，为三子散，治痰喘胸满。其根生升熟降，生则克血消痰，熟则生痰助湿。生莱菔汁，治火伤垂死，灌之即苏。打扑损伤青紫，捣烂罨①之即散。煨熟揩摩冻疮，二三日即和。偏头风痛，取近蒂青色者半寸许，捣汁滴鼻孔，左痛滴右，右痛滴左，左右

---

① 罨（yǎn，音掩）：覆盖。

俱痛，两鼻皆滴，滴后卧少顷，日滴一次，不过六七日，永不复发。欲令须发白者，以生地黄汁一升，合生莱菔汁一升，饮之即白，伤血之验可征也。小儿丹瘤游风，捣涂立消。能消面积，解附子毒，性最耗气伤血，故脾胃虚寒，食不化者勿食。丹方取苗叶阴干治痢，随色之红白用，赤者砂糖调服，白者糖霜调服，然惟初痢为宜。若久痢胃虚畏食者，不可用也。

生姜宿根谓之母姜　辛温，无毒。解半夏、莨菪、厚朴毒。《本经》久服去臭气，通神明。

【发明】生姜辛温而散，肺脾药也。散风寒，止呕吐，化痰涎，消胀满，治伤寒头痛，鼻塞咳逆，上气呕吐等病，辛以散之，即《本经》去臭气通神明，不使邪秽之气，伤犯正气也。同大枣，行脾之津液而和营卫。凡药中用之，使津液不致沸腾，不独专于发散也。煨熟则降而不升，止腹痛泄利，扶脾气，散郁结，故逍遥散用之。同蜂蜜熬熟，治风热咳逆痰结，取蜜之润，以和辛散之性也。生姜捣汁，则大走经络。与竹沥则去热痰，同半夏则治寒痰。凡中风中暑，及犯山岚雾露毒恶卒病，姜汁和童便灌之，立解。姜能开痰下气，童便降火也。甄权云：捣汁和蜜食，治中热呕逆，不能下食，取姜以治呕，蜜以和胃也。姜为呕家圣药，盖辛以散之，呕乃气逆不散，以其能行阳散气也。

干生姜，温中主嗽，治胀满霍乱，呕吐不止，腹痛者宜之。较生姜稍守，较干姜稍缓。为屑和酒服，治偏风头痛。

姜皮，辛凉，能消四肢浮肿，腹胀痞满，五皮散用之。古云，秋不食姜，令人泻气，而新姜尤当忌之，目疾、痔疮勿食。患痈疽人食之，则生恶肉。妊妇嗜食，令子余指，

干姜其嫩者曰白姜　辛热，无毒。或生用，或炮黑用。炮法：厚切，铁铫内烈火烧，勿频动，俟铫面火燃，略噀以水，急挑数转，入坛中，勿泄气，俟冷则里外通黑，而性不烈也。《本经》主胸满咳逆上气，温中止血，出汗，逐风湿痹，肠澼下痢。生者

尤良。

【发明】干姜禀阳气之正，虽烈无毒，其味本辛，炮之则苦，专散虚火，用治里寒，止而不移，非若附子行而不守也。生者能助阳，去脏腑沉寒，发诸经寒气，腹中冷痛，霍乱胀满，皮肤间结气，止呕逆，治感寒腹痛，肾中无阳，脉气欲绝，黑附子为引，理中汤用之，以其温脾也；四逆汤用之，以其回阳也。生则逐寒邪而发表，胸满咳逆，上气出汗，风湿痹宜之；炮则除胃冷而守中，温中止血，肠澼下利宜之。曷观小青龙、四逆等方，并用生者，甘草干姜汤独用炮者。其理中丸中，虽不言炮，在温中例治，不妨随缓急裁用。然亦不可过多，多用则耗散元气，辛以散之，是壮火食气也；少用则收摄虚阳，温以顺之，是少火生气也。同五味子以温肺，同人参以温胃，同甘草以温经。凡血虚发热，产后大热，须炮黑用之。有血脱色白，天然不泽，脉濡者，宜干姜之辛温以益血，乃热因热用，从治之法也。又入肺利气，入肾燥湿，入肝引血药生血。于亡血家，有破宿生新，阳生阴长之义。如过用凉药血不止，脉反紧疾者，乃阳亏阴无所附，加用炮姜、炙甘草可也。阴虚有热，血热妄行者勿用，以其散气走血也。

胡荽一名芫荽　辛温，微①毒。服白术、牡丹皮者忌食。

【发明】胡荽，辛温香窜，内通心脾，外达四肢，能辟一切不正之气。酒后煎汤漱洗，则绝无酒气。痘疮出不快者，捣溅衣被发之。如春夏阳气发越时用之，反助热毒，恐变黑陷，不可不慎。华佗云：患狐臭人勿食，口气䘌齿人食之加剧。服云母、钟乳人勿食，为其辛温，能解诸药之力也。

莐香　辛平，无毒。

【发明】草莐香入足太阳、手足少阴，能开胃进食，专治膀

---

① 微：原作"无"，据《纲目》改。

胱疝气，及肾气冲胁，如刀刺痛，喘息不便者，生捣热酒绞服，以其辛香不窜，善降浊阴之气也。下焦多火，阳强易举者勿食。

芹①俗名水芹　甘微辛，小毒。

《本经》主女子赤沃，止血养精，保血脉，益气，令人肥健嗜食。

【发明】按芹有两种，一种生平田者曰旱芹，禀青阳之气而生，气味辛窜，能清理胃中浊湿，故《本经》主女子赤沃，浊湿去则胃气清纯，而精血有赖，令人肥健嗜食；一种生陂泽者曰水芹，得湿淫之气而生，气味辛浊，有虫子在叶间，视之不见，食之令人为患。面青手青，腹满如妊，痛不可忍，作蛟龙病，但服硬饧二三升，吐出便瘥，大抵是蛇虺之毒尔。其根白盈尺者曰马芹，食之令人发疮疥，以其湿热之气最盛也。和醋食之损齿，有鳖瘕人不可食。

菠薐　甘冷滑，无毒。

【发明】凡蔬菜皆能疏利肠胃，而菠薐冷滑尤甚，多食令人脚弱，发腰痛，动冷气。与鳝鱼同食发霍乱。取汁炼霜制砒、汞，伏雌黄、硫黄毒。

蕹菜　甘平，无毒。

【发明】蕹菜干柔如蔓而中空，以之横地，节节生根，南方之奇蔬也。专解野葛毒，生捣服之尤良。捣汁和酒服，治产难。取汁滴野葛苗，当时萎死，其相畏如此。

茼蒿　甘温，无毒。

【发明】茼蒿气浊，能助相火。禹锡言：多食动风，熏人心，令人气满。《千金》言：安心气，养脾胃，消痰饮，利肠胃者，是指素禀火衰而言。若肾气本旺，不无助火之患。

蕺蓂子荠菜　辛微温，无毒。

---

①　芹：原作"靳"，诸本同，形误。据《纲目》改。

《本经》主明目，治目痛泪出，除痹，补五脏，益精光。

【发明】蕲莫即茺之大而有毛者，与茺之性不甚相远。其子专于明目，《千金》治目暗去翳方用之，亦治目中胬肉，捣筛为末，夜夜点之，久久其膜自落。甄权以茺治青盲不见物，补五脏不足。二茺之性，总不出《本经》主治也。

苋子 甘冷利，无毒。

《本经》主青盲，明目，除邪，利大小便，去寒热。

【发明】时珍曰：苋子去青盲白翳，与青葙同类异种，故其治目之功仿佛，《圣惠》以苋子治大小便不利，无外乎《本经》主治也。

马齿苋 酸寒，无毒。恭曰：辛温，即苋之赤色者。

【发明】马齿苋功专散血消肿，故能治血瘤，及多年恶疮，捣敷不过两三遍即愈。解马汗射工毒，涂之瘥。烧灰和梳垢封疔肿，先灸后封之，其根即出。不可同鳖食，令成鳖瘕，

翻白草根 甘微苦平，无毒。

【发明】翻白草出《救荒本草》，楚人谓之湖鸡腿，淮人谓之天藕。时珍曰：湖鸡腿生近泽田地，高不盈尺，一茎三叶，尖长而厚，有皱纹锯齿，面青背白，四月开小黄花，结子如胡荽子，中有细子，根状如台术，两头尖，剥去赤皮，其内白色如鸡肉，食之有粉。小儿生食之，荒年掘以和饭食。儿科痘疮拔疔方用之，取其凉润解毒也。

蒲公英俗名奶汁草，苗高尺余者良　甘平，无毒。

【发明】蒲公英属土，开黄花，味甘解食毒，散滞气，然必鲜者捣汁和酒服，治乳痈效速。服罢欲睡，是其功验，微汗而愈。

落葵一名藤葵，亦名胭脂菜，俗名染绛①子　酸寒滑，无毒。

---

①　绛：原作"绿"，诸本同，据《纲目》改。

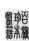

【发明】落葵蔓生，叶圆厚如杏叶，子似五味子，生青熟紫，所在有之。揉取汁红如胭脂，女人饰面点唇，及染布帛，谓之胡胭脂，亦曰染绛子，但久即色易变，《别录》言滑中散热。时珍云：利大小肠，子仁可作面脂，和白蜜涂，鲜华立见。

蕺草一名鱼腥草　辛微温，小毒。

【发明】鱼腥草方药罕用，近世仅以煎汤熏涤痔疮，及敷恶疮白秃。又治咽喉乳蛾，捣取自然汁，灌吐顽痰殊效。《别录》主蠷螋尿疮，又云多食气喘，患脚气人勿食。《千金》言：素有脚气人食之，一生不愈。时珍云：散热毒痈肿，痔疮脱肛，断痁①疾，解硇毒。合上诸治，总不出辟诸虫毒疮毒，即治痔疮，亦是湿热生虫之患，专取秽恶之气，以治秽恶之疾，同气相感之力也。

蕨　甘寒滑，无毒。

【发明】蕨性寒滑，不可生食。《搜神记》言：有甲士折蕨食之，觉心中怏怏成疾，后吐一小蛇，渐干成蕨。孙真人云：久食成瘕，信与前说相符耳。

黄独即土芋　甘辛寒，小毒。不可溺灌，灌之则苦。

【发明】土芋解诸药毒，生研水服，当吐出恶物便止。煮熟食，甘美不饥，厚人肠胃，去热嗽。小儿熟食，能稀痘，解痘毒疮毒。其藤烧灰，敷痘烂成疮，可无瘢痕。

薯蓣即山药，因唐代宗名预，宋英宗名署，改名山药　甘平，无毒。同面食发动气，微焙用。

《本经》主伤中，补虚羸，除寒热邪气，补中益气力，长肌肉强阴，久服耳目聪明，轻身不饥延年。

【发明】山药入手、足太阴，色白归肺，味甘归脾，大补黄庭，治气不足而清虚热，故《本经》治伤中寒热邪气，补而不

---

① 痁（shān，音山）：疟疾。

滞，温而不热，又能益气力，长肌肉，强阴固肾，止泄精、小便频数。肺为肾之上源；源既有滋，流岂无益！《金匮》八味丸，用以强阴也。薯蓣丸以之为君，而主虚劳不足，风气百病，甘温平补，而不碍久积之邪也。其鲜者，和生鲫鱼脑捣敷肿。又捣烂，和芫荽末、白糖霜，涂乳癖结块，及诸痛日久，坚硬不溃，但涂上奇痒不可忍，忍之良久渐止，不过数次即愈。

子，名零余子，补虚损，强腰脚，益肾。

一种曰甘薯，色较薯蓣稍紫，味较薯蓣稍甜，质较薯蓣稍腻，性较薯蓣稍温，补脾强肾之功，较薯蓣稍胜，广人以之代粮，今徽宁亦多种之，名曰薯，音孺，与蓣字形切音并相类，传久之讹耳。

百合 甘平，无毒。白花者补脾肺，赤花者名山丹。散瘀血药用之。

《本经》主邪气腹胀心痛，利大小便，补中益气。

【发明】百合能补土清金，止嗽利小便，仲景百合病，兼地黄用之，取其能消瘀血也。《本经》主邪气腹胀心痛，亦是散积蓄之邪，今世昧也。其曰利大小便者，性专降泄耳。其曰补中益气者，邪热去而脾胃安矣。然性专降泄，中气虚寒，二便滑泄者忌之。

红花者活血，治妇人崩中，其蕊敷疔肿恶疮。按《吴中纪闻》云：百合乃蚯蚓所化，此洵有之。余亲见包山土罐中，有变化未全者，大略野生百合，蚓化有之，其清热解毒，散积消瘀，乃蚓之本性耳。

茄 一名落苏 甘寒，小毒。

【发明】茄性寒利，多食腹痛下利，女人能伤子宫，发动痼疾，秋后多食损目。老裂者烧灰，治乳裂。根治冻疮皴裂，煮汤渍之良。其白茄根，入风湿药，浸酒服。其白茄蒂蘸硫黄末，擦白癜风；紫茄蒂蘸硫黄末，擦紫癜风，取其散风毒瘀血也。丹方治脑疽初起，用茄蒂烧灰存性，酒服，未溃即消。又方用茄蒂中骨七枚，生何首乌一两煎服，连进三服即愈。

苦瓠即细颈葫芦　苦寒，有毒。

《本经》主大水，面目四肢浮肿，下水，令人吐。

【发明】瓠有甜、苦二种，甜者虽言无毒，亦不利人。扁鹊云：患脚虚胀者，不得食之，患永不瘥。苦者尤伤胃气，不可轻试。凡苦寒药，皆能伐胃，不独瓠也。《本经》治大水浮肿，又云下水，令人吐，大伤中气。今人治黄疸水气，大小便不通，或浸火酒饭上蒸，或实糖霜煅存性，必暴病实证，庶可劫之。若久病胃虚误服，必致吐利不止，往往致毙，可不慎欤！其子煎汁，或酒浸，治鼻窒气塞，少少滴人。又目疾胬肉血翳药中，亦有用者，取苦寒以降火也。

长柄葫芦，烧灰存性，腋下瘿瘤，研末擦之，以愈为度。

冬瓜子冬瓜仁　甘寒，子甘平，无毒。

《本经》令人悦泽，好颜色，益气不饥，久服轻身耐老。

【发明】冬瓜利大小肠，压丹石毒，其子治肠痈，去面黚黑，润肌肤，及作面脂，即《本经》悦泽好颜色之用也。

瓜练，绞汁服，治五淋，压丹石毒。

越瓜即菜瓜，俗名生瓜，长可尺余，有青、白二色，青者尤胜　甘平，小毒。

【发明】越瓜生于越中，今湖州等处最多，仅供蔬菜，故名菜瓜。生食动气，令人心痛脐下癥结，脚弱不能行，天行病后不可食，惟解酒毒，利小便宜之。烧灰敷口疮，及阴茎热疮，以其能解热毒，收湿气也。

胡瓜今名黄瓜，张骞使西域得种，故名胡瓜，隋时避石勒名，改呼黄瓜，至今因之　甘寒，小毒。

【发明】黄瓜甘寒，故能清热利水，善解火毒。北人坐卧炕^①床，故以此为珍品；南人以之供蔬，甚不益人。多食动气，发寒热，发疮疥，发脚气，令人虚热上逆。天行后不可食，小儿切忌，作泻生疳。其治咽喉肿痛，用老黄瓜去子，以芒硝填满，阴干为末，每似少许吹之。杖疮焮肿，取黄瓜入瓷瓶中，河水浸之，每以水扫疮上，立效。火眼赤痛，老黄瓜挖去瓤，入芒硝，令满，悬阴处，待硝出刮下，瓷罐收贮，留点眼甚效。汤火伤灼，五月五日，以黄瓜掐碎人瓶内，封挂檐下，取水刷之，皆取其甘寒以解毒也。

南瓜_{种出南番，故名}　甘温，有毒。

【发明】至贱之品，食类之所不屑，时珍既云：多食发脚气黄疸，不可同羊肉食，令人气壅，其性滞气，助湿可知，何又言补中益气耶？前后不相应如此。

丝瓜　甘寒，无毒。

【发明】丝瓜嫩者寒滑，多食泻人，蔬菜中最不足取。其老者，经络贯串，房隔联属，故能通人经脉支络，而解热消肿，祛毒杀虫，及治诸血病，故痘疮不快，用老丝瓜近蒂三寸，连皮烧灰，存性为末，砂糖水服甚效。以其甘寒解毒，而无滑泻之虞也。其立冬后小丝瓜，煅入朱砂，服之能稀痘。其丝瓜藤，取近根三五寸，烧灰存性为末，治鼻渊时流臭浊水，酒调日服方寸匕效。其叶捣汁生服，解一切蛇伤之毒，即以滓罨伤处，干即易之。

苦瓜_{一名锦荔枝}　苦寒，无毒。

【发明】锦荔枝，有长、短二种，生青熟赤，生则性寒，熟则性温。闽粤人以长者去子，但取青皮煮肉充蔬，为除热解烦，清心明目之品。短者性温，其子苦甘，内藏真火，故能壮阳益

---

① 炕：原作"坑"，据文义改。

气。然须熟赤，方有殊功。

紫菜 甘咸寒，无毒。

【发明】凡瘿结积块之疾，宜常食之，咸能软坚之义。多食令人腹痛，发冷气，吐白沫，饮热醋少许即消。

石花菜 甘咸寒滑，无毒。

【发明】石花煮肉，夏月必冻，下部虚寒，及脾气不充者勿食。

木耳 甘平，小毒。

【发明】木耳禀湿土之气而生于朽株，故有衰精冷肾之患，然治痔疮焮肿，崩中漏下大验。俱炒见烟为末，酒服方寸匕效。

桑耳桑上寄生 甘平，有毒。有桑蛾、桑鸡、桑黄、桑臣等名。

《本经》黑者主女子漏下，赤者治血病癥瘕积聚，阴痛，阴阳寒热，无子。

【发明】桑耳凉润，善祛子脏中风热，不但主漏下血病，并可以治寒热积聚，积聚去，不难成孕。《本经》专取黑者达肾，赤者走肝，补中寓泻，泻中寓补之机，具见言外矣。其黄熟陈白者，止久泄益气。金色者，治癖饮积聚，及肠风泻血衄血，五痔下血，血痹虚劳，咽喉痹痛，一切血证，咸宜用之。

槐耳，治五痔脱肛。

柳耳，治反胃吐痰。

柘耳，治肺痈咳吐脓血，不问已成未成，皆可用之。

香蕈 甘平，无毒。

【发明】诸蕈禀土之热毒浮长，所以有毒伤人。惟香蕈楠木上糯米种出，大益胃气，与蘑菇、鸡𡌥性味不殊。蘑菇亦埋桑楮诸木于土中，浇以米泔而生。其长大色白，柔软中空，如鸡腿者，名鸡腿蘑菇。状如羊肚，有蜂窠眼者，名羊肚菜。其出云南，生沙地间，高脚伞头者，曰鸡𡌥菜。皆能益胃清神，蘑菇兼能化痰，鸡𡎺兼能治痔。一得桑楮余泽，一钟山川灵气，故其性各有不同耳。

土蕈蕈通作菌　苦寒，有毒。

【发明】处处山中有之，以其得岚嶂郁蒸之气而生，助长湿热最甚。过食令人腹痛、颅胀，或发痰气呕逆。其在初春蛰虫未起之时，为毒尚浅；夏秋湿热盛行之时，毒邪尤甚，以其多有蛇虺之毒也。即生朽株上者，除槐、榆、松、柳、杉、桑及蘿芦根者，食之无虞。然日久虫生味苦，亦不宜食。他如皂荚、苦竹、茅根生者，不无小毒，食之多发疮疥。而生于枫树上者，食之毒攻心包，令人笑不止，急以苦茗、地浆，或生白矾，研新汲水解之。诸菌之可食者，首推雷惊菌，次则糖菌、松花菌，味极鲜美。若味苦或辣，皆为有毒，切不可食。至如光白如银，中夜有光，上有毛，下无纹，底无缯裥①，仰卷色赤，欲烂无虫，洗之水黑，煮之不熟者，并有大毒伤人。中其毒者，非地浆清粪，不能救之。昔闻有人得一大菌，，光润可爱，置之瓶中，蝇蚋扑上即死。究其所得之处，乃在古冢穴中，洇为桫枋②之毒无疑。今人煮菌，每以银饰并灯心草置锅中，但验其银色黑者，即为有毒。近见食菌而死者，与河豚无异，特表而出之。

果　部

李根白皮　苦微咸寒，无毒。炙黄用。

【发明】《药性论》云：入药用苦李根皮，而仲景治奔豚气。奔豚丸，用甘李根白皮。时珍疑为二种。不知仲景言甘，是言李之甘，《药性》言苦，是言根之苦。但宜用紫李根，则入厥阴血

①　缯裥（zēng jiǎn，音增减）：丝质样的褶子。
②　桫枋（suō fāng，音缩方）：桫椤木。

分。若黄李根，则入阳明气分矣。《别录》治消渴奔豚，《大明》治赤白痢下，《千金》烧存性，敷小儿丹毒，甄权治消渴脚气，孟诜治妇人赤白带下，皆取苦咸降逆气也。李核仁，苦平入肝，疗僵仆瘀血骨痛，又能清血海中风气，令人有子，故承泽丸用之。其性散结，故能解硫黄、白石英、附子毒。为末和鸡子白敷面䵟，一宿即落，《千金方》也。黄帝云：李子不可和白蜜食，蚀人五内。

杏仁 苦辛甘温，小毒。汤泡去皮尖，研如泥用，两仁者有毒伤人。凡果花六出者必双仁，得纯阴之气也。

《本经》主咳逆上气雷鸣，喉痹，下气，产乳，金疮，寒心奔豚。

【发明】杏仁入手太阴经，辛能横行而散，苦能直行而降，遂为散邪降气，定喘泄滞，散结润燥，除肺中风热咳嗽，总不出《本经》主治也。《千金》以童便浸七日研如泥，治咳嗽寒热，仲景麻黄汤用杏仁者，为其利气泻肺解肌也。至于陷胸、麻仁等丸，皆熬黑研腻如油，则知此物之性，愈熬黑愈润下矣。入肺寒喘逆发散药，连皮用之。又能治疮杀虫，用其毒也。《本经》治金疮寒心者，伤处风藉内入胞络，而心下恶寒，用以涂封疮口，拔散风热之邪也。言治奔豚者，辛能散结，润能下气也。元素言：润大肠气秘，之才①言解锡毒，《别录》言：杀狗毒，炒香消狗肉及索粉积，故六神曲用之。扁鹊云：杏仁不宜久服，令人面目须发落，耗气之验也。今人以之混治阴虚喘嗽，转耗胸中大气，为患不浅！亡血家尤为切禁，以其味辛性温，大能破血也。双仁者捣烂，以车脂调涂，针断入肉，及箭镝在咽膈诸隐处，敷之即出。巴旦杏仁，则甘平无毒，能止咳下气，消心腹逆闷。杏实味酸，伤人筋骨，生者尤甚。

---

① 之才：即南北朝名医徐之才。

梅榔梅　酸平，无毒。

《本经》主下气，除热烦满，安心，止肢体痛，偏枯不仁，死肌，去青黑痣，蚀恶肉。

【发明】梅花开于冬而实熟于夏，得木之全气，故其味最酸。人舌下有四窍，两窍通胆液，故食则津生，类相感应也。所主之病，皆取酸收之义。梅之种类最多，惟榔梅最胜。相传是真武折梅枝，插于榔树①而誓曰：吾道若成，花开果实。其种从均州太和山来，榔即榆树中之一种，其梅如杏而松脆异常，故近世谓之消梅，食之开胃生津，清神安睡，乃榔之本性也。《本经》下气除热烦满，安心止肢体痛，皆指陈藏者而言。若青梅则凝涩滞气，决非偏枯不仁者所宜。凡谷食菜果皆尔，不独青梅为然。乌梅酸收，益津开胃，同建茶、干姜，治休息痢，能敛肺涩肠，止呕敛汗，定喘安蛔。仲景治蛔厥，乌梅丸用之，虫得酸即止。用丸不用汤者，欲留有形之物，入于虫口也。今治血痢必用之。中风惊痰，喉痹肿痛，痰厥僵仆，牙关紧闭者，取乌梅擦牙龈即开。血痢不止，以乌梅烧存性，米汤服之渐止。恶疮胬肉，亦烧灰研敷，恶肉自消。此即《本经》去死肌恶肉之验。又丹方治女人脚上鸡眼，乌梅肉饭上蒸烂，和米醋研如糊，涂上一夕即去。

白梅，咸酸，主中风，牙关紧闭，擦牙根，涎出即开。去胬肉方多用之。竹木针刺在肉中者，嚼敷即出。

梅核仁，明目益气，除烦热，能清妇人子脏中风气积滞，《千金》承泽丸用之。梅叶煮汁，治休息痢及干霍乱效。以之渍水洗葛则不脆，洗夏衣生霉点即去，有验。

桃仁　苦甘平，无毒。去皮尖生用即和血，连皮尖炒用即破血。同干漆拌炒，大破宿血。双仁者有毒勿用。

---

① 折梅枝，插于榔树：原作"折梅枝插榔树株"，据《纲目》改。

《本经》主瘀血血闭，癥瘕邪气，杀小虫。

【发明】桃仁入手、足厥阴血分，为血瘀血闭之专药。苦以泄滞血，甘以生新血，毕竟破血之功居多。观《本经》主治可知。仲景桃核承气、抵当汤，皆取破血之用。又治热入血室、瘀血癥瘕、经闭疟母、心腹痛、大肠秘结，亦取散肝经之血结。熬香治癫疝痛痒，《千金》法也。

桃实，甘酸，多食令人腹热作泻。

桃奴，杀百鬼精物，疗中恶腹痛，瘀血癥坚。破血，酒磨服，止血烧灰服。

桃树上胶，最通津液，能治血淋石淋，痘疮黑陷，必胜膏用之。

桃叶，治传尸，有水灸法，方用桃叶一斗，艾叶、厚朴各二两，分二囊盛置，以火酒数斤煮沸，更迭煮药，熨患人背脊，酒尽为度，不过三次，瘵虫永绝。又疮中小虫，捣烂涂之。

栗　咸温，无毒。

【发明】栗，肾之果也，肾病宜风干者食之。若脾肾虚寒暴注，须煨熟食之。栗楔一球三颗中扁者，疗筋骨风痛，又能破冷痃癖。生嚼罨恶刺，出箭头。

栗莍，肉上薄皮也，烧存性，治骨鲠在喉，吹入即下。栗壳，煮汁，治反胃消渴。毛球，外刺包也，煮汁洗火丹毒肿。栗花，治瘰疬。栗树皮，煮汁，洗沙虱溪毒，并丹毒疮毒。根，治偏坠肾气，酒煎服之。

枣　甘乎，无毒。入药取大红枣，擘去核用。多食令齿生蜃。

《本经》主心腹邪气，安中养脾气，平胃气，通九窍，助十二经，补少气少津液，身中不足，大惊，四肢重，和百药。

【发明】枣属土而有火，为脾经血分药。甘先入脾，故用姜、枣之辛甘，以和营卫也。仲景治奔豚，用滋脾土，平肾气也。十枣汤用以益土，胜邪水也。而中满者勿食，故仲景建中汤，心下痞者减饴、枣，与甘草同例，此得用枣之法矣。《金匮》治妇人脏躁，悲愁欲哭，有甘麦大枣汤，亦取其助肝、脾、肺三经之津液，以滋其燥耳。《本经》主心腹邪气，亦是和营卫邪之义。平胃气者，以其甘温健运，善平胃中敦阜之气也。《素问》以枣为脾家之果，故《本经》又主身中不足，大惊，四肢重，用此补益脾津，而神气自宁，肢体自捷矣。古方中用大枣，皆是红枣，取生能散表也。入补脾药，宜用南枣，取甘能益津也。其黑枣助湿中火，损齿生虫，入药非宜。生枣多食，令人热渴气胀，瘦人多火者，弥不可食。

梨 甘微酸寒，无毒。

【发明】《别录》著梨，只言其害，不录其功，盖古人论病，多主伤寒客邪。若消痰降火，除客热，止心烦，梨之有益，盖亦不少。近有一人，患消中善饥，诸治罔效，因烦渴不已，恣啖梨不辍①，不药而瘳。一妇郁抑成劳，咳嗽吐血，右侧不得贴席者半年，或令以梨汁顿热服盏许，即时吐稠痰结块半盂，是夜便能向右而卧；明目复饮半盏，吐痰如前，以后饮食渐增。虽寻常食品，单刀直入，可以立破沉疴。而梨之种类最多，惟乳梨、鹅梨、消梨可以疗病。然须审大便实者，方可与食。元气虚者，不慎而误啖之，往往成寒中之患，岂可概谓食之有益乎？

木瓜 酸温，无毒。

【发明】木瓜酸收下降，所主霍乱转筋，吐利脚气，皆取收摄脾胃之湿热，非肝病也。转筋虽属风水行脾，实由湿热，或寒湿之邪，袭伤脾胃所致，用此理脾而伐肝也。多食木瓜，损齿及骨，皆伐肝之明验。患头风人，以鲜者放枕边，引散肝风，日久渐安。凡腰膝无力，由于精血虚，阴不足者，及脾胃有积滞者，

---

① 辍：原作"辙"，据光绪本改。

卷之三

皆不利于酸收也。

山楂即棠梂子，俗作山查　甘苦微酸温，无毒。去核则不发热。童便浸，姜汁拌炒黑，去积血甚捷。

【发明】山楂入足阳明、太阴、厥阴三经血分，大能克化饮食，《本经》言：其酸冷，然其功长于消肉积，行滞血，性温可知。若胃中无食积，脾虚不能运化，不思饮食者服之，反克伐脾胃生发之气，良非所宜。炒黑治产后儿枕作痛，亦以其能消血也。今痢疾初起多积垢者，用姜汁炒。治偏坠疝气，为散酒服，不过半月效，用核尤捷。若外感风寒，兼伤饮食，举世以发表消导并进。中气实者，幸而获痊，虚者表邪乘虚陷入于府，而生内变者多矣。

东鲁棠梂子，酒后嚼数颗良。与糖作膏，尤为精品。

奈俗名频婆　甘温，无毒。

【发明】奈生北地，与南方林檎，同类异种。虽有和脾之能，多食令人肺壅胪胀，病人尤当忌食。

林檎俗名花红　涩温，无毒。

【发明】林檎虽不伤脾，多食令人发热，以其味涩性温也。病人每好食此，多致复发，或生痰涎而为咳逆，壅闭气道使然。其核食之烦心，助火可知。

柿蒂　涩平，无毒。柿、蟹同食，则吐利腹痛，木香可解。

【发明】柿之生青熟赤，生涩熟甘，浑是阴内阳外之象，独蒂之涩，始终不改，故取以治阴内阳外之病。《济生方》治呃逆，专取柿蒂之涩，以敛内蕴之热；丁香、生姜之辛，以散外郁之寒，深得寒热兼济之妙用。尝考古方中，有单用柿蒂以降逆气者，是以丹溪但执以寒治热之理，而不及从治之法，矫枉过矣。至《三因方》，又于《济生方》中加良姜之类，是真为寒而反助其热乎？

其干柿白霜，专清肺胃之热，在元气未漓，可胜寒润者，用之固宜。但虚劳烦嗽喘乏，得此郁闭虚阳，病根日固，与埋薪灰烬何异！

安石榴 子甘酸，皮涩温，无毒。

【发明】榴味甘酸，具木火之象，故多食伤肺损齿，而生痰涎。其皮涩温，能治下痢滑脱。一种小者，曰酸石榴，治痢尤捷。《千金》治痢方皆用之。酸兼收敛，故能止下痢漏精，崩中下血。丹方以酸石榴连皮子捣汁，入姜、茶煎，治寒热利。又久痢用榴皮烧灰，人参汤下一钱，屡验。

榴花，曝干研细，吹鼻止衄最速。千瓣者更良，功在山茶花之上。

橘皮 苦辛温，无毒。产粤东新会。陈久者良。阴虚干咳，蜜水制用。妇人乳房壅癖，醋拌炒用。

《本经》主胸中痰热逆气，利水谷，久服去臭，下气通神。

【发明】橘禀东南阳气而生，故以闽粤者最胜。其逾淮而北，则变为枳，此地气使然，与人之乡音习俗无异。橘之文采，焕发于外，故其功用都在于皮，专行脾、肺二经气分。《本经》主治胸中痰热逆气，为消痰运食之要药。留白则补脾胃，去白则理肺气。同人参、白术则补脾胃，同人参、甘草则补肺，独用则泻肺损脾。其治百病，总是取其理气燥湿之功。同补药则补，同泻药则泻，同升药则升，同降药则降。脾乃元气之母，肺乃摄气之籥，故为二经气分药，但随所配而补泻升降也。同生姜则止呕，同半夏则豁痰，同杏仁治大肠气秘，同桃仁治大肠血秘，皆取其通滞也。

橘红，专主肺寒咳嗽多痰，虚损方多用之。然久嗽气泄，又非所宜。按：橘皮下气消痰，其瓤生痰聚饮，一物而性之殊异如此。

青皮 辛温，无毒。醋炒用，划去酸水。作四界者曰莲花青皮，细如豆者为青皮子，中有小橙，莫能辨别。

159

【发明】青皮古方所无，至宋时医家乃用之。入足太阴、厥阴，破滞气，削坚积，及小腹疝疼，用之以疏通二经，行其气也，小儿消积多用之。青皮最能发汗，多汗者勿用。久疟热甚，必结癖块，宜多服清脾饮，内有青皮疏利肝邪，则癖自不结也。中气虚人禁用，以其伐肝太甚，而伤生发之气也。

橘核 苦温，无毒。去壳焙香研碎用。细者为橘核，粗即橙核。

【发明】橘核沉降，入足厥阴，与青皮同功，故治腰痛癀疝在下之病，不独取象于核也。然惟实证为宜，虚者禁用，以其味苦，大伤胃中冲和之气也。

橘叶 苦平，无毒。

【发明】橘叶苦平，导胸膈逆气，消乳痈。捣烂和面，熨伤寒胸膈痞满。又治肺痈，绞汁一盏服，吐出脓血愈。

柑 辛苦微寒，无毒。

【发明】柑皮产广东化州者最胜，与橘皮虽同为下气之品，然性之温寒各异。故《开宝》取利肠中热毒，解丹石，止暴渴，利小便，皆取辛寒以散热滞也。世罕知用，惟《千金方》中用之，云甘皮者即此。

橙 酸寒，无毒。

【发明】橙性酸寒，方药少用，其鲜者惟杀鱼蟹毒。和盐贮食，止恶心，解酒病，痁疟寒禁食，以其酸寒，能滞邪气也。其核治闪挫腰痛，炒研酒服三钱即愈。

柚 酸寒，皮甘辛，无毒。

【发明】柚能解酒，辟饮酒人口气，皮能下气化痰，与金橘性相类。但金橘甘酸，下气尤捷。

柑橼旧作枸橼，字形相似之误 辛苦甘温，无毒。

【发明】柑橼乃佛手、香橼两种，性味相类，故《纲目》混论不分。盖柑者，佛手也。专破滞气。今人治痢下后重，取陈年者用之，但痢久气虚，非其所宜。橼者，香橼也，兼破痰水。近世治咳嗽气壅，亦取陈者，除去瓤核用之，庶无酸收之患。丹方治臌胀诸药不效，用陈香橼一枚，连瓤，大核桃肉二枚，连皮，缩砂仁二钱，去膜，各煅存性为散，砂糖拌调，空腹顿服，服后水从脐出，屡验。

金橘一名金柑　酸甘温，无毒。

【发明】金橘形如弹丸，金柑形如牛奶，一皆酸甘香窜，并能下气快膈，止渴解醒，而圆者尤佳。

枇杷叶　辛苦平，无毒。刷去毛，蜜炙用。

【发明】枇杷味甘色黄，为脾家果，然必极熟，乃有止渴下气，润五脏之功。若带生味酸，力能助肝伐脾，食之令人中满泄泻。

其叶气味俱薄，故入肺、胃二经，治夏月伤暑气逆最良。近世治劳嗽，无不用之。盖取其和胃下气，气下则火降痰消，胃和则呕定哕止。然胃寒呕吐，及风寒咳嗽忌之。

其核大寒而伐肝脾，以之同落苏入麸酱，则色青翠，同蟹入锅煮，则至熟不赤，性寒走肝可知。

杨梅　甘酸温，无毒。

【发明】杨梅为心家血分之果，兼入肝、脾、心包，能止渴除烦。烧灰则断痢，盐藏则止哕呕消酒。但血热火旺人不宜多食，恐动经络之血而致衄也。其性虽热，而能从治热郁解毒。其根皮煎汤，能解砒毒。烧灰油调，涂汤火伤，核仁疗脚气，然须多食，以柿漆拌核，爆即自裂也。

樱桃一名含桃　甘热，小毒。

【发明】樱桃属火而发湿热，旧有热病及喘嗽者，得之立发。一种小者，名山樱桃，性味甘平而不发热，能止肠澼滑精，岂以形之不材，而反食之无害耶？其核今人用以升发麻斑，力能助火，大非所宜，在春夏尤为切忌。

银杏俗名白果　甘苦平涩，无毒。

【发明】银杏，定喘方用之。生嚼止白浊，降痰消毒杀虫，涂鼻面手足，去皴疱奸黯。生捣能浣油腻，同水捣浆衣，杀虫虮，去痰涤垢之功，可例推矣。熟则壅遏闭气，多食令人胪胀昏闷。昔有饥者，薄暮食此过多，次日胀闷欲死，急以鹅翎蘸香油探吐，方可得生；粪清灌之亦生，取其能降泄也。

胡桃一名核桃，又名羌桃　甘平温，无毒。入药连皮用。

【发明】补骨脂属火，能使心包与命门之火相通。胡桃属水，润燥养血，佐补骨脂，有水火相生之妙。胡桃肉类三焦，而外皮水汁皆青黑，故能通命门，助相火。同补骨脂、杜仲、青盐，名青娥丸，治肾虚腰痛，以其能补肾也。同人参名应梦散，治肺寒喘嗽，以其能敛肺也。同生姜咀嚼，亦治寒痰喘嗽。若多食动风，脱人眉毛。详其同钱细嚼，即与铜俱化；与甘蔗同嚼，则蔗渣消融，其消肺烁肝可知。丹方用其瓤烧令黑，和松脂敷瘰疬有效。又以连皮胡桃肉，同贝母、全蝎，枚数相等，蜜丸，治鼠瘘痰核，总取以通郁结也。但肺有痰热，命门火炽者勿食。其壳烧灰存性治乳痈，取灰末二钱，酒调服之，未肿即消，已溃渐敛，但不可以其烟熏衣，衣即易毁。青胡桃皮，涂髭发皆黑。

长生果一名落花生　甘温，无毒。

【发明】长生果产闽地，花落土中即生，从古无此，近始有之。味甘气香，能健脾胃，饮食难消运者宜之。或云与黄瓜相反，予曾二者并食，未蒙其害，因表出之。

琐琐葡萄　甘微咸温，无毒。

【发明】琐琐葡萄，似葡萄而琐细，故有琐琐之名。生于漠北，南方间亦有之。其干类木而系藤本，其子生青熟赤，干则紫黑，能摄精气归宿肾脏，与五味子功用不甚相远。凡藤蔓之类，皆属于筋，草木之实，皆达于脏，不独此味为然。此物向供食品，不入汤药，故本草不载。近时北人以之强肾，南人以之稀痘，各有攸宜。强肾方用琐琐葡萄、人参各一钱，火酒浸一宿，侵晨①涂手心，摩擦腰脊，能助膂力强壮；若卧时摩擦腰脊，力能助阳事坚强，服之尤为得力。稀痘方用琐琐葡萄一岁一钱，神黄豆一岁一粒，杵为细末，一阳夜蜜水调服，并擦心窝腰眼，能助肾祛邪。以北地方物，专助东南生气之不足也。然惟禀质素弱者，用之有益。若气壮偏阳者勿用，恐其助长淫火之毒也。

橡实 苦温，无毒。

【发明】橡实，消谷止痢，厚肠胃，令人强健，且能治痔漏脱肛。《千金方》治石痈坚硬如石不作脓，用橡子一枚，蘸醋于石上磨汁涂之，干则易，不过十度即平。其②壳为散，及煮汁服，止下痢并染须发。

槲皮一名赤龙皮 苦涩，无毒。

【发明】槲皮煎服除虫，及漏恶疮甚效，能治赤白痢，肠风下血。《肘后方》治下部败烂疮，赤龙皮散以之为君。《千金方》治附骨疽、瘰疬及蛊毒多用之，皆取苦涩化毒也。

荔枝 肉甘温，核涩无毒。治疝取建产阔肩之核良。

【发明】荔枝实气味纯阳，能散无形之滞气，瘤赘赤肿宜之。多食发热，烦渴口干衄血，而核人厥阴经，行散滞气，其实双结而核似睾丸，故治癫疝囊肿，有述类象形之义。时珍治癫疝气刺痛，妇人血气刺痛。小而肉似龙眼，其核尖小，仅堪醋磨疗癣，治疝无效。

龙眼俗名圆眼 甘平，无毒。桂产者佳，粤东者性热，不堪入药。

【发明】龙眼补血益肝，同枸杞熬膏，专补心脾之血。归脾汤用之治思虑伤心脾，皆取甘味归脾，能益人智之义。然中满

---

① 侵晨：即清晨。
② 其：原误作"共"，诸本同，据《纲目》改。

家、呕家勿食，为其气壅也。师尼、寡妇勿用，以其能助心包之火，与三焦之火相煽也。

橄榄一名青果　涩甘温，无毒。

【发明】橄榄先涩后甘，生津止渴，开胃消痰，醉饱后及寒痰结嗽宜之，热嗽不可误食。病人多食，令气上壅，以其性温而涩，聚火气于胃也。又能消酒，解 鲐、河豚、诸鱼鳖毒。观朱①鱼食橄榄渣即死，能解鱼毒可知。故嚼汁咽之，能治鱼骨鲠有效。患痘疮者多食，以其解毒而助胃中温和之气，令痘起发也。又核烧灰蜜丸，同黄独服能稀痘。但性专搜涤胎毒，过服令人呕泻。婴儿初生，胡桃肉连皮三枚，橄榄核烧灰一枚，朱砂、雄黄各一分，研细，和甘草汁，生白蜜绞去滓，开乳前顿热服之。可代化毒丹，但化毒丹治胎热面赤，此治胎寒面白，不可混也。又灰末敷金疮无瘢，生核磨水，搽瘢渐灭。

榧子　甘涩温，有毒。

《本经》主腹中邪气，去三虫，蛇螫蛊毒，鬼疰伏尸。

【发明】榧实，肺家果也，性温散气，故能去腹中邪气、三虫诸疾。火炒食之，引火入肺。多食则大肠受伤，小儿黄瘦有虫积者宜食，与使君子同功，观《本经》主治可知。

松子　甘温，无毒。

【发明】海松子甘润益肺，清心止嗽润肠，兼柏仁、麻仁之功，温中益阴之效，心肺燥痰，干咳之良药也。

槟榔　苦辛温，无毒。

【发明】槟榔泄胸中至高之气，使之下行，性如铁石之沉重，能坠诸药至于下极，故治冲脉为病，逆气里急，及治诸气壅、腹胀后重如神。胸腹虫食，积滞作痛，同木香为必用之药，其功专于下气消胀，逐水除痰，杀虫治痢，攻食破积，止疟疗

---

① 朱：按文义疑为"诸"。

疝，脚气瘴①疠。若气虚下陷人，及膈上有稠痰结气者得之，其痞满昏塞愈甚。又凡泻后、疟后、虚痢，切不可用也。闽广瘴毒之乡，人常食此，必以蒟叶裹，嚼之。所云饱能使之饥，醉能使之醒者，以其能下气也；云饥能使之饱，醒能使之醉者，以蒟叶辛温，能开发中外之气，以散瘴疠之邪也。

大腹子即大腹槟榔　辛涩温，无毒。此味与槟榔，皆性坚难切，须用滚水泡渍切之。若以水浸浊满，不但失其性味，反有伤于胃气也。

【发明】大腹子偏入气分，体丰湿盛者宜之。夫槟榔偏主血分，腹满多火者宜之。时珍谓大腹与槟榔同功，似未体此。

大腹皮　辛涩温，有毒。鸩鸟多集其树上。宜酒洗后，再以绿豆汤洗过用。其内粗者耗气，宜摘去之。

【发明】槟榔性沉重，泄有形之积滞；腹皮性轻浮，散无形之滞气。故痞满膨胀，水气浮肿，脚气壅逆者宜之。惟虚胀禁用，以其能泄真气也。

马槟榔　苦甘寒，无毒。

【发明】马槟榔生滇南夷地，不入汤药。热病食数枚，冷水下之。肿毒恶疮，嚼一枚并涂肿处。产难临时细嚼数枚，井华水送下，须臾立产；再以四枚去壳，两手各握二枚，恶水自下。欲断产，常嚼二枚，久则子宫冷，自不孕矣。

无花果　实甘平，叶微辛，无毒。

【发明】无花果出云南，扬州亦多有之。今吴楚、闽越人家折枝插成，枝柯如枇杷树，三月发叶，五月不花而实，实出枝间，状如木馒头。熟则紫色软烂，其味如柿而无核也。食之开胃止泄，治咽喉痛。叶主五痔肿痛，煎汤频熏洗之。

枳椇一名鸡距子，俗名蜜屈律　甘平，无毒。

---

① 瘴：原误作"瘵"，据上海科技本改。

【发明】枳椇，金钩树之子也，《本草》只言木能败酒。屋外有此木，屋内酿酒皆不佳。丹溪治酒病，往往用其实。又能止渴除烦，去膈上热，润五脏，利大小便。多服发蛔虫，以其大甘助湿热之所化也。

水 果 部

西瓜 甘寒，无毒。

【发明】西瓜瓤，色赤味甘，能引心包之热，从小肠、膀胱下泄，以其得西方金气于三伏中，故能解太阳、阳明中暍，及热病大渴，故有天生白虎汤之称。而春夏伏气发瘟热病，觅得隔年藏者啖之，如汤沃雪。缘是世医常以治冬时伤寒坏病烦渴，从未见其得愈者，良由不达天时，不明郁发之故耳。近有舶上来者，五月便熟，不必觅隔年藏者，方宜时世之不同若此。

瓜子仁 甘淡微温，无毒。

【发明】西瓜甘寒降泄，子仁甘温性升，以中藏烈日之气，不无助火之责，其开豁痰涎，是其本性。世人咸谓瓜子生痰，安有甫入口而便变痰涎之理？按《相感志》云：食西瓜后食其子，即不噫瓜气，其温散之力可知。《纲目》言其主治与甜瓜仁同，岂甜瓜仁亦为生痰之物耶！

甜瓜蒂俗名苦丁香 苦寒，有毒。熬黄用。

《本经》主大水身面四肢浮肿，下水杀虫毒，咳逆上气，及食诸果，病在胸腹中，皆吐下之。

【发明】酸苦涌泄为阴，仲景瓜蒂散，用瓜蒂之苦寒，合赤小豆之酸甘，以吐胸中寒邪；《金匮》瓜蒂汤，治中暍无汗，今人罕能用之。又嗅鼻取头中寒湿黄疸，得麝香、细辛，治鼻不闻香臭。瓜蒂乃阳明除湿热之药，能引去胸膈痰涎，故以治面目浮肿，咳逆上气，皮肤水气，黄疸湿热诸证，即《本经》主治也。

凡尺脉虚，胃气弱，病后产后，吐药皆宜戒慎，何独瓜蒂为然哉？故膈上无热痰邪热者，切禁。

甜瓜子即甜瓜瓣　甘寒，无毒。

【发明】甜瓜仁专于开痰利气，《别录》治腹内结聚，破溃脓血，为肠胃内痈要药。《千金》治肺痈有苇茎汤，肠痈有牡丹大黄汤。予尝用之，然必黄熟味甜者，方不伤胃气。若生青味苦力劣，不堪入药。其瓢亦能去暑，然脾胃虚人食之，每致泻痢，不可不知。

蒲桃俗名葡萄　甘寒，无毒。

《本经》主筋骨湿痹，益气力强志，令人肥健，耐饥忍风寒。可作酒。

【发明】葡萄之性寒滑，食多令人泄泻。丹溪言东南人食之多病热，西北人食之无恙，盖能下走渗道，西北人禀气厚，故有《本经》所主之功，无足异也。

甘蔗　甘平，无毒。

【发明】蔗，脾之果也。其浆甘寒，能泻火热，煎炼成糖，则甘温而助湿热也。蔗浆消渴解酒，自古称之，而孟诜乃谓①共酒食发痰者，岂不知其有解酒除热之功耶？《日华子》又谓砂糖能解酒毒，则不知既经煎炼，便能助酒为热，与蔗之性异矣。即如甘草遇火则热，麻油遇火则冷，此物性之异，医者当知。近世用以捣汁治痢，服之有效，以其甘寒养胃而清湿热也。

沙糖色黑如油者是　甘温，无毒。

【发明】沙糖性温，能和脾缓肝，故治脾胃及泻肝药，用为先导。今人好吸烟草，受其毒者，用此点汤解之。但性助湿热，不可多食。熬焦治产妇败血冲心，及虚羸老弱，血痢不可攻者最效。

---

① 谓：原作"为"，诸本同，据上海科技本改。

石蜜 即冰糖也，散白如霜者曰糖霜，与山蜂蜜结石上者不同 甘平，无毒。

【发明】凝结成块，如石者为石蜜，轻白如霜者为糖霜，比紫沙糖稍平。功用虽同，但白入气分，紫入血分为异。白糖霜亦能解烟草之毒，惟色黄者性热，有湿热者远之。世言糖性湿热，多食令人齿蟨生疳。近见患口疳者，细嚼冰糖辄愈，取其达疳，以磨湿热凝滞也。又暴得咳嗽，吐血乍止，以冰糖与燕窝菜同煮连服，取其平补肺胃，而无止截之患也。惟胃中有痰湿者，令人欲呕，以其甜腻恋膈故也。

莲藕 甘平涩，无毒。

【发明】莲出淤泥，而无浊气沾染，其根通达诸窍，联绵诸络，允为交媾黄宫，通调津液之上品。入心脾血分，冷而不泄，涩而不滞，产后血闷，及血淋尿血宜之。新产生冷皆忌，独生藕不禁，为其能止热渴，破留血也。生食止霍乱虚渴，蒸食开胃实下焦。捣浸澄粉服食，治虚损失血，吐利下血。又血痢口噤不能食，频服则结粪自下，胃气自开，便能进食。但市者皆豆麦、菱粉伪充，不可混用。

藕节之味大涩，能止骤脱诸血，产后闷乱，隔水顿热，和童子小便饮之。一人患血淋胀痛，百药不应，以生藕汁调发灰服之，三日血止痛除。以其性专散血，而无伤耗真元之患也。

莲实 甘平涩，无毒。去心中苦薏，则不伤胃。

【发明】莲子得水土之精英，补中养神，益气清心，固精止泻，除崩带赤白浊，能使心肾交而成既济之妙。昔人治心肾不交，劳伤白浊，清心莲子饮；补心肾，益精血，有瑞莲丸，皆取其补益黄庭，实堤御水之义。

石莲子 甘寒，无毒。

【发明】石莲子本莲实，老于莲房，堕入淤泥，经久坚黑如石，故以得名。为热毒噤口痢之专药，取水土之余气，补助脾阴，而涤除热毒。然必兼人参之大力，开提胃气，方始克应。若痢久胃气虚寒，口噤不食，则为戈戟也。况乎世鲜真者，今药肆中乃以一种水实伪充。其子出自粤东，大苦大寒，大伤胃气。医者不察，误投伤残之躯，往往轻者为重，重者致死。至于肾虚精滑之人，误认髓脏有热，而峻用苦寒，铲伐虚阳，精愈不能收摄，得无虚虚之患乎？

莲须 甘涩温，无毒。忌地黄、葱、蒜。

【发明】莲须，清心通肾，以其味涩，故为秘涩精气之要药。《三因》固真丸、巨胜子丸用之，然惟欲勤精薄为宜，亢阳不制者勿用，恐其兜涩为患也。

莲花，性味与须相类，惟取白花将开者，阴干入药，久服延年不饥，故经进萃仙丸用之。

莲房 苦涩温，无毒。

【发明】莲房入厥阴，功专止血，故血崩下血溺血，皆烧灰用之。虽能止截，不似棕灰之兜塞也。

荷叶 苦涩平，无毒。

【发明】荷叶得清震之气，故洁古枳术丸方，用荷叶烧饭为丸。东垣治雷头风证，头面肿痛疙瘩，憎寒发热，状如伤寒，证在三阳，不可过用寒药，清震汤治之，用荷叶、升麻、苍术煎服。又痘疮为风寒外袭，而变黑倒原，闻人规用荷叶合僵蚕，解结滞之气，而痘自起。又烧灰单服，可消阳水浮肿。入健脾药，但用其蒂，谓之荷鼻，取其味厚胜于他处也。戴原礼云：服荷叶令人瘦劣，非可常服。观丹士缩银法，用荷叶同锻则银质顿轻，其性之消烁，无有甚于此者。

芡实 俗名鸡头实 甘平，无毒。

《本经》主湿痹腰脊膝痛，补中，除暴疾，益精气强志。

【发明】芡生水中而能益脾利湿，观《本经》所主，皆脾肾之病。遗精浊带，小便不禁者宜之。

芰实俗名菱角　甘平，无毒。

【发明】芰实多种，滞气则一。红泻白补，生降熟升，仅供食品，略无取于治疗。患疟痢人勿食，过食令人腹满膨胀。古法用麝香点汤解之，近人以沉香磨汁导之，总取芳香散滞之力耳。

乌芋俗名荸荠，又名黑三棱　甘寒，无毒。

【发明】乌芋善毁铜，为消坚削积之物，服丹石人宜之。痘疮干紫，不能起发，同地龙捣烂，入白酒酿绞服即起。又治酒客肺胃湿热，声音不清，及腹中热积蛊毒。丹方治痞积，三伏时以火酒浸晒，每日空腹细嚼七枚，痞积渐消，故有黑三棱之名。凡有冷气人勿食，多食令人患脚气。虚劳咳嗽切禁，以其峻削肺气，兼耗营血，故孕妇血渴忌之。

慈菇　苦甘微寒，无毒。

【发明】主治百毒，产后血闷攻心欲死，产难胞衣不出，并生捣汁服之。有脚气瘫缓风人勿食，以熟食壅气也。叶治小儿游风丹毒，捣烂涂之即消。

味　部

蜀椒　辛温，小毒。去目勿炒用。蜀产者微辛不辣，色黄者气味微辛，散心包之火最胜；色红者气味辛辣，壮命门之火最强，形如鸽铃者真。以子种出，其叶十三瓣者，蜀椒也。闭口者有毒伤人，误中其毒吐沫者，地浆水解之。

《本经》主邪气咳逆，温中，逐骨节皮肤死肌，寒热痹痛，下气，久服之头不白。

【发明】椒乃手、足太阴、少阴、厥阴气分之药，禀五行之气而生，叶青皮红花黄膜白子黑。其气馨香，能使火气下达命门，故《本经》谓之下气。其主邪气咳逆等证，皆是脾、肺二经受病，肺虚则不能固密腠理，外邪客之为咳逆；脾虚则不能温暖肌肉，而为痛痹等证。其治呕吐服药不纳者，必有蛔在膈间，但于呕吐药中，加川椒数十粒。盖蛔闻药则动，遇椒则头伏也，故仲景治蛔厥乌梅丸用之。又能开痹湿，温中气，助心包、命门之火。

《本经》言：久服头不白者，辛温上通肾气之力可知，今乌须发方用之。一人腰痛痰喘，足冷如冰，六脉洪大，按之却软，服八味丸无功，用椒红、茯苓、蜜丸盐汤下，甫二十日而安。但其性辛温气窜，阴虚火旺人禁之。

秦椒 辛温，有毒。去目炒去汗取红用。其叶九瓣者秦椒也。闭口者有毒，误食之戟人咽喉，气欲绝，或吐下白沫，身体痹冷，肉桂煎汁饮之，多饮冷水一二升，或食蒜，或饮地浆，或浓煎豆豉饮之并解。

《本经》除风邪气，温中，除寒痹，坚齿发，明目。

【发明】秦椒，味辛气烈，过于蜀椒。其温中去痹，祛风邪气，治吐逆疝瘕，下肿湿气，皆取辛烈，以散郁热，乃从治之法也。不宜多服，令须发易白，以其气辛，非蜀椒之比。臭毒、疮毒、腹痛，冷水下一握效。其能通三焦，引正气、下恶气可知也。

椒目 苦平，无毒。

【发明】椒赤目黑，水能制火，故专泻水降火，治肾气逆上喘急。又妊娠水肿喘逆，用椒仁丸，能引诸药下行渗道，所以定喘下水。治肾虚耳鸣，同巴豆、菖蒲碾细，以松脂黄蜡，溶和为梃，纳耳中蓄之，一日一易效。

猪椒根即蔓椒 苦温，无毒。其叶七瓣者猪椒也。

《本经》主风寒湿痹，历节疼，除四肢厥气膝痛。煎汤蒸浴取汗。

【发明】猪椒根蔓生气臭，故能通经脉，去风毒湿痹。《千金》治肝虚劳损，关节骨疼痛，筋挛烦闷，虎骨酒用之。又取枝叶煎熬如饴，治通身水肿，每日空腹食之。

胡椒　辛大温，小毒。

【发明】胡椒大辛大热，纯阳之物，走气助火，昏目发疮，多食损肺，令人吐血，心腹冷痛，反胃吐利，霍乱气逆，及鱼、鳖、蕈毒宜之。严冬泡水磨墨，则砚不冰，胜于皂水、火酒，伤笔易秃也。

荜澄茄　辛温，无毒。

【发明】时珍曰：荜澄茄，海南诸番皆有之，与胡椒一类两种，正如大腹之与槟榔耳。珣曰：向阴生者为澄茄，向阳生者为胡椒，主治与胡椒相类，而热性稍逊。治反胃吐出黑汁，诸药不效，用此一味为丸，姜汤服之。痘疮入目，为末以少许吹鼻中，三五次效。鼻塞不通，用此半两，用薄荷叶三钱，荆芥穗二钱半，蜜丸，芡实大，时时含咽之。但阴虚血分有热，发热咳嗽禁用。

吴茱萸　辛苦温，小毒。拣去闭口者，否则令人躁闷。拣净，以滚汤泡七次，去其浊气，则清香扶胃，而无辛燥之患也。

《本经》主温中下气止痛，除湿血痹，逐风邪，开腠理，咳逆寒热。

【发明】吴茱萸，气味俱厚，阳中之阴。其性好上者，以其辛也。又善降逆气者，以味厚也。辛散燥热而臊，入肝行脾。《本经》主温中下气止痛，咳逆寒热，专取辛温散邪之力；又言除湿血痹，逐风邪，开腠理者，以风寒湿痹，靡不由脾胃而入，辛温开发，表里宣通，而无拒闭之患矣。至于定吐止泻，理关格中满，脚气疝瘕，制肝燥脾风，厥气上逆，阴寒膈塞，气不得上下，腹胀下痢，及冲脉为病，逆气里急，并宜苦热以泄之。东垣云：浊阴不降，厥气上逆，甚而胀满者，非吴茱萸不可治。仲景吴茱萸汤、当归四逆加吴茱萸生姜汤，治厥阴病及温脾皆用之。寇氏言，其下气最速，阳虚人服之愈甚。凡病非寒滞者勿服。

按：椒性善下，茱萸善上，故服茱萸者，有冲膈冲眼，脱发，咽痛，动火发疮之害。其治暴注下重，呕逆吐酸，肝脾火逆之证，必兼苦寒以降之，如佐金丸治肝火痰运嘈杂最效。小儿痘疮口噤，嚼吴茱萸，抹之即开，亦取辛散之意。

食茱萸　辛苦大温，有毒。

《本经》主心下邪气寒热，温中，逐寒湿痹，去三虫，久服轻身。

【发明】食茱萸与吴茱萸，性味相类，功用仿佛，而《本经》之文，向来错简在山茱萸条内。详其主心下寒热，即孟诜治心腹冷痛之谓；温中逐寒湿痹，即中恶去脏腑冷之谓；去三虫，即藏器疗蛊毒飞尸之谓。虽常食之品，辛香助阳，能辟浊阴之滞，故有轻身之喻。以上主治，岂山茱萸能之乎！其治带下冷痢，暖胃燥湿，水气浮肿用之，功同吴茱萸而力少逊。多食动目①火，目痛者忌之。

茗　苦甘微寒，无毒。服萆薢、威灵仙、土茯苓忌之。

《本经》主瘘疮，利小便，去痰热止渴，令人少睡，有力，悦志。

【发明】茗乃茶之粗者，味苦而寒，最能降火消痰，开郁利气，下行之功最速，故《本经》主瘘疮，利小便，去痰热之患。然过饮即令人少寐，以其气清也。消食止渴，无出其右。合醋治伤暑泄利，同姜治滞下赤白。兼香豉、葱白、生姜，治时疫气发热头痛，一味浓煎治风痰。茶之产处最多，惟阳羡者谓之真茶。凡茶皆能降火清头目，其陈年者曰腊茶，以其经冬过腊，故以命名，佐刘寄奴治便血最效。产徽者曰松萝，专于化食。产浙绍者曰日铸，专于清火。产闽者曰建茶，专于辟瘴。产六合者曰苦丁，专于止痢。产滇南者曰普洱茶，则兼消食、辟瘴、止痢之

---

① 目：原作"脾"，据光绪本改。

功。蒙山者世所罕有，近世每采石苔代充，误人殊甚。其余杂茶，皆苦寒伐胃。胃虚血弱之人，有嗜茶成癖者，久而伤精，血不华，色黄瘁，痿弱，呕逆，洞泄，种种皆伤茶之害。而侵晨啜茗，每伤肾气，酒后嗜茶，多成茶癖。又新茶饮之，令人声音不清，以其能郁遏火邪也。至于精气寒滑，触之易泄者勿食，宜以沙苑蒺藜点汤代之。

茶子，味苦气肃，善于降火，专治头中鸣响，天白蚁之病。江右人每以打油，味最清香，浸油沐发最佳。取茶子饼，煮汁浇花，以辟盆中之蚯蚓。煎汤涤衣垢，则不退颜色。总取其质之轻清而不沾滞也。

香 木 部

柏子仁 甘平，无毒。蒸熟曝干自裂，入药炒研用，色黄油透者勿用。

《本经》主惊悸，益气，除风湿痹，安五脏，久服令人润泽美色，耳目聪明，不饥不老，轻身延年。

【发明】柏子仁性平而补，味甘而辛，其气清香，能通心肾，益脾胃，宜乎滋养之剂用之。《本经》言：除风湿痹者，以其性燥也。《别录》疗恍惚，及历节腰中重痛，即《本经》主惊悸、除风湿痹也。《经疏》以为除风湿痹之功，非润药所能，当是叶之能事。岂知其质虽润，而性却燥，未有香药之性不燥者也。好古以为肝经气分药，时珍言养心气，润肾燥，安魂定魄，益智宁神，即《本经》之安五脏也。昔人以其多油而滑，痰多作泻忌服。盖不知其性燥，而无伤中泥痰之患。久服每致大便燥结，以芳香走气，而无益血之功也。

柏叶节 油 苦微寒，无毒。酒浸焙熟用。

【发明】柏叶性寒而燥，大能伐胃，虽有止衄之功，而无阳生之力，故亡血虚家，不宜擅服。然配合之力，功过悬殊，如《金匮》柏叶汤，同姜、艾治吐血不止，当无上虑矣。若《济急方》同黄连治小便血，《圣济总录》同芍药治月水不断，纵藉酒之辛温，以行苦寒之势。但酒力易过，苦寒长留，每致减食作泻，瘀积不散，是岂柏叶之过欤？

柏节坚劲，用以煮汁酿酒，去风痹历节风。烧取储①油，疗病疮疥癫。柏脂治身面疣，同松脂研匀涂之，数日自落。根白皮，以腊猪脂调，涂火灼热油烫疮，能凉血，生毛发。

松脂《本经》名松膏，俗名松香　苦甘温，无毒。

《本经》主痈疽恶疮，头疡白秃，疥瘙风气，安五藏，除热，久服轻身，不老延年。

【发明】松脂，得风木坚劲之气，其津液流行皮干之中，积岁结成，芳香燥烈，允为方士辟谷延龄之上药。然必蒸炼，始堪服食。

《本经》所主诸病，皆取风燥，以祛湿热之患耳。今生肌药中用之者，取其涩以敛之也。

松节　苦温，无毒。

【发明】松节质坚气劲，久亦不朽，故筋骨间风湿诸病宜之，但血燥人忌服。

松花，润心肺，益气除风湿，今医治痘疮湿烂，取其凉燥也。

杉　辛微温，无毒。

【发明】杉气芬芳，取其薄片煮汤熏洗臁疮，无不获效。其性直上，其节坚劲，有杉木汤治脚气痞绝，胁下有块如石，方用杉节、橘叶各一升，大腹槟榔七枚，连皮碎捣，童便三升，共煮减半服之，大下三行，气块通散。此郑间美治柳柳州法也。杉叶

---

① 储：原作"渚"，据文义改。

治风虫牙痛，同芎䓖、细辛煎酒含漱。杉子治疝气痛，一岁一粒研酒服。

肉桂　辛甘大温，无毒。去粗皮用。凡桂皆忌葱，勿见火，以辛香得火转烈，恐动阴血也。色深紫而甘胜于辛，其形狭长，半卷而松厚者良。若坚厚味淡者曰板桂，今名西桂，不入汤药。近世舶上人，每以丁皮混充，不可不辨。

【发明】肉桂辛热下行，入足太阴、少阴，通阴跷、督脉，气味俱厚，益火消阴，大补阳气，下焦火不足者宜之。其性下行，导火之源，所谓肾苦燥，急食辛以润之，利肝肾，止腰腹寒痛，冷痰霍乱转筋，坚筋骨，通血脉。元素言：补下焦不足，沉寒痼冷之病，下部腹痛，非此不能止。时珍治寒痹风湿，阴盛失血，泻痢惊痫，皆取辛温散结之力也。古方治小儿惊痫，及泄泻病，宜五苓散以泻丙火，渗土湿。内有桂，抑肝风而扶脾土，引利水药入膀胱也。赤眼肿痛，脾虚不能饮食，肝脉盛，脾脉弱，用凉药治肝，则脾愈虚；用暖药助脾，则肝愈盛。但于温脾药中，倍加肉桂，杀肝益脾，一治而两得之。同丁香治痘疮灰塌，以其能温托化脓也。又桂辛散，能通子宫，而破血调经，消癥瘕，破瘀坠胎，内托阴疽溃痈久不敛，及虚阳上乘，面赤戴阳，吐血衄血，而脉瞥瞥虚大无力者，皆不可缺。有胎息虚寒下坠，服黄芩、白术辈安之不应，小腹愈痛愈坠，脉来弦细或浮革者，非参芪桂附、十全大补温之不效。昔人又以亡血虚家，不可用桂。时珍以之治阴盛失血，非妙达阴阳之理，不能知此。惟阴虚失血，而脉弦细数者切忌。今人以之同石灰等分为末，掺黑膏上，贴癖块效，亦取辛温散结之力。然惟藜藿之人，皮肤粗厚者宜之。

桂心　辛甘大温，无毒。即肉桂之去外色淡，但存中心深紫，切之油润者是。

【发明】桂心既去外层苦燥之性，独取中心甘润之味，专温营分之里药，故治九种心痛，腹内冷痛，破痃癖等病，与经络躯壳之病无预，非若肉桂之兼通经脉，和营卫，坚筋骨，有寒湿风痹等治也。

牡桂一名大桂　辛甘微苦温，无毒。甜厚而阔者是。

《本经》主上气咳逆结气，喉痹吐吸，利关节，补中益气，久服通神，轻身不老。

【发明】牡桂辛胜于甘而微带苦，性偏温散而能上行，故《本经》治上气咳逆，成无己利肺气，皆取辛散上行之力。时珍不察，乃与桂枝同列，非智者一失欤？盖桂枝是最上枝条，亦名柳桂，言如柳条之嫩小也。盖牡者阳也，牡桂是禀离火纯阳之气，故味带苦，且大且厚，与桂枝绝不相类，何可混言！《本经》言：治上气咳逆，导下焦之阴火逆上也；治结气，辛温开结也；喉痹吐吸，同气相招，以引浮游之火下泄也。然必兼苦寒降泄之味用之，利关节，从内而达于表也。补中益气，久服通神，轻身不老，补助真元，阳生阴长也。然须详素禀丰腴，湿胜火衰者为宜。若瘦人精血不充，火气用事，非可例以为然也。其治心腹冷痛，癥瘕血痹，筋脉拘挛，冷痰霍乱，其功不减肉桂。但治相火不归，下元虚冷，力不能直达下焦，为稍逊耳。

筒桂俗名官桂　辛甘温，无毒。

《本经》主百病，养精神，和颜色，为诸药先聘通使，久服面生光华，媚好常如童子。

【发明】筒桂辛而不热，薄而能宣，为诸药通使，故百病宜之。《本经》言其养精神，和颜色，有辛温之功，无壮火之患也。为诸药先聘通使，凡开提之药，补益之药，无不宜之。久服面生光华，媚好常如童子，以其质薄性轻，无桂心、肉桂、牡桂等雄烈之气，力胜真阴之比。《别录》治心痛、胁痛、胁风，温经通血脉，止烦出汗，皆薄则宣通之义。《纲目》乃以《别录》、元素二家之言，皆混列牡桂之下。盖牡桂是桂之大者，功用与肉桂相类，专行气中血滞；筒桂则专行胸胁，为胀满之要药。凡中焦寒邪拒闭，胃气不通，呕吐酸水，寒痰水癖，奔豚死血，风寒痛痹，三焦结滞，并宜薄桂。盖味厚则泄，薄则通也。

桂枝 辛甘微温，无毒。

【发明】麻黄外发而祛寒，遍彻皮毛，故专于发汗；桂枝上行而散表，透达营卫，故能解肌。元素云：伤风头痛，开腠理，解肌发汗，去皮肤风湿，此皆桂枝所治。时珍乃以列之牡桂之下，误矣。按：仲景治中风解表，皆用桂枝汤，又云，无汗不得用桂枝，其义云何？夫太阳中风，阳浮阴弱，阳浮者热自发，阴弱者汗自出，卫实营虚，故发热汗出，桂枝汤为专药。又太阳病发热汗出者，此为营弱卫强，阴虚阳必凑之，皆用桂枝发汗。此调其营，则卫气自和，风邪无所容，遂从汗解，非桂枝能发汗也。汗多用桂枝汤者，以之与芍药调和营卫，则邪从汗去而汗自止，非桂枝能止汗也。世俗以伤寒无汗不得用桂枝者，非也。桂枝辛甘发散为阳，寒伤营血，亦不可少之药，麻黄汤、葛根汤未尝缺此。但不可用桂枝汤，以中有芍药酸寒，收敛表腠为禁耳。若夫伤寒尺脉不至，是中焦营气之虚，不能下通于卫。故需胶饴加入桂枝汤方，取稼穑之甘，引入胃中，遂名之曰建中；更加黄芪，则为黄芪建中，借表药为里药，以治男子虚劳不足。《千金》又以黄芪建中换人当归，为内补建中，以治妇人产后虚赢不足。不特无余邪内伏之虞，并可杜阳邪内陷之患。非洞达长沙妙用，难以体此。详桂枝本手少阴血分药，以其兼走阳维。凡伤寒之邪，无不由阳维传次，故此方为太阳首剂。昔人以桂枝汤为太阳经风伤卫之专药，他经皆非所宜。而仲景三阴例中，阴尽复阳，靡不用之，即厥阴当归四逆，未尝不本桂枝汤也。

桂附各具五体，各有攸宜。肉桂虽主下元，而总理中外血气；桂心专温脏腑营血，不行经络气分；牡桂性兼上行，统治表里虚寒；薄桂善走胸胁，不能直达下焦；桂枝调和营卫，解散风邪，而无过汗伤表之厄，真药中之良晶，允为汤液之祖也。《本经》之言牡桂，兼肉桂、桂心而言，言筒桂，兼桂枝而言也。其他板桂、木桂，仅供香料食料，不入汤药。

辛夷即木笔花　辛温，无毒。剥去毛瓣取仁用，忌火焙。

《本经》主五脏身体寒热，头风脑痛，面䵥。

【发明】鼻气通于天，肺开窍于鼻，辛夷之辛温走气，而入肺利窍，其体轻浮，能开胃中清阳，上行通于天，故《本经》治阳气郁遏，身体寒热，头风脑痛面䵥，辛温能解肌表，芳香上窜头目，逐阳分之风邪，则诸证自愈。轩岐之后，能达此理者，东垣一人而已。凡鼻䶎、鼻渊、鼻塞，及痘后鼻疮，并研末入麝香少许，以葱白蘸入甚良，脑鼻中有湿气，久窒不通者宜之。但辛香走窜，虚人血虚火炽而鼻塞，及偶感风寒，鼻塞不闻香臭者，禁用。

沉香蜜香　辛甘苦微温，无毒。咀嚼香甜性平，辛辣者性热。修制忌火，香药皆然，不独沉香也。产海南者色黄，锯处色黑，俗谓铜筋铁骨者良，产大宜白棕纹者次之。近有新山产者，色黑而坚，质不松，味不甘苦，入药无效。番舶来者，气味带酸，此为下品。其浮水者曰速香，不入药。

【发明】沉水香性温，秉南方纯阳之性，专于化气，诸气郁结不伸者宜之。温而不燥，行而不泄，扶脾达肾，摄火归源，主大肠虚秘，小便气淋，及痰涎血出于脾者，为之要药。凡心腹卒痛，霍乱中恶，气逆喘急者，并宜酒磨服之。补命门三焦，男子精冷，宜入丸剂。同广藿香、香附，治诸虚寒热；同丁香、肉桂，治胃虚呃逆；同紫苏、白豆蔻，治胃冷呕吐；同茯苓、人参，治心神不足；同川椒、肉桂，治命门火衰；同广木香、香附，治妇人强忍入房，或过忍尿以致转胞不通；同肉苁蓉、麻仁，治大肠虚秘。昔人四磨饮、沉香化气丸、滚痰丸用之，取其降泄也。沉香降气散用之，取其散结导气也。黑锡丹用之，取其纳气归元也。但多降少升，气虚下陷人，不可多服。久服每致失气无度，面黄少食，虚证百出矣。

一种曰蜜香，与沉香大抵相类，故《纲目》释名沉水香、蜜香，二者并称。但其性直者，毋论大小，皆是沉水；若形如木耳者，俗名将军帽，即是蜜香。其力稍逊，仅能辟恶，去邪气尸疰，一切不正之气，而温脾暖胃，纳气归元之力，不如沉香也。

丁香丁皮，一名鸡舌香　辛温，无毒。有子而大者曰母丁香。去蒂及子用，忌见火。

【发明】丁香辛温，入手太阴、足少阴、阳明经，温胃进食，止呕定泻，虚冷下痢白沫之要药。干霍乱不吐不下，及呕逆不止，厥冷脉沉者，并宜服之。胃寒肝虚，呃逆呕哕，在所必用。但渴欲饮水，热哕呃逆，不可误投。小儿痘疹不光泽，不起发，气虚灰白，或胀或泻或渴，或气促，表里俱虚之证，并宜加用。凡胃逆呕吐者，健胃消痰药中，加三五粒甚效，不宜多用。但其性易于僭上，过用则损肺伤目，非属虚寒者，概不可施。

丁皮，即丁香树皮，似筒桂皮而坚厚，色深紫。较之肉桂，味稍枯①，气稍滞，专治一切心腹冷气，腹胀恶心，泄泻虚滑，水谷不消，及齿痛诸证。方家用代丁香，今舶上人每以伪充肉桂，不可不辨。

旃檀　辛温，无毒。禁用火焙。

【发明】白檀香善调膈上诸气，散冷气，引胃气上升，进饮食，兼通阳明之经。郁抑不舒，呕逆吐食者宜之。痈疽溃后脓多禁用。

紫檀　咸平，无毒。

【发明】白檀辛温，气分药也，故能理卫气而调脾肺，利胸膈；紫檀咸平，血分药也，力能和营气，而消肿毒，疗金疮，各

---

① 枯：据文义应为"苦"。

有攸宜。

降真香　辛温，无毒。禁用火焙。

【发明】降真香色赤，入血分而下降。故内服能行血破滞，外涂可止血定痛，刃伤用紫金散，即降真香。用磁瓦刮下，和血竭研末是也。又虚损吐红，色瘀昧不鲜者宜加用之。其功与花蕊石散不殊。血热妄行，色紫浓厚，脉实便秘者，禁用。

乌药　辛温，无毒。酒浸晒干用，不可见火。

【发明】乌药香窜，能散诸气，故治中风中气诸证，用乌药顺气散者，先疏其气，气顺则风散也。辛温能理七情郁结，上气喘急，用四磨六磨；妇人血气诸痛，男子腰膝麻痹，用乌沉汤，并借参之力，寓补于泻也。大抵能治气血凝滞，霍乱吐泻，痰食稽留。但专泄之品，施之藜藿相宜。若膏粱之辈，血虚内热者服之，鲜不蒙其害也。

茴香　辛温，小毒。去子用。小而味淡者曰木蟹，不入药。

【发明】舶上茴香，性热味厚，性入肝经，散一切寒结，故黑锡丹用之。若阴虚肝火从左上冲头面者，用之最捷。盖茴香与肉桂、吴茱萸，皆厥阴之药，萸则走肠胃，桂则走肝脏，茴则走经络也。得盐引入肾经，发出邪气，故治疝气有效。但耗血发热，目病疮疡忌之。

枫香脂一名白胶香　辛苦平，无毒。

【发明】枫性疏通，故木易蛀，为外科透毒要药。金疮筋断，一味为末敷之。《千金》治咳唾脓血，取其开发肺气也。血热生风，齿颊肿痛，为末擦之。烧过揩牙，永无牙疾。

薰陆香即乳香　苦辛微温，无毒。以酒研如泥，水飞晒干，或箸上焙去油，同灯心研易碎。

【发明】乳香香窜，能入心经，活血定痛，故为痈疽疮疡要药。诸痛痒疮，皆属心火也。产科诸方多用之，亦取其活血调血之功耳。凡人筋不伸者，熏洗敷药，宜加乳香，其性能伸筋也。

疮疽溃后勿服，脓多勿敷，胃弱勿用。

没药 苦平，无毒。修治与乳香同。

【发明】乳香活血，没药散血，皆能止痛消肿生肌，故二药每每相兼为用。凡刃伤打损坠马，并宜热酒调服。若妊妇胎气不安，勿用。产后恶露去多，腹中虚痛，痈疽已溃而痛，及筋骨胸腹诸痛，若不因瘀血者，皆不可服。

麒麟竭即血竭 甘咸平，无毒。试之透指甲为真，嚼之不烂如蜡者为上。草血竭色紫，亚于瓜竭。

【发明】血竭，木之脂液，如人之膏血，为止痛和血，收敛疮口，散瘀生新之要药。治伤折打损，一切疼痛，血气搅刺，内伤血聚，并宜酒服。乳香、没药，虽主血病，而兼入气分，此则专于肝经血分也。但性最急，却能引脓，不宜多服。其助阳药中同乳香、没药用之者，取以调和血气，而无留滞壅毒之患。

安息香 辛苦微甘平，无毒。出西戎及南海波斯国，树中脂也，如胶如饴。今安南、三佛齐诸番皆有之，如饴者曰安息香，紫黑黄相和如玛瑙，研之色白者为上，粗黑中夹砂石、树皮者为次，乃渣滓结成也；有屑末不成块者为下，恐有他香夹杂也。烧之集鼠者为真，修制最忌经火。

【发明】安息香乃外番入贡之物，香而不燥，窜而不烈，烧之令人神清，服之辟邪除恶，令人条畅，能通心腹诸邪气，辟恶蛊毒，理霍乱，止卒然心痛呕逆。治妇人为邪祟所凭，夜梦交合，烧烟熏丹田穴永断，故传尸痨瘵咸用之。其苏合香丸、紫雪丹用之，各有转日回天之功，洵非寻常方药可比也。凡气虚少食，阴虚多火者禁用，为其能耗气也。

苏合香 甘温，无毒。出天竺、昆仑诸国，安南、三佛齐，亦皆有之。其质如黐①胶者为苏合油，色微绿如雉斑者良，微黄

---

① 黐（chī，音痴）：木胶，用苦木皮捣取胶液制成，可粘羽物。

者次之，紫赤者又次之。以簪挑起，径尺不断如丝，渐渐屈起如钩者为上。以少许擦手心，香透手背者真。忌经火。

【发明】苏合香聚诸香之气而成，能辟恶杀鬼精物，治温疟蛊毒、痫痓，去三虫除邪，能透诸窍脏，辟一切不正之气。凡痰积气厥，必先以此开导，治痰以理气为本也。凡山岚瘴湿之气，袭于经络，拘急弛缓不均者，非此不能除。但性燥气窜，阴虚多火人禁用。

龙脑香即冰片　辛苦温，有毒。忌见火。

【发明】龙脑香窜入骨，风病在骨髓者宜之。若风在血脉肌肉用之，反引风入骨髓也。其味大辛善走，故能散热，通利关格结气，张云岐人参散、柏子仁汤等方多用之。其治目痛喉痹下疳，取其辛温而散火郁也。时珍曰：古方皆言龙脑辛凉人心，故目疾惊风及痘疮心热，血瘀倒靥者，用猪心血为引，使毒散于外则疮发。此似是而非也。目痛惊风及痘皆火病，火郁则发之，从治之法，辛温发散故也。使壅塞通利，经络条达，而惊热自平，疮毒能出。然不可多用，多用则真气立耗矣。人有急难，欲自尽者，顿吞两许立毙，为其性烈，立能散尽真气也。世人误以为寒，不知辛散之性，似乎凉耳。治火证舌出寸许，用冰片末掺上即缩，引火归元也。目病属阴虚者，不宜入点。

樟脑一名脑子，又名韶脑　辛热，有毒。忌见火。

【发明】樟木性禀龙火，辛温香窜，能去湿辟恶气，故治干霍乱，以樟木屑煎浓汁吐之。中恶卒死者，以樟木烧烟熏之，待苏用药。韶郡诸山，樟木最多，土人以之蒸汁，煎炼结成樟脑，与焰硝无异，水中燃火，其焰益炽。今丹炉家，及烟①火方皆用之。去湿杀虫，此物所长。烧烟熏衣，能辟虫虱。治脚气肿痛，或以樟脑置两股，用杉木作桶盛汤濯之，或樟脑、乌头等分，醋

---

① 烟：据文义可作"焰"。

丸弹子大，每置一丸于足心踏之，下以微火烘之，衣被围覆，汗出如涎为效。

阿魏　辛温，有毒。验真伪法：置熟铜器中一宿，沾处白如银色者为真。

【发明】阿魏消肉积，杀虫，治癖积为主药，故能解毒辟邪，治疟、痢、疳、劳诸病。久疟用阿魏、朱砂等分为末，米糊丸皂子大，空心人参汤服一丸即愈。如痢用黄连木香汤下，盖疟亦多起于积滞耳。同麝香、硫黄、苏合，贴一切块有效。然人脾胃喜芳香而恶臭烈，凡脾胃虚人，虽有积滞，不可轻投。

芦荟　苦寒，小毒。

【发明】芦荟入厥阴肝经及冲脉，其功专于杀虫清热。冲脉为病，逆气里急，及经事不调，腹中结块上冲，与小儿疳热积滞，非此不除。同甘草为末，治头项顽癣甚效。但大苦大寒，且气甚秽恶，仅可施之藜藿。若胃虚少食人得之，入口便大吐逆，每致夺食泄泻，而成羸瘦怯弱者多矣。有人背疮愈后，余热不除，或令服芦荟三服，不数日而毙。伤胃之性，于此可征。

乔木部

黄柏_{根名檀桓}　苦寒，无毒。生用降实火，酒制治阴火上炎，盐制治下焦之火，姜制治中焦痰火，姜汁炒黑治湿热，盐酒炒黑治虚火。阴虚火盛，面赤戴阳，附子汁制。

《本经》主五脏肠胃中结热，黄疸，肠痔，止泄痢，女子漏下赤白，阴伤蚀疮。

檀桓主心腹百病，安魂魄，不饥渴，久服轻身，延年通神。

【发明】黄柏苦燥，为治三阴湿热之专药。详《本经》主治，皆湿热伤阴之候，即漏下赤白，亦必因热邪伤阴，火气有余之患，非崩中久漏之比。其根治心腹百病，魂魄不安，皆火气内亢之候。仲景栀子柏皮汤，治身黄发热，得其旨矣。按：黄柏味厚而降，入肾经血分。凡肾水膀胱不足，诸痿厥无力，于黄芪汤中加用，使两足膝中气力涌出，痿弱即愈。黄柏、苍术，乃治痿要药。凡下焦湿热肿痛，并膀胱火邪，小便不利及黄涩者，并宜黄柏、知母为君，茯苓、泽泻为佐。凡小便不通而渴者，邪热在气分，主治在肺，不能生水；不渴者，邪热在血分，主治在膀胱，不能化气，亦宜黄柏、知母。昔人病小便不通，腹坚如石，脚腿裂水，双睛凸出，遍服治满、利小便药不效。此膏粱积热，损伤肾水，致膀胱不化，火气上逆，而为呕哕，遂以滋肾丸主之，方用黄柏、知母，人桂为引导，服少时，前阴如火烧，溺即涌出，顾盼肿消。《金匮》治误食自死六畜肉中毒，用黄柏屑捣服方寸匕解之，不特治膏粱积热。盖苦以解毒，寒以泄热也。大抵苦寒之性，利于实热，不利于虚热。凡脾虚少食，或呕或泻，或好热恶寒，或肾虚五更泄泻，小便不禁，少腹冷痛，阳虚发热，瘀血停止，产后血虚发热，痈肿后发热，阴虚小便不利，痘后脾虚，小便不利，血虚烦躁不眠等证，法皆忌之。一种小而实如酸石榴者，名曰小蘗，性亦不甚相远，《千金翼》阿伽佗丸用之。

厚朴 苦辛温，小毒。紫厚者佳。姜汁炒用，忌黑豆。宜用滚水泡数次切之，不可久浸气瀹，有伤脾气。

《本经》主中风伤寒，头痛寒热，惊悸逆气，气血痹死肌，去三虫。

【发明】厚朴苦温，先升后降，为阴中之阳药，故能破血中气滞。《本经》中风伤寒，头痛寒热者，风寒外伤于阳分也。其治惊悸逆气，气血痹死肌者，寒湿入伤于腠理也。湿热内着于肠胃，而生三虫，此药辛能散结，苦能燥湿，温能祛虫，故悉主之。消风散用之，深得《本经》之义。今世但知厚朴为温中散滞之药，而治肠胃湿满寒胀，温中下气，消痰止吐。平胃散用以治腹胀者，味辛能散滞气也。若气实人误服参、芪，胀闷作喘，宜此泄之。与枳实、大黄同用，能泻实满，所谓消痰下气也；与苓、术、橘皮同用，能泻湿满，所谓温中下气也。然行气峻猛，虚者勿服，气温即止，不可久服。

杜仲　辛甘温，无毒。盐酒炒断丝用。

《本经》主腰脊痛，补中，益精气，坚筋骨，强志，除阴下痒湿，小便余沥。

【发明】杜仲，古方但知补肾，而《本经》主腰脊痛，补中，益精气等病，是补火以生土也。王好古言：是肝经气分药，盖肝主筋，肾主骨，肾充则骨强，肝充则筋健。屈伸利用，皆属于筋，故入肝而补肾，子能令母实也。但肾虚火炽，梦泄遗精而痛者勿用，以其辛温，引领虚阳下走也。

椿樗根皮风眼草　香者名椿，甘平无毒；臭者名樗，苦温有毒。樗树有虫，谓之樗鸡。樗树有荚，荚中有实，状如目珠，名凤眼草。子嗣门中练真丸用之，专治髓脏中湿热，高年素享丰厚者宜之。

【发明】椿根白皮，性寒而能涩血，治湿热为病，泻利浊带，滑梦遗精诸证，有燥痰之功。但痢疾滞气未尽者，不可遽用；崩带属阴虚者，亦不可服。盖椿皮色赤而入血分，久痢血伤者宜之；樗皮色白而入气分，暴痢气滞者宜之，不可不辨而混用也。

干漆漆叶、漆子　辛苦咸温，有毒。炒令烟尽，否则损人肠胃。今人多用漆渣伪充，必凝结如砖者佳。

《本经》主绝伤，补中，续筋骨，填髓脑，安五脏，五缓六急，风寒湿痹。生漆去长虫，久服轻身耐老。

【发明】干漆灰辛温，性善下降而破血，故消肿；杀虫、通月闭，皆取去恶血之用，而《本经》治绝伤补中，是取其破宿生新之力也。盖胃中有瘀积留滞，则阳气竭绝；不能敷布中外，故脏腑筋骨髓脑，皆失营养，乃致健运失常，肢体缓纵。用此以铲除瘀积，中气得复，绝伤皆续，而缓急和矣。生漆，去长虫，故《千金》去三虫方以之为君。三虫去，轻身长年，所不待言，但恒人艰于久服耳。元素云：削年深坚结之积滞，破日久凝结之瘀血。斯言尽干漆之用矣。无积血者切忌，以大伤营血，损胃气。故胃虚人服之，往往作呕。此与《本经》之义，似乎相背，而实不相违。产后血晕，以旧漆器，烧烟熏之即醒。盖亦取下血之义，而破经络中血滞。用真漆涂鲮鲤甲煅入药，破血最捷；妇人血虚经闭，为之切禁。凡畏漆者，嚼椒涂口鼻，免生漆疮。误中其毒，以生蟹捣汁，或紫苏解之。

漆叶，涂紫云疯，面生紫肿，取其散瘀之功也。

漆子，专主下血，《千金方》用之。审无瘀滞，慎勿漫投。

梓白皮　苦寒，无毒。取根去外黑皮用。

《本经》主热毒，去三虫。

【发明】梓皮苦寒，能利太阳、阳明经湿热，仲景麻黄连翘赤小豆汤用之。其治温病复伤寒饮，变为胃哕者，煮汁饮之，取其引寒饮湿邪下泄也。

梧叶皮　苦寒，无毒。

《本经》主恶蚀阴疮，五痔，杀三虫。

【发明】梧之与桐，本是二种。梧子状如胡椒，性热助火，咳嗽多痰者勿食。梧叶消肿毒，生毛发，《本经》治恶蚀阴疮，《肘后》治发落不生。《医林正宗》治痈疽发背，大如盘，臭腐不可近，用梧叶醋蒸贴上，热退痛止，渐渐生肉收口。梧皮煎汁，疗小儿丹毒、恶疮，《本经》治五痔，杀三虫。今人煎汤熏洗肠痔脱肛，即《本经》治五痔之应。浸水涂须发黑润，过用则发黄赤，助火之验也。

桐实　辛寒，有毒。

【发明】桐子不入食品，专供作油。其状如罂，摩涂疥癣毒肿。吐风痰喉痹，以桐油和水，扫入喉中则吐。误食吐者，得酒即解。

海桐皮—名刺桐　苦平，无毒。

【发明】海桐皮能行经络达病所，治风湿腰脚不遂，血脉顽痹，腿膝疼痛，赤白泻痢，及去风杀虫。虫牙风痛，煎汤漱之。疳蚀疥癣，磨汁涂之。目赤肤翳，浸水洗之。此药专去风湿，随证入药服之，无风湿者勿用。

川楝子即金铃子，苦楝根　苦寒，小毒。酒浸蒸软去皮核，取净肉捻作饼，焙干用。

《本经》主温病伤寒，大热烦狂，杀三虫疥疮，利小便水道。

【发明】川楝苦寒性降，能导湿热下走渗道，人但知其有治疝之功，而不知其荡热止痛之用。《本经》主温病烦狂，取以引火毒下泄，而烦乱自除。其温病之下，又续出伤寒二字，以温病原从冬时伏邪，至春随阳气而发，故宜苦寒以降泄之。其杀三虫、利水道，总取以苦化热之义。古方金铃子散，治心包火郁作痛，即妇人产后血结心疼，亦宜用之。以金铃子能降火逆，延胡索能散结血，功胜失笑散，而无腥秽伤中之患。昔人以川楝为疝气腹痛，杀虫利水专药，然多有用之不效者。不知川楝所主，乃囊肿茎强、木痛湿热之疝，非痛引入腹；厥逆呕涎之寒疝所宜。此言虽迥出前辈，然犹未达至治之奥。夫疝瘕皆由寒束热邪，每多掣引作痛，必需川楝之苦寒，兼茴香之辛热，以解错综之邪。更须察其痛之从下而上引者，随手辄应。设痛之从上而下注者，法当辛温散结，苦寒良非所宜。诸痛皆尔，不独疝瘕为然。近有一人，牙宣出血不止，诸治罔效，或令以楝实研细，绵裹塞齿龈即止。详血从内出，外治何能即应？因以少许置舌上，其苦直透诸龈，况有罅①漏，安得不渗入于经也！

苦楝根，治蛊毒，煎汤服之，即时吐出，又能杀虫治疟。

其花烧烟辟蚊虫，亦《本经》杀虫之验。

槐实俗名槐角　苦酸咸寒，无毒。取子入牛胆中，阴干，日服七枚，久服有明目通神，白发还黑之功。有痔及便血者，尤宜服之。

《本经》主五内邪气热，止涎唾，补绝伤，五痔火疮，妇人乳瘕，子脏急痛。

【发明】槐者虚星之精，益肾清火，与黄柏同类异治。盖黄柏专滋肾经血燥，此则专滋肾家津枯。观《本经》主治，皆脾胃有热，阴津不足之病。止涎唾，肾司闭藏之职也。下焦痔瘘肠风，风热便血，年久不止者，用此一味熬膏，炼蜜收服。妇人乳瘕，子脏急痛，皆肝家血热之患，用以清热滋燥，诸证自安。上皆指槐角而言。其角中核子，专主明目，久服须发不白，益肾之功可知。惟胃虚食少及孕妇勿服。槐枝烧灰涂妒精疮，有清火润燥之功，《千金方》也。

槐花　苦寒，无毒。温水涤去灰，焙香用。

【发明】槐花苦凉，阳明、厥阴血分药也。故大小便血，及目赤肿痛皆用之，目得血而能视，赤肿乃血热之病也。肠血痔血，同柏叶微炒为末，乌梅汤服。肠风脏毒，淘净炒香为末，肠风荆芥汤服，脏毒蘸猪脏日日服之。但性纯阴，虚寒无实火禁用。

秦皮　苦微寒，无毒。

《本经》治风寒湿痹，洗洗寒气，除热，目中青翳白膜，久服头不白，轻身。

【发明】秦皮浸水色青，气寒性涩，肝胆药也。《本经》治

_____

① 罅（xià，音下）：缝隙；裂开。

卷之三

风寒湿痹，取其苦燥也；又主青白翳障，取其苦降也；小儿惊痫，取其平木也；崩中带下，热痢下重，取其涩收也。老子云：天道贵啬。此服食之品，故《本经》有久服头不白，轻身之说，而仲景白头翁汤，治热痢下重，以黄柏、黄连、秦皮同用，皆苦以坚之也。秦皮、黄连等分，治赤眼肿痛，又一味煎汤洗赤目甚效。其味最苦，胃虚少食者禁用。

合欢皮一名合昏，《千金》名黄昏，俗名乌赖树　甘平，无毒。

《本经》主安五脏，和心志；令人欢乐无忧，久服轻身明目。

【发明】合欢属土与水，补阴之功最捷。单用煎汤，治肺痈唾浊。合阿胶煎膏，治肺痿吐血皆验。与白蜡同熬膏，为长肌肉、续筋骨之要药，而外科家未尝录用，何也？按：合欢所主诸病，不过长肌肉，续筋骨，故用以填补肺之溃缺，而《本经》安五脏、和心志等语，岂特诸疾而已！嵇康《养生论》云：合欢蠲忿，萱草忘忧，宁无顾名思义之实乎？

皂荚一名皂角　辛咸温，小毒。入药去皮弦子，酥炙用。

《本经》主风痹死肌邪气，头风泪出，利九窍，杀精物。

【发明】皂荚辛散属金，治厥阴风木之病。观《本经》主治风痹死肌，头风泪出，皆取其去风拔毒、通关利窍，有破坚积、逐风痰、辟邪气、杀蛊毒之功。吹之导之，则通上下之窍；煎之服之，则治风痰喘满；涂之擦之，则散肿消毒，去面上风气；熏之蒸之，则通大便秘结；烧烟熏之，则治臁疮湿毒，即《本经》治风痹死肌之意，用之无不效验。凡人卒中风，昏昏如醉，形体不收，口角流涎者，急用稀涎散吐之。若南方类中，由于阴虚火炎者，误用涌剂，愈竭其津液矣。得不在所切禁乎！然治湿热痰积，肺痈吐腥，及痰迷癫狂，千缗汤、皂荚丸、来苏膏等，诚为圣药，惟孕妇禁服。按大、小二皂，所治稍有不同。用治风痰，牙皂最盛；若治湿痰，大皂力优。古方取用甚多，然入汤药最少。有疡医以牙皂煎汤，涌吐风痰，服后遍体赤痱，数日后皮脱。大伤元气，不可不慎！至于锁喉风证，尤为切禁。常见有激动其痰，锁住不能吐出，顷刻立毙者。其子烧灰存性，能治大肠风秘燥结，祛风逐秽之性可知。

皂角刺 辛温，无毒。去尖用，否则脱人须发。

【发明】皂角刺治风杀虫，与荚略同，但其锐利，直达病所为异。其治痘疹气滞，不能起顶灌脓者，功效最捷。而气虚者，慎勿误用，恐透表过锐，反生虚泡也。若血滞不能起顶灌脓，又需鲮鲤，当非角刺所宜。丹方治大风恶疾，眉落鼻崩，用皂角刺三斤，烧灰为末，食后煎大黄汤，调一匕服之，不终剂而愈。肿疡服之即消，溃疡服之难敛，以其性善开泄也。

肥皂荚 辛温，有毒。去皮弦子，取净肉用之。

【发明】肥皂涤除顽痰垢腻，不减二皂，痫病胜金丹用之，亦取涌发，不使砒性留于肠胃之意。其子亦治大肠风秘，须去硬壳及黄膜，但取其仁炒研用之，庶不致有伤肾气耳。

无患子俗名鬼见愁 苦平，无毒。

【发明】无患子，言其辟邪之功也。浣垢去面黚，喉痹研纳喉中立开。又主飞尸，子中仁烧之，辟除恶邪。煨食辟恶气，去口臭。

没石子一名无食子 苦温，无毒。

【发明】没石子合他药染须，仲景用治阴汗，烧灰先以汤浴之，以灰扑之甚良。又血痢及产后下痢俱用之。绵裹塞牙痛效，取温散肾经湿热也。

诃黎勒即诃子 苦涩温，无毒。六棱者佳，去核用。

【发明】诃子苦涩降敛，生用清金止嗽，煨熟固脾止泻。古方取苦以化痰涎，涩以固滑泄也。殊不知降敛之性，虽云涩能固脱，终非甘温益脾之比。昔人言，同乌梅、五倍则收敛，同橘皮、厚朴则下气，同人参则补肺治嗽。东垣言：嗽药不用者，非也。然此仅可施之于久嗽喘乏，真气未艾者，庶有劫截之能。又久嗽阴火上炎，久痢虚热下迫，愈劫愈滞，岂特风寒暴嗽，湿热下痢为禁剂乎！曷观世医用润肺丸、益黄散之功过可知。

柳华　苦寒，无毒。

《本经》主风水黄疸，面热黑。

【发明】柳华性寒，故能疗风水黄疸。《本经》虽云柳絮，实柳华也。絮则随风飞扬，何从觅之。《千金》治女人积年不孕，吉祥丸中与丹皮、桃仁、芎䓖，同为散血之用，亦属柳华无疑。柳叶治恶疥痂疮，煎汤洗之立愈，以其力能杀虫也。痘疮生蛆，以儿卧柳叶上，其蛆立化；无叶时，根皮亦可用之。

柽柳俗名西河柳　甘咸平，无毒。

【发明】柽柳独入阳明，故其功专发麻疹，兼解酒毒去风，煎汤浴风疹身痒效。其治剥牛马血入肉毒，取以火炙熨之。亦可煮汁浸之，其毒即解。

水杨　苦平，无毒。枝硬叶润，条不下垂，其材可造矢者为水杨；其枝软叶细，条叶下垂者谓之柳。

【发明】柳叶杀虫，痘烂生虫，用铺卧下，其虫即出。煎汤洗漆疮恶疥。杨枝解毒，浴之消痈肿疮疡。根治痘疮顶陷浆滞。《博爱心鉴》有水杨浴法，如无水杨根，以忍冬藤煎汤代之。然南方皮腠薄弱，良非所宜。《肘后》治乳痈用柳根，《永类钤方》以水杨根捣贴乳痈，其热如火，再贴遂平。大抵二根性味，不甚相远。

榆根白皮《本经》名零榆　甘平滑，无毒。

《本经》主大小便不通，利水道，除邪气。

【发明】榆有二种，一种二月生荚，其荚飘零，故谓零榆；一种八月生荚，皮有滑汁，谓之榔榆。性皆滑利，然入手、足太阳、手阳明经。《本经》治大小便不通，取其有逐湿利窍之功，故五淋肿满及胎产宜之。《本草十剂》云：滑以去着，冬葵子、榆白皮之属。盖亦取其通利渗湿，消留着有形之物耳。榔榆甘寒，其下热淋、利水道之功则一，但服之令人睡，较零榆之除邪气，稍有不同。二者性皆疏利，若胃寒而虚者服之，恐泄真气，良非所宜。

芜荑　辛平，无毒。去壳取仁，微炒用。

《本经》主五内邪气，散皮肤骨节中淫淫湿，行毒，去三虫，化食。

【发明】芜荑辛散，能祛五内、皮肤、骨节湿热之病。近世但知其有去疳杀虫，及肠风痔瘘，恶疮疥癣之用，殊失《本经》之旨。《千金》治妇人经带崩淋之病，每同泽兰、厚朴、藁本、白芷、细辛、防风、柏仁、石斛辈用之，取其去子脏中风热垢腻也。和猪脂捣涂疮，和蜜治湿癣，及治腹中气血痰酒诸癖。以芜荑仁炒香，兼暖胃活血，理气药为散服之。

苏方木　甘咸平，无毒。

【发明】苏木阳中之阴，降多升少，肝经血分药也。性能破血，产后血胀闷欲死者，苦酒煮浓汁服之。本虚不可攻者，用二味参苏饮，补中寓泻之法，凛然可宗。但能开泄大便，临证宜审。若因恼怒气阻经闭者，宜加用之。少用则和血，多用则破血。如产后恶露已净，而血虚腹痛，大便不实者禁用。

桦木皮　苦平，无毒。

【发明】桦皮能收肥腻，故用以治湿热疠风痛毒，取其能辟恶气，杀虫蛊也。《开宝》治诸黄疸，浓煮汁饮之，以其能利小便也。《和剂》治遍身疮疥如疠，及瘾疹瘙痒，面上风刺，妇人粉刺。《灵苑方》治乳痈肿痛，结硬欲破，烧存性，无灰酒服之。

棕榈　苦涩平，无毒。陈久者良。

【发明】棕灰性涩，失血去多，瘀滞已尽者，用之切当，取涩以固脱也。如积瘀未尽，误服则气滞血瘀，益增痛结之患矣。

193

乌桕根　辛苦温，有毒。

【发明】乌桕味苦而辛，性沉而降，故能主暴水癥结积聚。功胜大戟，气虚人不可用之。

叶治食牛马六畜肉，腹中绞痛欲死者，捣自然汁一二盏，顿服大利，毒去则愈。冬用根皮捣烂，和酒绞服。

桕油涂头，变白为黑，涂一切肿毒疮疥。

桕油烛，抽去心，导大便秘结，效。

巴豆　辛热，大毒。去壳及心，炒紫黑，或烧存性，或研烂，纸包压去油取霜，各随方制。

《本经》主伤寒湿疟寒热，破癥瘕结聚坚积，留饮痰癖，大腹水胀①，荡练五脏六腑，开通闭塞，利水谷道，去恶肉，除鬼毒蛊疰邪物，杀虫鱼。

【发明】巴豆辛热，能荡练五脏六腑，不特破癥瘕结聚之坚积，并可治伤寒湿疟之寒热，如仲景治寒实结胸用三物②白散，深得《本经》之旨。世本作温疟，当是湿疟，亥豕之谬也。其性峻利，有破血排脓，攻痰逐水之力，宜随证轻重而施。生用则峻攻，熟用则温利。去油用霜，则推陈致新，随证之缓急，而施反正之治。峻用则有戡乱劫病之功，少用亦有抚绥调中之妙，可以通肠，可以止泻，此发千古之秘也。一老妇久病溏泄，遍服调脾、升提、止涩诸药，则泻反甚，脉沉而滑。此脾胃久伤，冷积凝滞所致，法当以热下之，则寒去利止，自后每用以治泄痢、积聚诸病，多有不泻而病痊者，妙在得宜耳。苟用不当，则犯损阴之戒矣。按：巴豆、大黄，同为攻下之剂，但大黄性寒，腑病多热者宜之；巴豆性热，脏病多寒者宜之。其壳烧灰存性，能止泻痢，亦劫病之效也。孕妇禁用，以力能堕胎也。元素曰：巴豆乃

---

① 水胀：原脱，诸本同，据《大观本草》补。

② 三物：原无，诸本同，据《伤寒论》补。

斩关夺门之将，不可轻用。世以治酒病膈气，以其辛热，能开通肠胃郁热耳。第郁结虽通，血液随亡，其阴亏损，伤寒结胸，小儿疳积用之，不死亦危。奈何庸人畏大黄，而不畏巴豆，以其性热剂小耳。试以少许轻擦完肤，须臾发泡，况下肠胃，能无熏灼溃烂之患乎！即有急证，不得已而用之，压去其油，取霜少许入药可也。

大枫子 辛热，有毒。去壳取仁用。

【发明】丹溪曰：粗工治大风病，佐以大枫油，殊不知此物性热，有燥痰之功，而伤血特甚，至有病将愈而先失明者。时珍曰：大枫油有杀虫却病之功，然不可多服。用之外涂，其功不可没也。

相思子 苦平，小毒。

【发明】相思子味苦有毒，立能吐人，其粒半黑半红，故以命名。能通九窍，去心腹邪气，止热闷头痛，风痰瘴疟。杀一切虫毒、蛊毒，取三七枚研水服之，即当吐出。今人皆认此为赤小豆，以之配入六神曲中，铺家以误认而罔名，医家亦不辨而混用。噫！医之过可胜道哉？

灌 木 部

桑根白皮 甘寒，无毒。须蜜酒相和，拌令湿透，炙熟用，否则伤肺泄气，大不利人。根见土面者，有毒伤人。

【发明】桑根白皮，泻肺气之有余，止嗽而能利水，肺中有水气，及肺火有余者宜之。肺虚无火，因风寒而嗽者服之，风邪反闭固不散，而成久嗽者有之。甄权治肺中水气，唾血热渴，水肿腹满胪胀，利水道，去寸白虫。可以缝金疮，缝后以热鸡血涂之，桑皮之功用尽矣。

桑椹 甘温，无毒。

《本经》主伤中，五劳六极羸瘦，崩中绝脉，补虚益气。

【发明】桑椹，手足少阴、太阴血分药。《本经》所主，皆言桑椹之功，而宗奭云：《本经》言桑甚详，独遗其椹。即濒湖之博识，尚不加察，但以其功误列根皮之下，所以世鲜采用，惟万寿酒用之。

桑叶 苦甘微寒，小毒。蜜水拌蒸用。

《本经》除寒热出汗。

【发明】桑叶清肺胃，去风明目。取经霜者煎汤；洗风眼下泪。同黑芝麻蜜丸久服，须发不白，不老延年。《本经》言：除寒热出汗，即《大明》蒸熟捣罨风痛出汗之谓。煎饮利五脏，通关节下气。煎酒服，治一切风。桑根，烧灰淋汁，与石灰点面上风，灭痣，去恶肉。

桑枝 苦平，无毒。

【发明】桑枝清热去风，故遍体风痒干燥，水气脚气风气，四肢拘挛，无不宜之。时珍云：煎药用桑者，取其能利关节，除风寒湿痹诸痛也。观《灵枢》治寒痹用桂酒法，以桑炭炙布巾，熨痹处。治口僻用马膏法，以桑钩钩其口，坐桑灰上。又痈疽发背，流注顽疮，久不愈者，用桑木灸法，未溃则拔毒止痛，已溃则补接阳气。其法以桑柴劈作小片，束作小把，燃火吹息灸患处。每吹灸片时，瘀肉渐腐，用此以助内服之药。又治久嗽不止，用桑枝煎汤，渴即饮之。桑柴灰熬膏，点大风恶疾；或淋取汁洗头面，不过十度即瘥，此《圣惠》法也。

柘根白皮 甘温，无毒。

【发明】时珍曰：柘能通肾气，故《圣惠方》治耳鸣耳聋。藏器煮汁酿酒服，止风虚耳聋，劳损虚羸，腰肾冷。《千金》治耳鸣汗出，皆由肾虚，或一二十年不瘥者，方用柘根三十斤，菖蒲五斗，故铁二十斤，烧赤浸三宿，用米二石，曲二斗，用上三味汁，酿如常法，制服必效。方具《千金》二十卷中。

楮实俗名谷树子，根皮名谷白皮　甘平，无毒。

【发明】楮实走肝、肾血分，《别录》治阴痿水肿，益气充肌明目，《大明》言：壮筋骨，助阳气，补虚劳，健腰膝，益颜色，而《修真秘旨》言：久服令人骨软。《济生秘旨》言：治骨鲠，用楮实煎汤服之，岂非软骨之征乎！脾胃虚人禁用。

楮根白皮，《别录》主逐水利小便，甄权治水肿气满，《吴普》治喉痹，总取散风祛毒之义。

枳壳　辛苦平，无毒。陈者良，生熟各随本方。

《本经》主大风在皮肤中，如麻豆苦痒，除寒热结。

【发明】枳壳破气化痰，泄肺走大肠，多用损胸中至高之气。枳壳主高，枳实主下，高者主气，下者主血，故壳主胸膈皮毛之病。《本经》所治大风在皮肤中，如麻豆苦痒，除寒热结，是指表病而言。实主脾胃心腹之病。《本经》所谓止痢，长肌肉，利五脏，益气轻身，是指里病而言。凡入脏腑清利，则气自益，身自轻矣。详枳壳、枳实，皆能利气，气下则痰喘止，气行则痞胀消，气通则刺痛已，气利则后重除也。仲景治胸胁痞满，以枳实为要药。诸方治下血痔痢，大肠秘塞，里急后重，又以枳壳为通利。则枳实不独治下，枳壳不独治高也。然枳实性沉，兼能入肝、脾血分，而消食积痰气瘀血，有冲墙倒壁之喻；枳壳性浮，兼通肺、胃气分，而治喘咳霍乱水肿，有乘风破浪之势，与桔梗同为舟楫之剂，故柴胡、枳壳，除寒热痞满之专药。凡夹食伤寒感冒，与表药同用，皆无妨碍。妊娠胞肥，有瘦胎饮，乃因气壅阻滞而设。设素禀怯弱者误服，令母气耗难产，子亦产弱难育，是取虚虚之祸也。

枳实　辛苦平，无毒。

《本经》主止痢，长肌肉，利五脏，益气轻身。

【发明】枳实入肝、脾血分，消食泻痰，滑窍破气，心下痞，及宿食不消，并宜枳术。故洁古枳术丸以调脾胃，实祖

《金匮》治心下坚大如盘，用枳实白术汤之法，腹即软消。洁古曰：心下痞，及宿食不消发热，并宜枳实、黄连。好古曰：益气则佐之以参、术、干姜，破气则佐之以大黄、芒硝，此《本经》所以言益气，而洁古复言消痞也。李士材云：自东垣分枳壳治高，枳实治下；好古分枳壳治气，枳实治血。然究其功用，皆利气也。凡气弱脾虚，致停食痞满，治当补中益气，则食自化，痞自散。若用枳壳、枳实，是抱薪救火矣。

枸橘 辛温，无毒。

【发明】枸橘与枳同类，其干多刺，故破气散热之力过之。时珍治下痢脓血后重，今人解酒毒用之，总取其破气之力也。丹方以枸橘煅末存性，酒服方寸匕，治胃脘结痛。又以醋浸熬膏，摊贴内伤诸痛，贴即痛止，但须久贴，方不复发。

栀子 苦寒，无毒。入吐剂，取肥栀生用；入降火药，以建栀姜汁炒黑用。

《本经》主五内邪气，胃中热气，面赤酒疱皶鼻，白癞赤癞，疮疡。

【发明】栀子仁体性轻浮，专除心肺客热，《本经》治五内邪气，胃中热气等病，不独除心肺客热也。其去赤癞、白癞、疮疡者，诸痛痒疮，皆属心火也。炮黑则专泻三焦之火，及痞块中火，最清胃脘之血。屈曲下行，能降火从小便中泄去。仲景治伤寒发汗吐下后，虚烦不得眠，心中懊恼，栀子豉汤主之。因其虚，故不用大黄。既亡血亡津，内生虚热，非此不去也。治身黄发热，用栀子柏皮汤。身黄腹满，小便不利，用茵陈栀子大黄汤，取其利大小便而蠲湿热也。古方治心痛，恒用栀子，此为火气上逆，气不得下者设也。今人泥丹溪之说，不分寒热通用，虚寒何以堪之？大苦大寒能损伐胃气，不无减食泄泻之虞。故仲景云：病人旧有微溏者，不可与之。世人每用治血，不知血寒则凝，反为败证。治实火之吐血，顺气为先，气行则血自归经。治虚火之吐血，养正为主，气壮则自能摄血。此治疗之大法，不可少违者也。

酸枣仁　实酸平，仁甘平，无毒。

《本经》主心腹寒热，邪结气聚，四肢酸痛，湿痹，久服安五脏。

【发明】酸枣仁味甘而润，熟则收敛津液，故疗胆虚不得眠，烦渴虚汗之证；生则导虚热，故疗胆热好眠，神昏倦怠之证。足厥阴、少阳本药，兼入足太阴脾经。按：酸枣本酸而性收，其仁则甘润而性温，能散肝、胆二经之滞，故《本经》治心腹寒热，邪气结聚，酸痛血痹等证皆生用，以疏利肝脾之血脉也。盖肝虚则阴伤而烦心，不能藏魂，故不得眠也。伤寒虚烦多汗，及虚人盗汗，皆炒熟用之，总取收敛肝脾之津液也。归脾汤用以滋养营气，则脾热自除。单用煮粥①，除烦益胆气，胆气宁而魂梦安矣。今人专以为心家药，殊昧此理。

白棘　辛寒，无毒。

《本经》主心腹痛，痈肿溃脓，止痛，决刺结。

【发明】白棘乃小枣树上针，故能决刺破结，《本经》主痈肿溃脓，与皂刺不甚相远，《别录》治丈夫虚损，阴痿精自出，补肾气，益精髓，疗喉痹不通，又治腹胁刺痛，尿血痔漏，皆取其透达肝、肾二经也。

蕤仁　甘温，无毒。去壳汤浸，去皮尖，水煮过研细，纸包压去油用。

《本经》主心腹邪热结气，明目，目赤痛伤泪出，目肿眦烂。

【发明】蕤仁甘温而润，能治诸经风热之邪，心腹邪热结气，不独治目疾也。眼风痒，或生翳，或赤眦。黄连、蕤仁，去

---

① 粥：原作"粥"，据光绪本改。

皮研膏等分，以干枣去核填入，煎水点眼，甚验。但不因风热，而因于虚者勿用。

山茱萸　酸温，无毒。去核，微焙用。核能泄精。

【发明】滑则气脱，涩以收之，山茱萸止小便利，秘精气，取其酸涩以收滑也。甄权治脑骨痛，疗耳鸣，补肾气，兴阳道，坚阴茎，添精髓，止老人尿不节，治面上疮，能发汗，止月水不定。详能发汗，当是能敛汗之误，以其酸收，无发越之理。仲景八味丸用之，盖肾气受益，则封藏有度，肝阴得养，则疏泄无虞，乙癸同源也。命门火旺，赤浊淋痛，及小便不利者禁服。

《本经》食茱萸主治，从古误列山茱萸条内，今移人彼，庶不失先圣立言本旨，具眼者辨诸。

金樱子　甘酸涩温，无毒。剖开去核及毛用。

【发明】金樱子止小便遗泄，涩精气，取其甘温而涩也。夫经络隧道，以通畅为和平，而味者无过服之，以取快欲则不可，若精气不固者服之，何咎之有？但阴虚多火人误服，每致溺涩茎痛，不可不慎！

郁李仁即棠棣，一名崔李　仁辛苦平，无毒。汤浸，去皮及双仁者，研如膏，勿去油。忌牛马肉及诸酪。

《本经》主大腹水气，面目四肢浮肿，利小便水道。

【发明】郁李仁性润而降，为大便风秘专药，《本经》治大腹水气，面目四肢浮肿，取其润下之意。利小便水道者，水气从之下趋也。搜风顺气丸用之，虽有润燥之功，而下后令人津液亏损，燥结愈甚，老人津液不足而燥结者戒之。根治风虫牙痛，浓煎含漱，冷即吐去更含，勿咽汁，以其能降泄也。

鼠李子当作楮李子，一名牛李子，熬汁可以染绿。今造纸马铺取汁刷印绿色，故又名绿子　苦凉，微毒。

《本经》主寒热瘰疬疮。

【发明】牛李生青熟黑，而带红紫，入肝肾血分。其味苦凉，善解诸经伏匿之毒。《本经》治寒热瘰疬，《大明》治水肿腹满，苏恭治下血，及疝瘕积冷，捣敷牛马疮中生虫，时珍治疥癣有虫，总取其去湿热之功。惜乎世鲜知用，惟钱氏必胜膏，治痘疮黑陷，及出不快，或触秽气黑陷。方用牛李熬膏，桃胶汤化皂子大一丸，如人行十里，再进一丸，其疮自然红活。盖牛李解毒去湿热，桃胶辟恶气活血耳。

女贞实 苦甘微寒，无毒。其子黑者，为女贞实；若红色者，即为冬青，非女贞也。

【发明】女贞，少阴之精，但性禀纯阴，味偏寒滑，脾胃虚人服之，往往减食作泻。《本经》以枸骨主治误列此味之下，后世谬认女贞有补中、安五脏之功，多致误用，滋患特甚，因表而出之。

枸骨一名猫儿刺，俗名十大功劳 微苦甘平，无毒。

《本经》主补中，安五脏，养精神，除百病，久服肥健，轻身不老。

【发明】枸骨，《本经》诸家本草，皆误列女贞条下，味苦甘平，有补中、安五脏，养精神，除百病，久服肥健，轻身不老之功，皆指枸骨而言。女贞至阴之物，安有如上等治乎？其木严冬不凋，叶生五刺，其子正赤，允为活血散瘀，坚强筋骨之专药；又为填补髓脏，固敛精血之要品，仅见丹方，不入汤丸。古方惟浸酒，补腰脚令健，枝叶烧灰淋汁，或煎膏，涂白癜风。今方士每用数斤去刺，入红枣二三斤，熬膏蜜收，治劳伤失血痿软，往往获效。以其能调养血气，而无伤中之患也。其脂为黐，以粘禽鸟，其能滋培精血可知。

卫矛即鬼箭羽 苦寒，无毒。生山石间，小株成丛，叶似野茶，三四月生小黄绿花，实如冬青子。条上有羽如箭，视之若三羽，故名。

《本经》主女子崩中下血，腹满汗出，除邪杀鬼毒蛊疰。

【发明】鬼箭专散恶血，故《本经》有崩中下血之治，《别录》治中恶腹痛，去白虫，消皮肤风毒肿，即腹满汗出，除邪杀鬼毒蛊疰之治。今人治贼风历节诸痹，妇人产后血晕，血结聚于胸中，或偏于胁肋少腹者，四物倍归，加鬼箭羽、红花、玄胡索煎服。以其性专破血，力能堕胎，妊娠禁服。

南烛 牛筋树也，俗名乌叶 苦平，无毒。

【发明】凡滋肾药，皆能伤脾，此独止泄除睡者，气与神通。藏器言久服轻身不饥，变白不老者，强精益气之验，《千金月令》方用之，今四月八日煮汁，造青精饭是也。

五加皮 辛温，无毒。

《本经》主心腹疝气腹痛，益气疗躄，小儿三岁不能行，疽疮阴蚀。

【发明】五加者，五车星之精也。为风湿痿痹，壮筋骨助阳气之要药。《本经》治心腹疝气腹痛，益气疗躄，小儿三岁不能行，其温补下元，壮筋除湿可知。《别录》治男子阴痿，囊下湿，小便余沥，女人阴痒，腰脊痛，脚痹风弱，《大明》治骨节拘挛，苏恭主四肢挛急，种种皆须酿酒，则力势易行，非汤药中所宜。

枸杞 甘平，无毒。河西及甘州者良。

《本经》主热中消渴，久服坚筋骨，耐寒暑。

【发明】枸杞子味甘色赤，性温无疑；根味微苦，性必微寒。缘《本经》根子合论无分，以致后人或言子性微寒，根性大寒；或言子性大温，根性苦寒，盖有惑于一，本无寒热两殊之理？夫天之生物不齐，都有丰于此而涩于彼者。如山茱萸之肉涩精、核滑精，当归之头止血、尾破血，橘实之皮涤痰、膜聚痰，不一而足。即炎帝之尝药，不过详气味形色，安有味甘色赤，形质滋腴之物性寒之理！《本经》所言主热中消渴，坚筋骨，耐寒暑，是指其子而言。质润味厚，峻补肝肾、冲督之精血，精得补益，水旺骨强，而肾虚火炎，热中消渴，血虚目昏，腰膝疼痛悉愈，而无寒暑之患矣。所谓精不足者，补之以味也。古谚有云：去家千里，勿食枸杞，甚言补益精气之速耳。然元阳气衰，阴虚精滑，及妇人失合，劳嗽蒸热之人慎用。以能益精血，精旺则思偶，理固然也。

地骨皮 甘淡微寒，无毒。泉州者良。

《本经》主五内邪气，周痹风湿，久服坚筋骨，轻身不老。

【发明】地骨皮，枸杞根也。三焦气分之药，下焦肝肾虚热，骨蒸自汗者宜之。热淫于内，泻以甘寒也。人但知芩、连治上焦之火，知、柏治下焦之火，谓之补阴降火，不知地骨之甘寒平补，有益精气、退邪火之妙。时珍尝以青蒿佐地骨退热，屡有殊功。又主骨槽风证，亦取入足少阴，味薄即通也。《本经》主五内邪气，周痹风湿，轻身不老，取其甘淡化热，苦寒散湿，湿散则痹着通，热化则五内安。其气清，其味薄，其质轻，诚为修真服食之仙药。按《续仙传》云：朱孺子见溪侧二花犬，逐入枸杞丛下，掘之得根，形如二犬，烹而食之，忽觉身轻。《本经》之轻身不老，可确征矣。则枸杞之滋益，不独在子，而根亦不止于退热也。苗叶微苦，亦能降火，及清头目。

溲疏一名巨骨 苦平，一云辛寒，无毒。

《本经》主皮肤中热，除邪气，止遗溺，利水道。

【发明】溲疏与枸杞相类，先哲虽以有刺无刺，树高树小分辨，然枸杞未尝无刺，但树小则刺多，树大则刺少，与酸枣、白枣无异。《本经》枸杞条下，主五内邪气，热中消渴，即溲疏之除邪气也；枸杞条下主周痹风湿，即溲疏之止遗溺，利水道也。除去五内之邪，则热中消渴愈矣；疏利水道之热，则周痹风湿痊矣。溲溺疏利，则气化无滞，子脏安和。观《千金方》，与梅核仁、辛夷、藁本、泽兰子、葛上亭长，同清子脏三十六疾，其清利风热之性可知。或云巨骨即地骨之大者，按《种树书》云：

收子及掘根，种肥壤中，待苗生，剪为蔬食甚佳。溲疏之名，未必非此。

石南　辛苦平，无毒。

《本经》主养肾气，内伤阴衰，利筋骨皮毛。

【发明】石南严冬不凋，凌霜正赤，性温益肾可知。《本经》养肾气，内伤阴衰，利筋骨皮毛，皆取益肾之功。古方为风痹肾弱要药，今人绝不知用，盖由甄氏《药性论》，有令人阴痿之说。殊不知服此药者，能令肾强，嗜欲之人，藉此放恣，以致痿弱，而归咎于药，良可慨也！

牡荆即黄荆　实苦温，根叶甘苦平，茎沥甘平，无毒。

【发明】荆为治风逐湿，祛痰解热之药，实除骨间寒热下气，治心痛，及妇人白带。炒熟酒煎服，治小肠疝气。浸酒治耳聋，叶治霍乱转筋，下部湿匶，脚气肿满，以荆茎入坛中，烧烟熏涌泉穴及痛处，汗出则愈。捣烂罨蛇伤。根主头心肢体诸风，解肌发汗。茎治火灼疮烂，煎水漱风牙痛。荆沥除风热，开经络，导痰涎，行血气，解热痢。《千金翼》云：凡患风人多热，尝宜以竹沥、荆沥、姜汁和匀热服，以瘥为度。热多用竹沥，寒多用荆沥，二汁同用，并以姜汁助送，则不凝滞。但气虚不能食者，则用竹沥；气实能食者，则用荆沥。

蔓荆子　苦辛温，无毒。

《本经》主筋骨间寒热，湿痹拘挛，明目坚齿，利九窍，去白虫。

【发明】蔓荆子入足太阳，体轻而浮，故治筋骨间寒热，湿痹拘急，上行而散，故能明目坚齿，利九窍，去白虫，及风寒目痛，头面风虚之证。然胃虚人不可服，恐助痰湿为患也。凡头痛目痛不因风邪，而血虚有火者禁用，瞳神散大尤忌。

紫荆皮　苦平，无毒。苦如胆而紫厚者良。

【发明】紫荆，木之精也。入手、足厥阴血分，能破宿血，下五淋，通小肠，解诸毒，治伤寒赤膈黄耳。活血消肿，为杖疮必用之药。治痈疽流注诸毒，冷热不明者，用紫荆皮、独活、亦芍、白芷、白蜡炒为末，葱汤调敷。痛甚筋不舒者，加乳香甚验。

木槿根皮 甘苦微寒，无毒。

【发明】槿为癣科要药，润燥活血。川中所产，质厚色红称胜，而世不易得。土槿皮亦可用之，但力薄耳。其治肠风下血，取其清热滑利也。其治痢后作渴，余热在经，津液不足也。

其花以千瓣白者为胜。阴干为末，治反胃吐食，陈糯米汤下二钱，日再服。红者治肠风血痢，白者治白带白痢，并焙入药。

子，治偏正头风，烧烟熏患处，并用为末，酒服一钱匕效。

芙蓉 辛平，无毒。

【发明】芙蓉叶散痈疽，殊有神效，疡医秘其名为清凉膏、铁箍散，皆此药也。加生大黄、赤小豆末、麝香，其功甚捷。

山茶花 苦温，无毒。

【发明】山茶色红味苦，开于青阳初动之时，得肝木之气而生心火。肝藏血，心主血，故吐血、衄血、下血为要药。生用则能破宿生新，入童便炒黑，则能止血，其功不减郁金，真血家之良药也。

密蒙花 甘平微寒，无毒。嗅之即嚏者真。拣净酒浸一宿，漉出晒干用。

【发明】密蒙入肝经血分，润肝燥，为搜风散结，目疾之专药。治青盲昏翳，赤肿多眵泪，消目中赤脉，及小儿痘疮余毒，疳气攻眼宜之。

木棉子 辛温，无毒。

【发明】木棉叶青、花黄、茎赤，棉白子黑，允为温走命门之品。取子烧存性，不独解霉疮毒，而痔漏脱肛下血，每服半两，黑豆淋酒服之。其油燃灯，能昏人目，以其助淫火也。

柞木皮 苦平，无毒。

【发明】柞专利窍，故治黄疸、鼠瘘、催生，并烧末用之。

黄杨 苦平，无毒。

【发明】黄杨性敛而降，妇人难产，入达生散中服之，则痛阵便紧。又捣叶涂疮疖，以其性敛也。

放杖木 甘温，无毒。

【发明】放杖专治一切风气血气，理腰脚。老人浸酒服之，一月放杖，故名。

接骨木一名续骨木，又名木蒴藋，俗名扦扦活　甘苦平，无毒。

【发明】此木专主折伤，续筋骨，除风痹龋齿，可作浴汤。根皮主痰饮水气，痰疟，打伤瘀血，一切血不行，并煮汁服之。不可多服，以气腥伤伐胃气也。

寓 木 部

茯苓 甘淡平，无毒。入补气药，入乳润蒸；入利水药，桂酒拌晒；入补阴药，童便浸切。一种栽莳而成者，曰莳苓，出浙中，但白不坚，入药少力。凡用须去尽皮膜，则不伤真气，以皮能泄利津液，膜能阻滞经络也。

《本经》主胸胁逆气，忧恚惊邪恐悸，心下结痛，寒热烦满，咳逆，口焦舌干，利小便，久服安魂养神，不饥延年。

【发明】茯苓得松之余气而成，甘淡性平，能守五脏真气。其性先升后降，入手、足太阴、少阴、足太阳、阳明，开胃化痰，利水定悸，止呕逆泄泻，除湿气，散虚热。《本经》治胸胁逆气，以其降泄也；忧恚惊悸，心下结痛，以其上通心气也；寒热烦满，咳逆，口焦舌干，利小便，以其导热滋干，流通津液也。《本草》言：其利小便，伐胃邪。东垣云：小便多者能止，涩者能通；又大便泻者可止，大便约者可通。丹溪言：阴虚者不宜用，义似相反者何哉？盖茯苓淡渗上行，生津液，开腠理，滋水之源，而下降利小便。洁古谓其属阳，浮而升，言其性也；东垣言：其阳中之阴，降而下，言其功也。经言：饮入于胃，游溢精气，上输于脾，脾气散精，上归于肺，通调水道，下输膀胱。则知淡渗之性，必先上升而后下降，膀胱气化，而小便利矣。若肺气盛，则上盛下虚，上盛则烦满喘乏，下虚则痿躄软弱，而小便频。茯苓先升后降，引热下渗，故小便多者能止也。大便泻者，胃气不和，不能分利水谷，偏渗大肠而泄注也。茯苓分利阴阳，则泻自止矣。大便约者，以膀胱之水不行，膀胱硬满，上撑大肠，故大便不能下通也。宜茯苓先利小便，则大便随出也。至若肺虚则遗溺，心虚则少气遗溺，下焦虚则遗溺，胞遗①热于膀胱则遗溺，膀胱不约为遗溺，厥阴病则遗溺，皆虚热也。必上热下寒，当用升阳之药，非茯苓辈淡渗所宜，故阴虚不宜用也。此物有行水之功，久服损人，八味丸用之，不过接引他药归就肾经，去胞中久陈积垢，为搬运之功耳。是以阴虚精滑而不觉，及小便不禁者，皆不可服，以其走津也。其赤者入丙丁，但主导亦而已。其皮治水肿、肤肿，通水道，开腠理，胜于大腹皮之耗气也。

茯神　甘淡平，无毒。即茯苓中之抱根而生者。

【发明】《神农本经》只言茯苓，《名医别录》始添茯神，而主治皆同。后人治心病，必用茯神，故洁古云：风眩心虚，非茯神不能除。然茯苓未尝不治心病也。陶弘景始言：茯苓赤泻白补，此发前人之秘。时珍谓茯苓、茯神，只当云赤入血分，白入气分，如牡丹、芍药之义。茯神中所抱之木，治风湿筋骨挛缩，与松节同功。

琥珀　甘平，无毒。出番禺，枫木脂膏所化。俗云：茯苓千

卷之三

---

①　遗：据文义应改为"移"。

年化琥珀，此误传也。

【发明】古方用琥珀利小便，以燥脾土有功，脾能运化，肺气下降，故小便可通。若阴虚内热，火炎水涸，血少不利者，反致燥结之苦。其消磨渗利之性，非血结膀胱者，不可误投。和大黄、鳖甲作散，酒下方寸匕，治妇人腹内恶血，血尽则止。血结肿胀，腹大如鼓，而小便不通者，须兼沉香辈破气药用之。又研细敷金疮，则无瘢痕，亦散血消瘀之验。凡阴虚内热，火炎水涸，小便不利者勿服，服之愈损其阴，滋害弥甚。

猪苓 甘淡微苦平，无毒。

《本经》主痎疟，解毒蛊疰不祥，利水道，久服轻身耐老。

【发明】猪苓入肾与膀胱血分，性善疏利经府。世人但知为利水专药，不知其有治痎疟蛊疰之功。仲景治消渴脉浮，小便不利微热者，猪苓汤主之。病欲饮水而复吐，名曰水逆，五苓散主之。猪苓专司引水之功，久服必损肾气，昏人目。利小便之剂，无如此快，故不入补剂，非泽泻之比也。而《本经》又云：久服轻身耐老，是指素多湿热者而言，不可一律而推。

雷丸 苦咸寒，小毒。竹之余气所结，皮黑肉白者良，入药炮用，赤黑色者杀人。

《本经》主杀三虫，逐毒气，胃中热，利丈夫，不利女子。

【发明】雷丸功专杀虫。杨勔得异疾，每发语则腹中有小声，渐渐声大。有道士曰：此应声虫也，但读《本草》，取不应者治之。读至雷丸不应，遂顿服数粒而愈。此追虫下积之验也。《本经》称其利丈夫，《别录》云：久服阴痿。似乎相反，不知利者疏利之也，疏利太过，则闭藏失职，故阴痿也。《千金》治小儿伤寒，不能服药。治方中恒用之，取其逐毒气之功也。

桑寄生 苦甘平，无毒。

《本经》主腰痛，小儿背强，痈肿，充肌肤，坚发齿，长须眉，安胎。

【发明】寄生得桑之余气而生，性专祛风逐湿，通调血脉，故《本经》取治妇人腰痛，小儿背强等病，血脉通调，而肌肤眉发皆受其荫，即有痈肿，亦得消散矣。古圣触物取象，以其寓形榕木，与子受母气无异，故为安胎圣药。《别录》言：去女子崩中，产后余疾，亦是去风除湿，益血补阴之验。惟西蜀南粤，不经饲蚕之地始有，故真者绝少。今世皆榕树枝赝充，慎勿误用。其真者绝不易得，故古方此味之下有云：如无以续断代之，于此可以想象其功用也。

松萝 苦甘平，无毒。

《本经》主瞋怒邪气，止虚汗，头风，女子阴寒肿痛。

【发明】松萝是松上女萝，又名兔丝，能平肝怒，去寒热邪气。其去头风，止虚汗者，本乎天者清上也。《别录》疗痰热温疟，可为吐汤，利水道，故《肘后方》同瓜蒂、杜蘅，酒渍再宿，且饮一合，取吐胸中痰热头痛。《千金方》同瓜蒂、常山、甘草，水酒和煎，取吐胸膈痰癖。以其轻清上涌，故吐药用之。

苞 木 部

竹叶 甘微寒，小毒。

《本经》主咳逆上气，疗筋急、恶疡，杀小虫。

【发明】诸竹与笋，皆甘寒无毒，惟竹叶受阴风烈日气多，故不无小毒。《本经》主咳逆上气者，以其能清肺胃之热也；疗筋急、恶疡者，以其能化身中之气也。气化则百骸条畅，何有小虫之患乎！仲景治伤寒解后，虚羸少气气逆，有竹叶石膏汤；《金匮》治中风发热，面赤头痛，有竹叶汤。总取清肺胃虚热之义。

竹茹 甘寒，无毒。取竹茹法：选大青竹，瓷片刮去外膜，取第二层，如麻缕者，除去屑末用之。

【发明】竹茹专清胃腑之热，为虚烦烦渴，胃虚呕逆之要药。咳逆唾血，产后虚烦，无不宜之。《金匮》治产后虚烦呕逆，有竹皮大丸。《千金》治产后内虚，烦热短气，有甘竹茹汤；产后虚烦头痛，短气闷乱不解，有淡竹茹汤。内虚用甘以安中，闷乱用淡以清胃，各有至理存焉。其性虽寒而滑，能利窍，可无郁遏客邪之虑。

竹沥 甘寒，无毒。取竹沥法：以青竹断二尺许，劈开火炙，两头盛取用之。如欲多取，以坛埋土中，湿泥糊好，量坛口大小，用篾箍二道，竖入坛口，多着炭火，于竹顶上炙之。

【发明】竹叶兼行肌表，故能疗疮杀虫；竹茹专清胃腑，故能止呕除烦；竹沥善透经络，能治筋脉拘挛，痰在皮里膜外，筋络四肢，非竹沥不能化之。纯阴之性，虽假火逼，然须姜汁鼓动其势，方得应手取效。《千金》治风痱身无痛，四肢不收，志乱不甚，有竹沥饮子。详《本经》疗筋急，专取竹沥之润以濡之也。《千金》治四肢不收，则兼附、桂、羚羊之雄以振之也。一以舒急，一以收缓，妙用不可思议。或言竹沥性寒，仅可施之热痰，不知入于附桂剂中，未尝不开发湿痰寒饮也。惟胃虚肠滑，及气阻便秘者误投，每致呃逆不食，脱泻不止而死。阴柔之性不发则已，发则必暴卒，难挽回也。

笋 甘微寒，小毒。

【发明】诸笋多食皆动气，发冷症，令人心痛。与羊肝食之损目。脾胃虚弱，大肠滑泻，皆不宜食。俗医治痘，往往劝啜笋汤，及加入汤药。不知痘疮不宜大肠滑利，而笋有刮肠蓖之名。若肠胃不实尤忌，惟血热毒盛者为宜。其干笋淡片，利水豁痰，水肿，葶苈丸用之。

竹黄 甘寒，无毒。

【发明】竹黄出大竹之中，津气结成，其味功用与竹沥同，而无寒滑之害。凉心经，去风热，为小儿惊痫，风热痰涌失音，治痰清热之要药。以其生天竺国，故名天竺黄。今药肆多烧诸骨及葛粉杂入，不可不辨。

震烧木

【发明】雷气通于心，故可治失心惊悸之病。又挂门户大压火灾。

藏 器 部

锦　新绛　黄绢　绵

【发明】锦灰主失血，血崩，金疮出血。新绛治妇人血崩。丝本主血，加以色绛，又用煅灰，所以取治失血有效。自然黄丝绢煮汁服，止消渴，及产妇胞损，为补膀胱要药。绵灰能止吐衄崩中，及大小便诸血。

裤裆

【发明】仲景治阴阳易病，身重少气，腹急引阴，膝胫拘急者，烧裤散主之。取裤中近隐处，烧灰水调方寸匙，日三服，小便即利，阴头微肿则愈。男用女裤，女用男裤。

裹脚布

【发明】男子裹脚布取缠软者，绕其腹则腹痛泻痢便止。妇人欲回乳，以男子裹脚布勒住一宿即止，功效胜于服药也。

凿柄

【发明】凿柄治妊娠难产，烧灰酒服，取其开凿孔窍也。铳楔烧服，取其迅发之疾也。

弓弩弦

【发明】难产取弓弩弦缚腰，及烧弩牙，纳酒中饮之，皆取发机快疾之义。时珍曰：弓弩弦催生，取其速疾也；折弓弦止血，取其断绝也。

败蒲扇　蒲席

【发明】蒲性本寒，加以为扇至败，汗渍日久，咸寒相济，故用以烧灰和粉扑身，取扇动招风止汗之义。败蒲席，取久卧者，烧灰酒服二钱，治坠仆恶血，同蒲黄、当归、赤芍、朴硝，煎汤调服。汗乃血液，沾濡日久，用以烧灰，同气相感之应也。

漆器

【发明】漆本散血，故用烧烟，治产后血晕，熏之即苏，又杀诸虫。

灯盏油　苦辛寒，小毒。

【发明】油性熬之愈寒，灯油得火气最深，故取以治卒中风不省，喉痹痰厥，用鹅翎蘸扫喉中，涌吐顽痰，通其上逆，然后用药。

炊单布

【发明】炊单布受甑热气最多，故用以治汤火熏蒸，面目浮肿，烧末敷之即消，以类相感也。《金匮》治坠马、一切筋骨伤损亦用之。青布烧灰，蜜调敷热毒疮，效。

败鼓皮　平，无毒。

【发明】败鼓皮专主蛊毒，取其形空，而声响远振也。烧作屑，水和服之。病人即唤蛊主姓名，往呼本主，取蛊即瘥。梅师云：凡中蛊毒，或下血如鹅肝，或吐血，或心腹切痛，如有物咬，不即治之，食人五脏即死。欲知是蛊与否，但令病人以唾吐水，沉者为是，浮者即非。用败鼓皮烧灰，酒服方寸匕。《外台秘要》云：治蛊取败鼓皮，广五寸，长一尺，蔷薇根五寸，如拇指大，水一升，酒三升，煮二升服之，当下，蛊毒即愈。

卷 之 四

虫 部

蜂蜜 甘平，无毒。入调补药用白蜜，泻火药用赤蜜。味酸者不堪入药，不可与生葱、独蒜、莴苣同食，令人下利。凡炼蜜，炭火慢炼，掠去浮沫，至滴水成珠为度。炼成，每斤入陈酒四两，再熬沸，和药为丸，则药力易化。

《本经》主心腹邪气，诸惊痫痓，安五脏诸不足，益气补中，止痛解毒，除众病，和百药，久服强志轻身，不饥不老。

【发明】蜂采无毒之花，酝酿而成。生则性凉清热，故能治心腹之邪气；熟则性温补中，安五脏诸不足。甘而和平，故能解毒；柔而润泽，故能润燥；缓以去急，故能主心腹肌肉疮疡之痛。仲景治阳明结燥，大便不通，用蜜煎导法，取其能通结燥而不伤肠胃也。凡滋补药，俱用炼白蜜丸，取其和脾润肺也。

赤蜜味酸，食之令人心烦，惟降火药用之。白蜜虽补脾肺，然性凉润，脾胃不实，肾气虚滑，及湿热痰滞，胸痞不宽者，咸须忌之。故琼玉膏用糖霜，枳术丸用荷叶裹饭，左金丸用米饮，牛黄丸用蒸饼，黑锡丹用酒曲，磁朱丸用神曲，虎潜丸用酒，香连丸用醋，茸珠丹用红枣，滚痰丸用水泛，各有所宜。今人修制丸剂，概用蜂蜜，殊失先哲用方之义。

蜜蜡 淡平，无毒。

《本经》主下痢脓血，补中，续绝伤金疮，益气，不饥耐老。

【发明】蜜成于蜡，万物之至味，莫甘于蜜，莫淡于蜡，得非厚此薄彼耶？仲景治痢有调气饮，《千金》治痢有胶蜡汤，盖有见于《本经》之义也。淡为五味之本，胃为五脏之源，故能补中续伤，盖有得于太极也。甄权治孕妇胎动，下血不绝欲死，以鸡子大一枚，煎三五沸，投美酒半升服，立瘥。又能解毒，故蜡矾丸用之为君，华佗治下痢，食人即吐，用白蜡方寸匕，鸡子黄一枚，石蜜、苦酒、发灰、黄连末各半鸡子壳，先煎蜜、蜡、苦酒、鸡子四味，令匀，乃纳连末、发灰，熬至可丸乃止，二日服尽，神效。

露蜂房 苦咸平，有毒。

《本经》主惊痫瘛疭，寒热邪气，癫疾鬼精，蛊毒肠痔。火熬之良。

【发明】露蜂房，阳明药也。《本经》治惊痫癫疾，寒热邪气，蛊毒肠痔，以其能祛涤痰垢也。疮疡齿痛，及他病用之者，皆取其以毒攻毒，杀虫之功耳。

蠮螉一名蜾①蠃，细腰蜂也 辛平，小毒。

《本经》治久聋咳逆毒气，出刺出汗。

【发明】《诗》言螟蛉②有子，蜾蠃负之，言细腰之蜂。取青虫之子，教祝变化成子也。《大明》治呕逆，生研能罨竹木刺，即《本经》出刺出汗，取其毒之锐，以出其刺也。

虫白蜡 甘温，无毒。

【发明】蜡树属金，性专收敛，坚强之气。其叶能治疮肿，虫食其叶而成，与桑螵蛸无异。为外科之要药，取合欢皮同入长肉膏中，神效。今人治下疳服之，未成即消，已成即敛。以半两入鲫鱼腹中煮食，治肠红，神效。

---

① 蜾：原作"果"，据上海科技本改。
② 蛉：原作"蜂"，据上海科技本等改。

紫矿即紫草茸　甘咸平，小毒。

【发明】紫矿乃麒麟竭树上蚁壤，聚其脂液而成，与蜂酿蜜无异。出真腊为上，波斯次之。古方治五脏邪气，金疮崩漏，破积血，生肌止痛。今人专治痘疮，有活血起胀之功，无咸寒作泻之患。其功倍于紫草，故以紫草茸呼之，实非紫草同类也。

五倍子即川文蛤　苦酸咸平，无毒。产川蜀如菱角者佳，法酿过，名百药煎。每五倍末一斤，入桔梗、甘草、真茶各一两为末，入醇糟二两，拌和，置糠中罯①，待起如发面状，即成矣，作饼晒干用。

【发明】川文蛤善收顽痰，解热毒。黄昏咳嗽，乃火气浮于肺中，不宜用凉药，宜五倍、五味敛而降之。若风寒外触暴嗽，及肺火实盛者禁用，以其专收而不能散也。故痰饮内盛者误用，则聚敛于中，往往令人胀闭而死。为末，收脱肛及子肠坠下。

百药煎，性浮，味带余甘，治上焦痰嗽热渴诸病，含噙尤宜。煅过主下血，乌须发，消肿毒，敛金疮。治喉痹口疮，掺之便可进食也。

桑螵蛸　甘咸平，无毒。桑枝上螳螂子也。火炙黄用。

《本经》主伤中，疝瘕阴痿，益精生子，女子月闭腰痛，通五淋，利小便水道。

【发明】桑螵蛸，肝、肾、命门药也。功专收涩，故男子虚损，肾衰阳痿，梦中失精，遗溺白浊方多用之。《本经》又言：通五淋，利小便水道，盖取以泄下焦虚滞也。桑螵蛸散，治小便频数如稠米泔，心神恍惚，瘦悴食少，得之女劳者，方用桑螵蛸、远志、龙骨、菖蒲、人参、茯苓、当归、龟甲各一两，卧时人参汤调下二钱。如无桑树上者，以他树上者浓煎，桑白皮汁佐之。若阴虚多火人误用，反助虚阳，多致溲赤茎痛，强中失精，

---

① 罯（ǎn，音安）：覆盖。原作"窨"，形近致误。

不可不知。生研烂涂之，出箭镞。

雀瓮—名蛅蟖，俗名载毛　甘平，小毒。

《本经》主寒热结气，蛊毒鬼疰，小儿惊痫。

【发明】雀瓮，蛅蟖壳也。其虫夏生叶上，背上有刺螫人，故名载毛。秋深叶尽欲老，口吐白沫，凝聚渐硬，在成蛹如蚕，至夏羽化而出。其形有似蜻蜓，而翅黑稍阔，放子叶上而生蛅蟖。谓雀瓮者，以雀好食其蛹也。入药惟取石榴树上者，连蛹炙焙用之。苏颂曰：今医家治小儿惊痫，用雀瓮子连虫，同白僵蚕、全蝎①各三枚，微炒捣末，煎麻黄汤调服一字，日三服，大效。藏器治小儿撮口不得饮乳，但先劆口傍见血，以雀瓮打破，取汁涂之。

原蚕蛾　咸温，小毒。取未交雄蛾，纸封焙干，拌椒密藏则不蛀。

《本经》主心腹邪气，起阴痿，益精气，强志生子，好颜色，补中轻身。

【发明】蚕之性禀淫火，力专助阳。其子在腊月中，非以重盐盐透，水渍曝干，则茧不能缲丝，出子之后，非桑不食。《本经》主心腹邪气，皆桑之余力，犹僵蚕之治风痰，蚕茧之疗痈肿，蚕沙之去风湿耳。其起阴痿，益精气，强志生子，即《别录》之益精气，强阴道，交精不倦，亦能止精。若合符节，好颜色，令人面②色好之互辞，补中轻身者，以其善补真阳，阳主轻捷故也。详参经旨，洵为原蚕主治无疑，奈何集本草者，误列樗鸡之下？敢力正之。

白僵蚕　咸辛平，无毒。色白者良，入药惟取直者为雄，去黑口及丝，炒用。

---

① 蝎：原作"歇"，据文义改。

② 面：原作"而"，形近致误。

《本经》主小儿惊痫夜啼，去三虫，消黑皯，令人面色好，男子阴疡病。

【发明】僵蚕，蚕之病风者也。功专祛风化痰，得乎桑之力也。《本经》治惊痫，取其散风痰之力也。去三虫，消黑皯，男子阴疡，取其涤除浸淫之湿，三虫亦湿热之蠹也。凡咽喉肿痛，及喉痹用此，下咽立愈。其治风痰结核头风，皮肤风疹，丹毒作痒，瘑蚀金疮，疔肿风疾，皆取散结化痰之义。

蚕茧 甘温，无毒。

【发明】蚕茧治痈肿无头，烧灰酒服，次日即破。煮汤治消渴，缫丝汤及丝绵煮汁，功用相同。

蚕蜕即马明退 甘平，无毒。即老蚕眠起所蜕皮，入药微炒用。今以出过蚕之纸为马明退，非也。

【发明】蚕非桑叶不生，得东方木气之全，故能治风病、血病，而蜕治目中翳障，较之蝉蜕更捷，惜乎一时难觅。

蚕沙 甘辛温，无毒。微炒用。

【发明】蚕沙，疗风湿之专药。有人病风痹，用此焙热，绢包熨之。治烂弦风眼，以麻油浸蚕沙二三宿，研细涂患处，过宿即愈。蚕沙置酒坛上泥好，色清味美。然惟晚者为良，早蚕者不堪入药，以饲时火烘，故有毒也。

九香虫 咸温，无毒。

【发明】九香虫产贵州，治膈脘滞气，脾肾亏损，壮元阳。《摄生方》乌龙丸用之。

雪蚕即雪蛆 甘寒，无毒。

【发明】雪蛆生峨眉山北，积雪历年不消，其中生此，大如瓠，味极甘美，故能解内热渴疾，方物中之最益人者也。

蜻蛉一名蜻婷，赤者名赤卒 微寒，无毒。

【发明】蜻婷生水中，而能暖火脏，强阴涩精。而赤者性犹壮热，助阳药用之。

樗鸡即红娘子　苦平，有毒。不可近目，去翅足，同糯米炒，去米用。

【发明】樗鸡，厥阴经药也。能活血散血，治目翳，拨云膏中与芫青、斑蝥①同用，亦是活血散结之义，能通血闭，行瘀血，主瘰疬，辟邪气，疗猘犬伤。治偏头风，用红娘子、青娘子各七枚，去翅足，炒为末，同葱茎捣涂痛处，周时起泡，去之。孙一奎治血蛊用抵当丸，以樗鸡易水蛭，三服血下胀消，形神自复。与薛新甫治水肿椒仁丸中芫青不殊，一走血而下瘀，一走气而破水，皆峻剂也。《纲目》以《本经》原蚕蛾主治，误列于此，今正之。

芫青即青娘子　辛温，有毒。去翅足，同糯米炒，去米用。

【发明】芫青，居芫花上而色青，故能泄毒攻积，破血堕胎，功同斑蝥，而毒尤猛，芫花有毒故也。其治疯犬伤，消目翳，却偏头风，塞耳聋，皆取其毒锐也。又治月闭水肿，椒仁丸方用之。

斑蝥　辛咸温，有毒。去翅足同糯米炒熟，或醋煮用。

《本经》主寒热鬼疰蛊毒，鼠瘘恶疮，疽蚀死肌，破石癃。

【发明】斑蝥，人获得时，尾后恶气射出，臭不可闻。其性专走下窍，利小便，故《本经》言破石癃，能攻实结，而不能治虚秘，不过引药行气，以毒攻毒而已。但毒行小便必涩痛，当以木通、滑石导之。其性猛毒，力能堕胎，虚者禁用。疯犬伤，先于患人头上拔去血发二三茎，以斑蝥七枚，去翅足炙黄，同蟾蜍捣汁服之；疮口于无风处搠②去恶血，小便洗净，发灰敷之。服后小便当有瘀毒泄出，三四日后当有肉狗形三四十枚为尽，如数少再服七枚。若早服，虽无狗形，永不发也。

----

① 蝥：原作"螫"，据文义改。
② 搠（shuò，音硕）：刺；戳。

葛上亭长 辛温，有毒。去翅足，同糯米炒，去米用。

【发明】亭长大毒，善通淋及妇人经脉不通，以五枚研末，服三分，空心甘草汤下，须臾脐腹急痛，以黑豆煎汤服之即通。此虫五六月为亭长，头赤身黑，七月斑蝥，九月为地胆。随时变化，其毒可知。

地胆 辛温，有毒。同糯米炒，去米用。

《本经》主鬼疰寒热，鼠瘘恶疮死肌，破癥瘕堕胎。

【发明】地胆有毒，而能攻毒，性专破结堕胎。又能除鼻中息肉，下石淋，功同斑蝥，力能上涌下泄。

蜘蛛 微寒，有毒。其种类不一，惟有悬网者入药。

【发明】仲景治阴狐疝气，偏有大小，时时上下者，蜘蛛散主之。以其入肝，性善循丝上下，故取以治睾丸上下之病，《别录》治大人、小儿㿗疝。又治干霍乱，服之能令人利，其邪得以下泄也。捣汁，涂蛇伤效。

壁钱 无毒。

【发明】生壁间，似蜘蛛而形扁，其膜色白如钱，故名。治鼻衄及金疮出血不止，取虫汁注鼻中，及点疮上。同人中白等分，烧研治疳，又治喉痹。

蝎 辛平，有毒。被螫①者以木碗合之即愈。去毒及足用，亦有独用其尾者，其功尤捷，滚醋泡去咸，炒干用。

【发明】蝎产于东方，色青属木，治厥阴诸风掉眩，及小儿胎惊发搐，最为要药。左半身不遂，口眼㖞斜，语言蹇涩，手足抽掣，疟疾寒热，耳聋无闻，疝气带下，无不用之。蝎尾膏治胎惊发搐，用蝎梢二十一枚，麝香少许屡效。东垣治月事不调，寒热带下，有丁香柴胡汤，方用羌活、柴胡、当归、生地、丁香、全蝎，盖取以散血分之风热耳。

---

① 螫：原作"蛰"，形近致误。

水蛭 咸苦平，有毒。水蛭是小长色黄，挑之易断者，勿误用泥蛭，头圆身阔者，服之令人眼中如生烟，渐至枯损。凡用水蛭，曝干，猪油熬黑，令研极细。倘炙不透，虽为末，经年得水犹活，入腹尚能复生。凡用须预先熬黑，以少许置水中，七日内不活者，方可用之。

《本经》主逐恶血，瘀血月闭，破血瘕积聚，无子，利水道。

【发明】咸走血，苦胜血，水蛭之咸苦以除蓄血，乃肝经血分药，故能通肝经聚血，攻一切恶血坚积。《本经》言：无子，是言因血瘕积聚而无子也。《别录》云：堕胎，性劣可知。昔人饮水，误食水蛭，腹痛面黄，饮泥浆水数碗乃得下。盖蛭性喜泥，得土气随出。或用牛羊热血，同猪脂饮亦下。或以梅浆水多饮，则蛭溶化而出也。

蛆 苦寒，无毒。漂净炙黄，捣细末，同糖霜食之。

【发明】蛆出粪中，故能消积。治小儿诸疳积滞，取消积而不伤正气也。一法用大蛤蟆十数只，打死置坛内，取粪蛆不拘多少，河水渍养三五日，以食尽蛤蟆为度；用麻布扎住坛口，倒悬活水中，令污秽净；取新瓦烧红，置蛆于上，焙干。治小儿疳积，腹大脚弱，翳膜遮睛，每服一二钱，量儿大小服之，无不验者，勿以其鄙而忽诸。

狗蝇 咸温，无毒。

【发明】蝇食狗血，性热而锐，力能拔毒外出。故治痘疮，倒靥色黑，唇口冰冷之证，以数枚擂细，醅①酒少许调服，闻人规方也。

蛴螬 咸微温，有毒。

《本经》主恶血血瘀痹气，破折血在胁下坚满，通月闭，目

---

① 醅（pēi，音培）：未滤过的米酒。

中淫肤，青翳白膜。

【发明】蛴螬穴土而居，与蚯蚓不异，故《本经》所治，皆瘀血之证。《金匮》治虚劳瘀血，大黄䗪虫丸方用之，取其去胁下坚满也。许学士治筋急，养血地黄丸中用之，亦取其治血瘀也。取汁滴目去翳障，散血止痛。《千金》研末，敷小儿脐疮，加猪脂调，治小儿唇紧。《经验方》治瘀伤肿痛，《肘后》捣涂竹木刺，苏颂捣汁点喉痹，得下即开，藏器涂游风丹疹。又治麦芒入眼，以蛴螬在目上隔布摩之，芒着布上即出。

桑蠹虫 甘温，小毒。色白带黄，而腹中无秽，捘之无水者为真。若头硬而腹中不净者，即杂树内蠹也。如一时难觅真也，则以截毛壳，煅灰存性代之。

【发明】桑蠹虫食木，柔能胜坚，故治痘疮毒盛，白陷不能起发者。用以绞汁，和白酒酿服之即起；但皮薄脚散，及泄泻畏食者服之，每致驳裂而成不救，不可不慎。《千金》治崩中漏下赤白，桑蠹烧灰温酒服，亦治胎漏下血效。

桃蠹虫 辛温，无毒。

《本经》主杀鬼邪恶不祥。

【发明】桃实中虫，食之令人美颜色，与桃蠹不异。其虫屎能辟温疫，令不相染，为末水服方寸匕。

蚱蝉 咸甘寒，无毒。

《本经》主小儿惊痫夜啼，癫病寒热。

【发明】蝉主产难下胎衣，取其能蜕之义。《圣惠》治小儿发痫，有蚱蝉汤散丸等方，今人只知用蜕，而不知用蝉也。

蝉蜕 咸甘寒，无毒。去翅足用。

【发明】蝉蜕去翳膜，取其蜕义也。治皮肤疮疡，风热破伤风者，炒研一钱，酒服神效。痘后目翳，羊肝汤服二钱，则翳渐退。更主痘疮发痒，若气虚发痒，又当禁服。小儿夜啼，取蝉蜕四十九枚，去前截用后截，为末分四服，钩藤汤服之即止。惊啼加朱砂二字，若用上截，即复啼也。小儿惊痫夜啼，痫病寒热，并用蝉腹，取其利窍通声，去风豁痰之义，较蜕更捷。

蜣螂 咸寒，有毒。去足火炙用，勿置水中，令人吐。

《本经》主小儿惊痫瘈疭，腹胀寒热，大人癫疾狂易①。

【发明】蜣螂，手足阳明、足厥阴药也。《本经》等治，总不离三经之证。其治暴噎吐食，用二枚，入生姜内煨，以陈橘皮二钱，同巴豆炒过，去巴豆，将蜣螂、陈皮为末，每服二分，吹入喉中，吐痰二三次即愈。又治箭镞入骨，用巴豆微炒，同蜣螂捣涂，痛定必痒，忍之，等极痒不可忍，乃撼动拔之。又烧灰入冰片少许，治大肠脱肛，掺上托入，捣丸塞下部，引痔虫出尽，永瘥。其蜣螂心，贴疔疮拔疔，贴半日许，血尽根出则愈。然蜣螂最畏羊肉，食之即发。

天牛 甘温，小毒。

【发明】天牛乃木中蠹虫所化，杨树中最多，桑树中独胜，长须如角，故有天牛之名。利齿善啮，是有啮桑之号。其性最锐，取治疔肿恶疮，出箭镞竹木刺最捷。与蝼蛄不殊，一啮木而飞，一穴土而出。其颖脱之性则一，如无啮桑，他树上者亦可，焙干为末，蜜调敷之。

蝼蛄 咸寒，小毒。去翅足炒用。

《本经》主产难，出肉中刺，去溃肿，下哽噎，解毒除恶疮。

【发明】蝼蛄性善穴土，故能治水肿。自腰以前甚涩，能止大小便；自腰以后甚利，能通大小便，取以治水最效。但其性急，虚人戒之。《本经》治难产者，取其下半煮汤服之则下也。出肉刺、溃痈肿恶疮者，生捣涂之，肉刺即出，疮肿即溃也。下哽噎者，炙末吹之，哽噎即下，非噎膈之谓也。《千金》治箭镞

---

① 易：原作"疡"，据《大观本草》改。

入肉，以蝼蛄杵汁，滴上三五度自出。《延年方》治胎衣不下，以蝼蛄一枚，水煮数沸，灌下入喉即出。小儿脐风，蝼蛄、甘草等分，为末敷之效。

萤火即熠耀，《本经》名夜光　辛温，无毒。

《本经》明目。

【发明】萤火本腐草所化，得大火之余气而成，入胞络三焦，能辟邪明目，取其照幽夜明之义。务成子萤火丸，辟五兵白刃，虎狼蛇虺之毒，恶鬼疫疠之邪。庞安常亦极言其效，惜世鲜备用。

衣鱼即蠹鱼　咸温，无毒。即衣帛书画中之蠹，碎之如银有粉者是。

《本经》主妇人疝瘕，小便不利，小儿中风，项强背起摩之。

【发明】衣鱼主中风项强，摩之即安；惊痫天吊，口喎淋闭，服之即愈，皆手足太阳经病。乃《神农本经》之药，古方盛用，今人罕知。合鹰屎白、僵蚕，敷疮瘢灭。

鼠妇《本经》名蚚蟏，即湿生虫　酸咸，无毒。

【发明】《金匮》治久疟，鳖甲煎丸中用之，以其主寒热，去瘀积也。古方治惊痫血病多用之，厥阴血分药也。《千金》治产妇遗尿，以鼠妇七枚，熬研温酒服之。痘疮倒靥，为末，酒服一字即起，又解射工①、蜘蛛毒。

䗪虫《本经》名地鳖　咸寒，有毒。或去足炒用，或酒醉死，去足捣汁用。

《本经》主心腹寒热洗洗，血积癥瘕，破坚下血闭。

【发明】䗪虫伏土而善攻隙穴，伤之不死，与鲮鲤不殊，故能和伤损，散阳明积血。《本经》治心腹寒热洒洒，亦是积血所

———————————

① 工：原作"干"，诸本同，据《纲目》改。

致。《金匮》大黄䗪虫丸，用水蛭䗪虫，取其破坚癥，下积血耳。无实结者勿用。跌扑重伤，焙干为末，酒服二钱，接骨神效。

虻虫即蜚虻　苦微寒，有毒。即啖牛血蝇，去翅足炒用。

《本经》逐瘀血，破下血积坚痞，癥瘕寒热，通利血脉九窍。

【发明】虻食血而治血，因其性而为用，肝经血分药也。《本经》治癥瘕寒热，是因癥瘕而发寒热，与蟅螂治腹胀寒热不殊。仲景抵当汤丸，水蛭、虻虫，虽当并用，二物之纯险悬殊。其治经闭，用四物加蜚虻作丸甚良，以破瘀而不伤血也。苦走血，血结不行者，以苦攻之。其性虽缓，亦能堕胎。

蟾蜍　皮辛凉，微毒；肉甘平，无毒。捕取风干，泥固煅存性用。其目赤、嘴赤者有毒。

一种色青而生陂泽中者曰蛙，与此不同。

【发明】蟾蜍，土之精也，习土遁者赖之，其形大而背多痱磊者是。土性厚重，其行极迟，土生万物，亦能化万物之毒，故取以杀疳积，治鼠瘘①，阴蚀疽疬，烧灰敷恶疮，并效。弘景治温病发斑困笃，用以去肠，生捣一二枚，啜其汁，无不瘥者。治猘犬伤，先于顶心拔去血发三四茎，即以蟾蜍一二枚，捣汁生食，小便内见沫，其毒即解。又破伤风用二枚，生切如泥，入椒一两，同酒炒热，入酒二盏，乘热饮之，少顷通身汗出而愈。发背疔肿初起，以活蟾一只，系定放肿上半日，蟾必昏愦，即放水中以救其命。再换一只如前，蟾必踉跄；再易一只，其蟾如旧，则毒散矣。其金蟾丸治肿胀腹满，并治小儿疳劳，腹大胫细，方用大蟾一只，以砂仁入腹令满，盐泥固济，煅存性，黑糖调，服一二钱匕，下尽青黄积粪即愈；未尽，过二三日再服，以腹减热

① 瘘：原本作"瘘"，据文义改。

除为度。若粪不能溅注，而滴淋不前者，此元气告匮，不可救也。

蟾酥 辛温，有毒。

【发明】蟾酥辛温，其性最烈，凡用不过一分，齿缝出血，及牙疼，以纸纴少许，按①之即止。蟾酥丸治发背疔肿，一切恶疮，拔取疔疮最捷。入外科有夺命之功，然轻用能烂人肌肉。

蛤蟆 甘寒，小毒。

《本经》主邪气，破癥坚，痈肿阴疮，服之不患热病。

【发明】蟾蜍、蛤蟆，同类异种，故其功用亦不甚相远。服之不患热病，即弘景治温病发斑困笃之意。时珍言：古方多用蛤蟆，近方多用蟾蜍，盖古人能通蟾为蛤蟆，而蛤蟆不复入药矣。

黽 俗作蛙 甘寒，无毒。

【发明】时珍曰：蛙产于水，与螺蚌同性，故能解热毒，利水气。但系湿生之物，其骨性复热，食之小便苦淋。妊娠食蛙，令子寿夭。小蛙多食，令人尿闭。脐下酸痛，擂车前水饮之可解。戴原②礼云：凡浑身水肿，或单腹胀者，以青蛙一二枚，去皮炙熟食之，则自消也。嘉谟曰：时行面赤项肿，名蛤蟆瘟，以金线蛙捣汁，水调空腹顿饮，极效。

蝌蚪

【发明】蝌蚪生水中，蛤蟆子也。有尾如鱼，渐大则脚生尾脱。因其所禀之毒未化，故藏器取治火飚热毒，及肿疡疮，并捣碎敷之，或化水涂之，或配入敷药中并效。又得效方，多用蝌蚪阴干，待桑椹熟，等分置瓶中，密封悬屋东，或捣汁浸，埋东壁下，百日化泥，取涂须发，永黑如漆。

蜈蚣 辛温，有毒。火炙，去足用。

---

① 按：原作"捻"，据《纲目》改。

② 原：原作"厚"，形近致误，即明代名医戴原礼。

《本经》主鬼疰蛊毒，啖诸蛇虫鱼毒，杀鬼物老精，除温疟，去三虫。

【发明】盖行而疾者，惟风与蛇。蜈蚣能制蛇，故亦能截风，厥阴经药也。岭南有蛇瘴，项大肿痛连喉，用赤足蜈蚣二节，研细水下即愈。又破伤风欲死，研末擦牙边，去涎沫立瘥。《本经》言：啖诸蛇虫鱼毒，悉能解之。万金散治小儿急惊，蜈蚣一条，去足炙黄，入朱砂、轻粉、乳汁为丸，服少许即安。双金散治小儿天吊，目久不下，口噤反张，蜈蚣一条，酥炙去头足，入麝香为末，以少许吹鼻，至眼合乃止，若眼未下再吹之。小儿撮口，刮破舌疮，蜈蚣末敷之。《千金》治射工毒疮，蜈蚣炙黄，为末敷之。小儿秃疮，蜈蚣浸油搽之。《直指方》治痔疮疼痛，蜈蚣炙末，入片脑少许，唾调敷之。《急救方》治温疟洒洒时惊，凉膈散加蜈蚣、蝎尾服之。《摘要》治妇人趾疮，甲内鸡眼，及恶肉突出，蜈蚣一条，去头足焙研，入麝香少许，去硬盖，摊乌金纸，留孔贴上，一夕即效；如有恶肉，外以南星末，醋和敷四围。其祛毒之功，无出其右。

蚯蚓即地龙　咸寒，小毒。白颈者良。解热毒，入盐化水用；通经络，炙干用。

《本经》主蛇瘕，去三虫伏尸，鬼疰蛊毒，杀长虫。

【发明】蚯蚓在物应土德，在星为轸水。体虽卑伏，而性善穴窜，专杀蛇蛊、三虫、伏尸诸毒，解湿热，疗黄疸，利小便，通经络，故活络丸以之为君。地龙汤治痘疮脾肾虚热娇红，五六日渐变干紫伏陷者，同荸荠捣，和酒酿服之即起。若干紫色黯皮坚，为肝脾血热，即宜犀角、紫草、黄连清解，非地龙所宜。温病大热狂妄，天行大热，和人尿捣绞服之，热毒从小便而去也。小便暴秘不通，亦宜用之。入葱化为水，疗暴聋。

蜗牛　咸寒，小毒。

【发明】蛞蝓、蜗牛，生下湿地，阴雨即出，至阴类也。治诸肿毒痔漏，制蜈蚣蝎蚕诸毒，研烂涂之，取其解热消毒之功耳。其形尖小而缘桑上者，谓之缘桑蠃，治大肠脱肛，和猪脂涂之立缩。此蠃诸木上皆有，独取桑上者，正如桑螵蛸之义。

龙蛇部

龙骨 甘平，无毒。粘舌、色白者良。煅赤水飞用，飞之不细，粘着肠胃，令人寒热。

《本经》主心腹鬼疰，精物老魅，咳逆，泄痢脓血，女子漏下，癥瘕坚结，小儿热气惊痫。

【发明】涩可以去脱，龙骨入肝敛魂，收敛浮越之气。《本经》主心腹鬼疰精魅诸疾，以其神灵能辟恶气也。其治咳逆泄利脓血，女子漏下，取涩以固上下气血也。其性虽涩，而能入肝破结，癥瘕坚结，皆肝经之血积也。小儿热气惊痫，亦肝经之病，得牛黄以协济之，其祛邪伐肝之力尤捷。许洪云：牛黄恶龙骨，而龙骨得牛黄更良，有以制伏之也。其性收阳中之阴，专走足厥阴经，兼入手足少阴，治夜梦交合，多梦纷纭，多寐泄精，衄血吐血，胎漏肠风，益肾镇心，为收敛精气要药，有客邪，则兼表药用之。故仲景治太阳证，火劫亡阳惊狂，有救逆汤；火逆下之，因烧针烦躁，有桂枝甘草龙骨牡蛎汤；少阳病误下惊烦，有柴胡龙骨牡蛎汤。《金匮》治虚劳失精，有桂枝加龙骨牡蛎汤，《千金方》同远志酒服，治健忘心忡。以二味蜜丸，朱砂为衣，治劳心梦泄。《梅师》同桑螵蛸为末，盐汤服二钱，治遗尿淋沥。又主带脉为病，故崩带不止，腹满腰溶溶若坐水中，止涩药中加用之。止阴疟，收湿气，治休息痢，久痢脱肛，生肌敛疮皆用之。但收涩太过，非久痢虚脱者，切勿妄投。火盛失精者误用，多致溺赤涩痛，精愈不能收摄矣。

龙齿 涩平，无毒。煅赤醋淬七次，水飞用。形如笔架，重数两，外光泽如瓷。碎之其理如石，内如龙骨，舐之粘舌者真。亦有微黑，而煅之色如翡翠者，为苍龙齿，较白者更胜，其小如笋尖，或如指状者，海鳅齿及骨也。丛生如贯众根者，海马齿也。舐之亦能粘舌，世多以等类伪充，不可不辨。

《本经》主杀精物，大人惊痫诸痉，癫疾狂走，心下结气，不能喘息，小儿五惊十二痫。

【发明】龙者东方之神，故骨与齿皆主肝病。许叔微云：肝藏魂，能变化，故游魂不定者，治之以龙齿。古方有远志丸、龙齿清魂散、平补镇心丸，皆收摄肝气之剂也。又龙骨以白者为上，取固上气以摄下脱；齿以苍者为优，生则微黑，煅之翡翠可爱，较白者功用更捷。产后血晕为要药，取其直入肝脏也。予闻神龙蜕骨之说，初未之信，及从药肆选觅龙齿，见其骨有变化未全者，半与牛骨无异，始知宇宙之大，无所不有。即如蛇虫之属，皆能蜕形化体，岂特云龙凤虎而已哉！龙禀东方纯阳之气，故能兴云致雨。东方木气，主乎生也。其耳独不司听者，阳神别走于角也；春夏发现而秋冬潜伏者，随阳气之鼓舞也。虎禀西方阴暴之性，故啸则生风。西方金令，主乎杀也。其项独不能仰者，阴威并振于尾也。昼潜伏而宵奋迅者，乘阴气之暴虐也。以是推之，则虎骨能搜风气，健筋骨，疗疼重，睛能定人魄。魄者，阴之精也。龙骨能涩精气，收神识，止滑脱，齿能清人魂。魂者，阳之神也。然龙性飞腾而骨独粘者，正以其滞而欲蜕之，始得飞冲御天，非飞冲后而蜕其骨也。观《本经》惊痫、癫疾、结气，甄权镇心安魂魄等治，总皆入肝敛魂，用以疗阳神之脱，同气相求之妙。许叔微云：肝藏魂，能变化，故魂游不定者，治之以龙齿。时珍曰：龙者东方之神，故其骨与齿，皆主肝病。

龙角 甘平，无毒。

【发明】龙禀东方木气，而角又督脉所发，故治惊痫瘛疭，神魂不宁，龙火上逆，身热如火，及邪魅不祥，《深师》五邪丸用之，而《千金》治心病，有齿角同用者。

鼍甲《本经》名鼍鱼　酸微温，小毒。

《本经》主心腹癥瘕伏坚，积聚寒热，女子小腹阴中相引痛，崩中下血五色，及疮疥死肌。

【发明】《本经》鼍甲所主之证，多属厥阴，其功在平肝木，治血杀虫，与鳖相类，亦能治阴疟，《千金》有蛇甲煎。今药肆多悬之，云能辟蠹，亦杀虫之意。

鲮鲤甲俗名穿山甲　咸微寒，小毒。或酥炙，或黄土，或蛤粉炒发松研用，尾甲更胜。

【发明】穿山甲人厥阴、阳明及阴阳二跷，通经下乳，疟疾、痈肿、发痘为要药。盖其穴山而居，寓水而食，出阴入阳，能窜经络，达于病所。凡风湿冷痹之证，因水湿所致，浑身上下，强直不能屈伸，痛不可忍者，于五积散内，加穿山甲七片，全蝎炒十个，葱、姜水煎，热服取汗，避风甚良。痈疽溃后不宜服。

石龙子　咸温，小毒。《纲目》作咸寒，误。产平阳山谷、荆襄等处，其类有四：一种生岩石间，头扁身长，尾与身等，长七八寸，大者尺余，其状若蛇，而脚似梅花，鳞目①五色者为雄。色黄身短者为雌，此物最惜鳞甲，故见人不动，捕之亦不螫人。以其生岩石间，故《本经》谓之石龙子。以其善于变易，吞霆吐雹，有阴阳析易之义，故《字林》谓之蜥蜴，楚人名为蝾螈，实一物也。入药雌雄并用，去头足，酒浸酥炙用之。入传尸药，醋炙用之。一种生草泽间，头大尾短身粗，其色青黄，有伤则衔草自敷，故谓之蛇医母。能入水与石斑鱼合，故又名水蜥蜴，不入药用。一种生人家屋壁，形小身细，长三四寸，色褐斑黑者，谓之蝘蜓，吴俗名为壁虎，以其居壁而善捕蝎蝇也。或云

---

① 目：作"甲"，宜从。上海科技本。

饲之以朱，点宫娥臂，故名守宫。一种似守宫而头圆身细，长五六寸，色白如银，通身细鳞，雌雄上下相应而鸣，情洽乃交者，蛤蚧也。荆襄岭泽皆有，而西川产者最胜，捕得成对，线缠炙干，卷榕树皮中者是也。以此明辨，方无误用之失。

【发明】石龙子为《本经》中品，而《纲目》主治中，有《别录》而无《本经》，岂《本经》之文有所残缺欤？抑《本经》之文，误注《别录》欤？其治五癃邪结气，利小便水道，破石淋下血者，以蜥蜴能吐雹祈雨，故治癃淋利水道，是其本性。《千金》治癥坚水肿，尸疰留饮，有蜥蜴丸。《外台》治阴㿗方用之，皆取其长于利水道耳。按：蜥蜴即是石龙。今房术药中用之，以其兴发助阳而无止涩之患也。

守宫一名蝘蜓，俗名壁虎　咸寒，小毒。

【发明】守宫食蝎蛋，蝎蛋乃治风要药，详守宫所治风痖惊痫诸病，犹蜈蚣之性，能透经络也。且入血分，故又治血病疮疡，以毒攻毒，皆取其尾善动之义。麻城移痘方，治痘出眼目，及正面稠密，用以移痘于不伤命处，其效最捷。观术士以守宫尾杵为细末，弹熟肉上，其肉便翕翕蠕动，移痘方得非从此悟出？陶弘景云：蝘蜓喜缘篱壁间，以朱饲之，满三斤杀，干末，以涂妇人臂，有交接事便脱，故名守宫。苏恭曰：饲朱点妇人臂，谬说也。张华言：必别有术，今不传矣。时珍曰：守宫祛风，石龙利水。功用自别，不可不知。

蛤蚧　甘咸温，小毒。生岭南城垣榕树间，及粤西横州等处者，长七八寸；蜀中产者，不过五寸。头圆肉满，鳞小而厚，形似守宫，鸣则上下相呼，雌雄相应，情洽乃交，两相抱负，自堕于地。人往捕之，亦不知觉，以手劈之，至死不开。取以曝干，为房中要药，即寻常捕得者，功用亦相仿佛。但验其圈圈成对，卷榕树皮中者，即真无疑。入药去头留尾，酥炙用之，口含少许，疾走不喘者，是其益气之验也。

【发明】蛤蚧味咸归肾经，性温助命门，色白补肺气，功兼人参、羊肉之用。而治虚损痿弱，消渴喘嗽，肺痿吐沫等证，专取交合肾肺之气，无以逾之。愚按：蛤蚧、龙子，性皆温补助阳，而举世药肆中，皆混称不分，医者亦不辨混用。龙子则剖开如皮，身多赤斑，偏助壮火，阳事不振者宜之；蛤蚧则缠束成对，通身白鳞，专温肺气，气虚喘乏者宜之，虚则补其母也。

蛇蜕 咸甘平，小毒。火熬用之。

《本经》主小儿二十种惊痫蛇痫，癫疾瘈疭，弄舌摇头寒热，肠痔蛊毒。

【发明】蛇蜕属巽走肝，故《本经》治小儿惊痫等病，一皆风毒袭于经中之象。其入药有四义：一能辟恶，取其性灵也，故治邪辟、鬼魅、蛊疰诸疾；二能驱风，取其性窜也，故治惊痫瘈疭，偏正头风，喉舌诸疾；三能杀虫，故治恶疮、痔漏、疥癣诸疾，用其毒也；四有蜕义，故治眼目翳膜，胎衣不下，皮肤之疾，会意以从其类也。

蚺蛇胆即南蛇 甘苦寒，小毒。

【发明】蚺蛇产岭南，禀己①土之气，其胆受甲乙风木，其味苦中有甘，所主皆厥阴、太阴之病。其治心腹蟨痛者，虫在内攻啮也。下部蟨疮者，虫在外侵蚀也。湿热则生虫，燥湿则杀虫，内外施之，皆可取用。更能散肿消血，故直谏之臣，受廷杖者，临服少许，则血不凝滞于内。又能明目凉血，除疳杀虫，惜乎难得真者。

白花蛇 甘咸温，有毒。产蕲州者良。禁犯铁。凡用去头尾，酒浸酥炙，炭火缓焙，去尽皮骨。此物甚毒，不可不防。胁有方胜，尾上有拂者真。

【发明】蛇性窜，能引药至于风痰处，故能治一切风病。其

---

① 己：原本作"已"，考"已"为地支属火，此处当指天干己土。

风善行数变，蛇亦善行数蜕，所以能透骨搜风，为大风白癜风，风痹惊搐，癫癣恶疮要药。取其内走脏腑，外彻皮肤；无处不到也。阴虚血少，内热生风者，非其所宜。凡服蛇酒药，切忌见风，开坛时须避其气，免致面目浮肿。凡疠风曾服过大枫子仁者，服白花蛇无效。

乌梢蛇 甘平，无毒。剑脊细尾者佳。忌犯铁器。

【发明】蛇性主风，而黑色属水，故治诸风顽痹，皮肤不仁，风瘙瘾疹，疥癣热毒，眉须脱落，瘑痒等疮。但白花蛇主肺脏之风，为白癜风之专药；乌蛇主肾脏之风，为紫云风之专药。两者主治悬殊，而乌蛇则性善无毒耳。

蝮蛇 肉大热，胆微寒，并有毒。

【发明】诸蛇皆是卵生，惟蝮蛇破母腹出，恶毒尤烈，故以蝮名。其状较诸蛇迥异，形短而粗，嘴尖鼻反，故又名反鼻蛇。有头斑身赤如锦纹者，有黄黑、青黑而斑白者，皆蝮蛇也。有头扁与土同色而无纹者，土虺也。亦名曰虺，字形相类之误也。时珍曰：蝮大虺小，其毒则一。《抱朴子》言：蛇类最多，惟虺中人甚急，即时以刀割去疮肉，投之于地，其热如炙，须臾毒尽，人乃得活。一种形如蜥蜴，长一二尺者，千岁蝮也。年久脚生，能跳上树，啮人，啮已还树，垂头听人哭声，头尾相类，大如捣衣杵，俗名望板归。言被其啮必死，专望板归以备殓具也。苏颂以细辛、雄黄等分为末，纳疮口中，日易三四次。又以瓜蒌根、桂末着管中，密塞勿令走气，佩之，中其毒者急敷之。《谈野翁方》急以黄荆叶捣烂敷之。上皆解救之法。然有用其毒，以攻疾厄之毒者。《别录》取蝮蛇肉酿酒以疗癫疾，蝮蛇胆磨汁以涂蜃疮，总取杀虫攻毒之用耳。窃谓攻毒急救之药颇多，奚必藉此而为异端之术哉？姑存以备解救之法可也。

鱼 部

鲤鱼 甘平，无毒。其目能眨[1]动者有毒。药中有天门冬者勿犯，天行病后勿食。

【发明】鱼性逆水而上，动关翅尾，其力最劳，且目不夜瞑，故释氏雕木象形，以警世之昏惰者。鲤性跳跃急流，故取以治水肿之病。河间云：鲤之治水，鹜之利水，因其气相感也。黄疸脚气湿热，孕妇身肿宜之。便血同白蜡煮食。脑髓治耳卒聋，齿治石淋。胆治目赤肿痛，取汁点之。鳞治产妇滞血，烧灰治吐血崩中，十灰散中用之。

鲩鱼 本名鲩鱼，鲩音浑　甘温，无毒。

【发明】鲩鱼多蓄池中，饲草而长，与青鲢混杂，故名曰鲩。江湖亦皆有之，食品之长味也。时珍言：暖中和胃，此指池中蓄者而言；李廷飞言：能发诸疮，此指湖中获者而言。各有至理。胆味苦寒，能出一切竹木刺在喉中，以酒化二三枚，温呷取吐即出。

青鱼 肉甘平，胆苦寒，无毒。

【发明】东方色青，入通于肝，开窍于目，故胆有点目治鲠之功，肉有补肝逐水之用。同韭白煮食，治脚气疼肿。目睛生汁注眼，能黑夜视物，以其好啖螺蚬，螺蚬能明目也。干青鱼胆，水磨点喉痹、痔疮，与熊胆同功。

鲢鱼 本名鲢鱼　甘温，无毒。

【发明】池鱼大都无毒，兼此鱼恒食诸鱼之遗，其毒虽少，不无助长湿热之虞。有皂、白二种，皂者头大，白者腹腴。虽食品之下，而有温中益气之功，与鲩鱼无异也。

----

① 眨：原作"睫"，疑误，据文义改。

233

阔口鱼_{本名鲵鱼}　甘温，无毒。

【发明】鲵生海中，与石首同类。以之剖腹曝干，亦与石首作鲞无异。以其额下有骨撑开，故有阔之称。能开胃进食，下膀胱水气。病人食之，无发毒之虑，食品中之有益者也。

鳊鱼_{古名鲂鱼}　甘温，无毒。

【发明】鳊鱼缩项，性不喜动，严冬善息土中，故食之能调胃气，而无动风发热之虑。与白鱼之性相仿，但无利水之功耳。

白鱼　甘平，无毒。

【发明】白鱼入肺利水，开胃下气。《金匮》治淋病小便不利，滑石白鱼散用之，取其佐滑石以利气，兼乱发以破血，血气通调，而淋涩止矣。同枣食之，令人腰痛，以其渗泄脾肾也。

石首鱼_{俗名蝗鱼}　甘平，无毒。干者名白鲞。

【发明】石首鱼生咸水中，而味至淡，故诸病食之，无助火之虞，与河豚之性禀阴毒迥殊。脑中石鱿①主石淋。脑骨为末，入有嘴壶中熏脑漏。然惟暴患得效，痢疾切忌油腻，惟白鲞食之最宜。

鳔胶　咸平，无毒。凡用入丸，切作小块，蛤粉炒成珠，方可磨末，炼蜜调剂，须待凉用。又不可捣，捣则粘韧，难为丸矣。

【发明】诸鱼之鳔，皆可为胶，而石首鱼者，胶物甚固，故涩精方用之。合沙苑蒺藜名聚精丸，为固精要药。丹方又以一味炒研，砂糖调，日服一钱匕，治痔最良，经久痔自枯落。烧灰治产后风搐，破伤风痉，取其滋荣经脉，而虚风自息也。

勒鱼　甘平，无毒。

【发明】勒鱼腹下有骨勒人，因以得名。以其甘温开胃，有宜于老人之说，作鲞尤良。脊骨治疟，以一寸入七宝饮，酒水各

---

①　鱿（shěn，音审）：鱼脑骨，可作饰品。

半，煎露一宿服之。

鲥鱼 甘温，无毒。

【发明】鲥鱼性补，温中益虚，而无发毒之虑。其生江中者，大而色青，味极甘美；生海中者，小而色赤，味亦稍薄。观其暗室生光，迥非常鱼可比。其鳞用香油熬，涂汤火伤效。

嘉鱼 甘温，无毒。

【发明】此鱼食乳水，功用同乳，食之令人肥健悦泽。肾虚消渴，劳瘦虚损者，食之最宜。

鲳鱼 此鱼骨柔肉脆，能益胃气，食之令人肥健。腹中子性寒有毒，多食令人痢下。

鲫鱼 甘温，无毒。乌背者其味最美，以其居浊水中，虽肥不无小毒。然此恒用食品，未尝见其有毒伤人。

【发明】诸鱼性动属火，惟鲫鱼属土，有调胃实肠之功，故有反厚朴之戒，以厚朴泄胃气，鲫鱼益胃气。故《大明》言：温中下气，保升言止痢厚肠，皆言其补益之功也。生捣，涂痰核、乳痈坚肿。以猪脂煎灰服，治肠痈。合赤小豆煮汁食，消水肿。炙油，调涂妇人阴疮。同白矾烧研，治肠痔血痢。入绿矾泥固煅，治反胃吐食。与胡蒜煨，治膈气痞满。凡煅俱不可去鳞，以鳞有止血之功也。

石斑鱼 有毒。

【发明】石斑鱼生南方溪涧水石处，长数寸，大不过尺余，有雌无雄，二三月与蜥蜴交合水上。其子毒人，令人吐泻。《医说》云：用鱼尾草汁少许解之。

鲙残鱼俗名银鱼 甘平，无毒。

【发明】鲙残出苏松浙江，大者不过三四寸，身圆无鳞，洁白如银，小者尤胜。鲜食最美，曝干亦佳。作羹食之，宽中健胃，而无油腻伤中之患。

海粉 咸寒，无毒。

【发明】海粉色碧微咸，专行肝肾，云是海中介属，得东南水土之气而成，与蜂之酿蜜无异。土人采得而货之，以供食品，能散瘿瘤，解毒热。但性寒滑，脾胃虚人勿食。

燕窝　甘平，无毒。

【发明】鸟衔海粉作窝，得风日阳和之气，化咸寒为甘平，能使金水相生，肾气上滋于肺，而胃气亦得以安。食品中之最驯良者，惜乎本草不收，方书罕用。今人以之调补虚劳，咳吐红痰，每兼冰糖煮食，往往获效。然惟病热初浅者为宜。若阴火方盛，血逆上奔，虽用无济，以其幽柔无刚毅之力耳。

鲈鱼　甘平，小毒。

【发明】鲈鱼松脆，与石首鱼相类，补五脏，益筋骨，和肠胃，治水气。多食宜人，作鲊尤良。

鳜鱼　甘平，小毒。

【发明】鳜性疏利，有补虚益胃，去腹内恶血小虫之功。《医说》有邵氏女年十八，病劳瘵累年，偶食鳜鱼羹遂愈，正与补劳益胃杀虫之说相符。胆治骨鲠，及竹木刺人咽喉，不拘大人小儿，或入腹刺痛，服之皆出。腊月收大鳜鱼胆，悬北檐①下阴干，遇有鲠者，用皂子大，酒研温服，得吐则鲠随涎出。未出再服，以出为度。酒随量饮，无不出者。如无鳜鱼胆，鲩鱼、青鱼、鲫鱼胆用鲜者，酒调服之亦出。

鳢鱼 即蠡鱼，俗名里鱼　甘寒，无毒。

【发明】鳢性伏土而能胜水，故治水肿，疗五痔，治湿痹，主脚气。妊娠面浮脚肿者，合赤小豆煮食，甚效。丹方治水肿腹大，用活鳢鱼去腹垢，入独颗蒜令满，外涂湿黄泥，炭火炙食，屡效。有疮者不可食，令瘢白。

鳗鲡鱼　甘平，小毒，阔嘴者为鳗，尖嘴者为鲡。

---

① 檐：原作"詹"，据文义改。

【发明】鳗鱼虽有毒，性能补虚益阴，久病劳瘵宜之，大便濡泄勿用。其功专在滋补真阴，杀劳瘵虫，与蛇同类，故主治亦近之。

鳝鱼　甘大温，无毒。

【发明】鳝鱼禀己土之气，能补中益血，妇人产后恶露淋沥，肠鸣湿痹，并宜食之。暴干煅灰存性，治老人虚痢。大鳝鱼重斤余者，能助膂力。食后遍体疼胀，尽力捶之。大力丸方用熊筋、虎骨、当归、人参，等分为末，酒蒸大鳝鱼，取肉捣烂为丸，每日空腹酒下两许，气力骤长。鳝鱼血力能助阳，壮年阳道不长，育龟丸用之，方用石龙子、蛤蚧、生犀角、生附子、草乌头、乳香、没药、血竭、细辛、黑芝麻、五倍子、阳起石，等分为末，生鳝鱼血为丸，朱砂为衣，每日空心酒下百丸。曾有人服此，得以嗣续宗祧①者，不可以房术论也。其尾血疗口眼㖞斜，同麝少许，右㖞涂左，左㖞涂右，正即洗去。其骨烧灰，香油调涂流火甚效。

甲鱼_{本名鳣鱼}　甘温，小毒。

【发明】鳣鱼无鳞而有甲。故俗名为着甲，江淮、黄河、辽海水深处皆有之，长二三丈，逆上龙门，能化为龙。味极肥美，但发气动风。和荞麦食，令人失音。其肝味胜河豚，食之令人血肤干脱，亦动风之验也。

鲟鱼_{本名鲔鱼，生江中，长丈余，身无鳞，鼻与身等，亦鳣属也}　甘平，无毒。

【发明】此鱼味虽美而发诸药毒，动风气，发一切疮疥。久食令人腰痛，服丹石人忌之。勿与于笋同食，发瘫痪风。小儿食之，成咳嗽及癥瘕。作鲊虽珍，亦不益人。

鮧鱼_{本名鳀鱼，即鲇鱼}　甘温，小毒。赤目赤须无腮者杀人。

---

①　祧（tiāo，音挑）：继承。

不可合牛肝食，反荆芥。

【发明】鮧鱼类蛇，故能治风。凡口眼㖞斜，切活鮎鱼尾尖，朝吻贴之即正。

黄颡鱼 甘平，微毒。反荆芥。

【发明】无鳞之鱼不益人，发疮疥，不独黄颡为然。

江鲚—名鳠鱼 甘平，小毒。

【发明】诸鱼皆用翅尾游行，惟鲚不劳翅尾，逐队齐行，故以命名。种类不一，独产江水中者，应春而起，味极鲜美，性专降泄，故败疽痔漏人忌食，诸鲚皆然。

河豚 甘温，有毒。海中者大毒，江中者次之，淡水中者又次之。有大、小二种，大者谓之河豚，背淡青黑无赤斑，腹白而翅旁色黄者可食；小者名斑鱼，背脊黑，有纹点，多赤色，其毒最甚，以禀蛟龙之气最甚也。海人言：三月后斑鱼得木气全盛之时，尤不宜食。其双尾独目、翅赤、嘴赤异常，背有赤印，颔内无腮，腹中多血，独腴无胆，皆大毒伤人。制食之法，须去其子与嘴目，及脊中肝内恶血，并去周身脂膜，则不气腥。煮忌煤火，及煤炱①落入。与荆芥、桔梗、菊花、甘草、附子、乌头相反，故食河豚，一日内不可服药。河豚子必久渍石灰水中，而后煮食。曾见水浸一夜，大如芡实也。中其毒，则唇舌麻瞀，头旋目眩，足不任履，行步敧侧，急宜探吐，随觅荻芽或芦根，捣汁灌之，橄榄汁、甘草汁皆可解。又槐花、干胭脂，等分为末，水调服之。若腹中绞痛，昏迷倒仆者，急用粪清灌之，迟则不救。

【发明】凡物之美者，谓之尤物，靡不贾毒伤人。如妲己亡殷，夷光倾吴，蒙其祸而不自觉也。河豚嗜咸，内藏信智，外显纹刺，窄口巨腹，阴毒内蓄可知。凡阴毒之物，必藉阳气而为鼓舞，得春升之令，而浮游水面，非信而何？散子必入淡水，既生

----

① 炱（tái，音抬）：烟尘。

必归巨海，非智而何？得咸则肥，得淡则瘦，所以淡水中者其毒渐解，而不致伤人之甚也。以其味美，人争食之，春初最为贵品，其腹腴呼为西施乳。南人有云：凡鱼之无鳞无腮，无胆有声，目能瞬者，皆有毒。河豚目能开阖，触之则曳曳有声，嗔怒则腹胀如球，浮起水面，故人得以取之。其毒入肝助火，莫有甚于此者。患痈疽脚气人，切不可食，助湿发毒动风，其患最速。惟取其子，同蜈蚣烧研，香油调搽疥癣有效。抉其目，拌轻粉埋地中化水，拔妇人脚上鸡眼疮，可以脱根。

江豚 咸腥，无毒。

【发明】江豚形如水牛，藏器虽有飞尸蛊毒瘴疟之治，从未见有用之者。以之熬油点灯，照樗蒲则明，读书纺织即暗，俗言懒妇所化也。

比目鱼 甘平，无毒。

【发明】比目形如箬叶，故俗以是称之。《尔雅》所谓东方有比目者是也。鱼各一目，相并而游，今吴中昆山最多。孟诜虽有补中益气之说，而多食动气，亦是助湿生热之故，此必溺于伉俪者之所化也。

鲛鱼一名沙鱼 甘咸平，无毒。

【发明】鲛鱼生南海，背皮粗错，可饰刀靶。其肉作脍补五脏，皮治尸疰蛊毒，烧灰解鲦鳊鱼毒。

乌贼骨即乌鲗骨，俗名海螵蛸 咸微温无毒。

【发明】乌鲗骨，厥阴血分之药，兼入少阴。其味咸而走血，故治血枯血瘕，经闭崩带，阴蚀肿痛，丈夫阴肿，下痢疳疾，厥阴本药也。寒热疟疾，聋瘿，少腹痛阴痛，厥阴经病也。目翳流泪，厥阴窍病也。厥阴为藏血之室，少阴为隐曲之地，故诸血病、阴病皆治之。按《素问》云：有病胸胁支满，妨于食，病至则先闻腥臊臭，出清液，吐血，四肢清，目眩，时时前后血，病名曰血枯。得之年少时，有所大脱血，或醉入房中，气竭肝伤，月事衰少不来，治之以四乌鲗骨一藘茹为末，丸以雀卵，大如小豆，每服五丸，饮之鲍鱼汁，所以利肠中及伤肝也。观此入厥阴血分可知。

鲍鱼 辛臭温，无毒。

【发明】鲍鱼腥秽，可淡曝，而不可着盐，干则形如块肉，专取腥秽，以涤一切瘀积，同气相感也。入肝散血，煮汁送四乌鲗骨一藘茹丸，治女子血枯经闭，《内经》用以疗伤肝利肠，而不伤伐元气，惜乎世罕用之。今庖人用以煮肉，则脂沫尽解，涤除垢腻之验也。秦始皇死沙丘，会暑尸腐，令辒①车载鲍鱼，以乱其臭。始皇本吕不韦萌蘖，溷厕宫帏，非取其涤除遗臭之义欤？

海马 甘温，无毒。

【发明】海马雌雄成对，其性温暖，有交感之义。故孕妇带之于身，临时煅末服之，并手握之云易产。又阳虚多用之，可代蛤蚧之功也。

鰕俗作虾 甘温，小毒。虾无须腹下通黑色者，食之伤人。

【发明】虾性跳跃，生青熟赤，风火之象。生捣敷小儿赤白游风，绞汁入药，托肿吐风痰，皆取风能胜湿也。制药壮阳，取热能助火也。白者下乳汁，专入气分也。

介　部

龟版《本经》名曰神屋　咸甘平，小毒。入药取腹去背，酒浸酥炙，或熬胶用。色黑产水中者为水龟，其色黄出山中者为秦龟，秦龟不入补肾药。一种呷蛇龟腹折，见蛇则呷而食之，其性最毒，不可误用。方书皆用灼过败龟之版，取其用过，无关生命

---

① 辒（wēn，音温）：古代的一种卧车，也用作丧车。

也。世以自死龟壳为败，既死精气已脱，取用何益？误服反受其毒，以其为蛇虺所伤也。今药肆所卖龟胶，每以鹿角胶脚冲入，则易凝结，亦有以黄明胶和入者。凡制胶须去背甲，以净腹版，水浸去外衣，则胶无腥浊之气。

《本经》主漏下赤白，破癥瘕痎疟，五痔阴蚀，湿痹，四肢重弱，小儿囟不合。

【发明】龟禀北方之气而生，乃阴中至阴之物，专行任脉，上通心气，下通肾经，故能补阴治血治劳。大凡滋阴降火之药，多寒凉损胃，惟龟版炙灰则益大肠，止泄泻，故漏下赤白，亦能疗之。其治小儿囟不合，专取滋水坚骨之功，皆龟之所主。其破癥瘕痎疟，五痔阴蚀，湿痹重着，皆秦龟之功用，以能入脾经，治风湿也。时珍云：龟鹿灵而寿，龟首常藏向腹，能通任脉，故取其腹，以补心、补肾、补血，皆养阴也。鹿鼻常反向尾，能通督脉，故取其角，以补命门、补精、补气，皆养阳气。观龟版所主之病，皆属阴虚精弱，腰脚酸痿，可心解矣。烧灰酒服，治痘疮。又合鹿角灰等分，入四物汤服，治血崩。炙末酒服，主风痹脚弱。烧灰敷小儿头疮，妇人阴疮，鳝鱼血调涂流水湿疮。但胃虚少食，大便不实，及妊娠禁用，以其无阳生之力耳。

胆汁，苦寒，治痘后目肿，经月不开，取汁点之良。

溺，滴耳治聋，点舌下治大人中风舌喑，小儿惊风不语，摩胸背治龟胸龟背。欲取其溺，以猪鬃刺其鼻即出。

玳瑁即瑇瑁　甘寒，无毒。入药生者良。

【发明】玳瑁入心主血，有解毒解热之功，故苏颂以之磨汁服解蛊毒；《日华》破癥结，消痈毒，止惊痫；士良疗心风，解烦热，行血气，利大小肠；时珍治伤寒热结狂言。解毒清热之功，等于犀角，同犀角解痘毒。痘疮黑陷，乃心热血凝，用生犀、玳瑁磨汁，入猪心血少许，紫草汤调服，则热解血和，而陷痘起矣。但虚寒而陷者勿用。

鳖甲一名上甲　咸平，无毒。九肋七肋者佳，以其得阳数也。然多有摘去下肋，伪充七肋者，亦有半边只肋，半边双肋者。此团鱼与鳖交合而生，不若纯只肋者为优。醋煅酥炙，各随本方。治疟母，淋灰汤煮糜如饴用。龟用大者力胜，鳖用小者力优。妊妇勿食鳖肉，与苋菜鸭卵合食尤忌。

《本经》主心腹癥瘕，坚积寒热，去痞息肉，阴蚀痔核恶肉。

【发明】鳖色青，入厥阴肝经及冲脉，为阴中之阳，阳奇阴偶，故取只肋为肝经之向导。其所主者，痎疟疟母，虚劳寒热，癥瘕痞疾，经水阴疮，不出《本经》主治也。凡骨蒸劳热自汗皆用之，为其能滋肝经之火也。与鳖甲同类，并主阴经血分之病。龟用腹，腹属肾，鳖用肋，肋属肝，然究竟是削肝之剂，非补肝药也。妊妇忌用，以其能伐肝破血也。肝虚无热禁之。煅灰研极细末，疗汤火伤，皮绽肉烂者并效，干则麻油调敷，湿则干掺，其痛立止。其解火毒，疗骨蒸，杀瘵虫之功，可默悟矣。鳖头烧灰酒服，疗小儿脱肛，妇人阴脱下坠，取其善缩之性也。生血涂尤效。

沈圣符曰：食品中惟鳖最为叵测，其间多有大毒，不减河豚者。如三足两头，人所共弃；项强腹赤，毒可伤人。予邻余子坦，曾见蛇盘屡跌而成鳖者。四生之中，物物皆有变化，无足异也。且有鳖宝生鳖腹中之说，说者以为诞妄，姑置罔闻。近日枫江吴氏买一鳖，烹之辄作人言，其家以为怪也。添火烹之，剖腹果得一物，约长三寸，须眉宛然。圣符邀予往看，验其鳖形，背高耸起，稍异寻常。圣符属笔命记，以为嗜味伤生之警。

鼋甲　甘平，无毒。

【发明】鼋甲炙黄酒浸，治瘰疬杀虫，逐风恶疮，痔瘘风顽疥疮，功同鳖甲。但鳖走肝，而鼋走脾，故其主治稍有不同。

蟹　咸寒，小毒。未被霜者有毒，多食腹痛泄泻，生姜紫苏，豉汁芦根汁，并可解之。其性喜入蛇穴，得其毒则骤长，故重一斤以上者，误食杀人。又两目相向，足斑目赤者，大毒不可食。

《本经》主胸中邪气热结痛，㖞僻面肿，能败漆，烧之致鼠。

【发明】蟹之外骨内肉，生青熟赤，阴包阳象无疑，性专破血，故能续断绝筋骨。《本经》主胸中邪气热结痛，㖞僻面肿，皆是瘀血为患。性能败漆，今人生捣治漆疮，涂火烫，皆取散血之意。《日华》治筋骨折伤，生捣罨之。藏器云：能续断筋，去壳用黄，捣烂微炒，纳入疮中，筋即连也。可知其功不独散，而能和血矣。凡物之赤者皆热，惟蟹与柿性寒，所以二物不宜同食，令人泄泻发癥瘕。妊娠忌食，以其性专逆水横行也。其爪为催生下死胎胞衣专药，《千金》神造汤治于死腹中，并双胎一死一生，服之令死者出，生者安，神验方也。但以一边运动，一边沉着者，即是无疑。方用蟹爪一升，甘草一尺，东流水一斗，以苇薪煮至二升，去滓，入真阿胶二两，令烊顿服，或分二服。若人困不能服，灌入即活。取蟹之散血，而爪触之即脱也。然必生脱者，连足用之。丹方治蓄血发黄，胸胁结痛而不浮肿者，蟹壳煅存性，黑糖调，无灰酒下三钱，不过数服效。若浮肿者为气病，无藉于蟹之散血也。妇人乳痈硬肿，蟹壳灰一服即散。又以涂朱烧烟辟臭虫，熏之即死，则杀虫之功，从可知矣。

蟹之相类多种，如蟳蟊①拥剑不常见外，其蟛蜞②蟛蚏③，春时甚多。蟛蜞螯光无毒，可醯④而食；蟛蚏螯毛有毒，误食令

---

① 蟳蟊（qiú móu，音求谋）：即梭子蟹。
② 蟛蜞（péng qí，音朋其）：螃蟹的一种。
③ 蟛蚏（péng yuè，音朋月）：一种小螃蟹。
④ 醯（xī，音西）：醋。

人吐下。又有一种生沙穴中，见人则避者，沙狗也。时珍虽言不可食，今海错中用之，非蟛蜞之可比也。

鲎 辛咸平，微毒。

【发明】鲎善候风，外壳内肉，与蟹无异。其血苍色，其肉松脆，亦如蟹脐，能散肝肾结血。故产后痢不止，及肠风泻血，崩中带下，用尾烧灰，米饮服即止。《圣惠方》治积年咳嗽，呀呷作声，用鲎鱼壳半两，贝母、桔梗，入牙皂末少许，蜜丸噙一丸咽汁，服三丸，即吐出恶涎而瘥。

牡蛎 咸平微寒，无毒。煅赤用左顾者良。

《本经》主伤寒寒热，温疟洒洒，惊恚怒气，除拘缓鼠瘘，女子带下赤白。

【发明】牡蛎入足少阴，为软坚之剂。以柴胡引之，去胁下痛；以茶引之，消项上结核；以大黄引之，消股间肿；以地黄引之，益精收涩止小便，肾经血分药也。《本经》治伤寒寒热，温疟洒洒，是指伤寒发汗后，寒热不止而言，非正发汗药也。仲景少阳病犯本，有柴胡龙骨牡蛎汤；《金匮》百合病变渴，有瓜蒌牡蛎散。用牡蛎以散内结之热，即温疟之热从内蕴；惊恚之怒气上逆，亦宜咸寒降泄为务。其拘缓鼠瘘，带下赤白，总由痰积内滞，端不出软坚散结之治耳。今人以牡蛎涩精，而治房劳精滑，则虑其咸降；治亢阳精伤，又恐其敛涩。惟伤寒亡阳汗脱，温粉之法最妙。其肉糟制，即蛎黄酱也。

蚌 肉甘寒，壳咸寒，无毒。

【发明】蚌与蛤皆水产，而蛤则生咸水，色白入肺，故有软坚积，化顽痰之功。蚌生淡水，色苍入肝，故有清热行湿，治雀目夜盲之力，盖雀目则肝肾之病也。初生小儿哑惊，活蚌水磨墨，滴入口中，少顷下黑粪而愈。生蚌炙水，治汤火伤甚效。古方用方诸水，清神定魄，以大蚌向月取水是也。

真珠 咸甘寒，无毒。

【发明】珍珠入手、足厥阴二经，故能安魂定神，明目退翳，解痘疔疮，及痘疮入眼。治耳暴聋出水，研细末吹之，待其干脱自愈。煅灰入长肉药，及汤火伤，敷之最妙。然不可着水，着水则反烂肉。

石决明 一名珍珠母　咸平，无毒。九孔者佳。面裹煨熟，水飞用。反云母。

【发明】石决明味咸软坚，入肝、肾二经，为磨翳消障之专药。又治风热入肝，烦扰不寐，游魂无定。《本事方》珍珠母丸，与龙齿同用，取散肝经之积热，须与养血药同用。不宜久服，令人寒中，非其性寒，乃消乏过当耳。

文蛤 咸平微寒，无毒。即蛤蜊之壳厚口光，有紫斑纹者。用酸浆水，或醋煮半日许，捣粉用。

《本经》主恶疮，蚀五痔。

【发明】文蛤咸寒，走足少阴经，为润下之味，故能止渴，利小便。《别录》治咳逆胸痹，腰痛胁急，鼠瘘崩中，即《本经》主恶疮蚀五痔之义，取咸能软坚入血分也。仲景伤寒太阳病，用水却益烦，意欲饮水，反不渴者，及《金匮》渴欲饮水不止，并用文蛤散。其治反胃吐后，渴欲饮水而贪饮者，则有文蛤汤，总取咸寒涤饮之义。

蛤蜊 咸寒，无毒。紫口者良。

【发明】大都咸寒之物，皆能清热，开胃止渴。其壳煅赤杵粉，能清肺热，滋肾燥，降痰清火，止咳定喘，消坚癖，散瘿瘤，无不宜之。炒阿胶、鳔胶用之，以其味咸，能发滞性也。单方治乳痈，每三钱入皂角刺末半钱，温酒调服。治肺痈，一味童便煅研，甘桔汤日进三服，屡验。然须冬时取瓜蒌实，和穣子同捣，仍入壳中，悬当风处阴干，以供一岁之用，否则难于取应也。

蛏 甘平，无毒。

【发明】蛏生江湖中，与蚌蛤相类，闽人以田种之，谓之蛏田。其肉可为淡干，肠鼻糟之，以充海错，妇人产后虚热宜之。

魁蛤壳俗名蚶子，即瓦垄子　肉甘平，壳咸平，无毒。

【发明】蚶肉仅供食品，虽有温中健胃之功，方药曾未之及。其壳煅灰，则有消血块，散痰积，治积年胃脘瘀血疼痛之功。与鳖甲、䗪虫，同为消痞母之味。独用醋丸，则消胃脘痰积。观制蚶饼者，以蚶壳灰泡汤，搜糯粉，则发松异常，软坚之力可知。

车螯一名蜃　咸冷，无毒。

【发明】车螯是海中大蛤，以其吐气成楼，故名曰蜃。所谓雀入淮为蛤，雉入海为蜃者是也。其肉解酒毒、消渴。壳治疮肿痈毒，烧赤醋淬为末，同甘草等分酒服，并以醋调敷之，《日华》法也。

贝子　咸平，小毒。烧赤捣细如面，以清酒淘过用。白者入气分，紫者入血分，花者兼入血气。

《本经》主目翳，五癃，利水道，鬼疰虫毒，腹痛下血。

【发明】贝生南海，云南极多，土人用为钱货交易。因其味咸软坚，故《本经》专主目翳。其治五癃等病，取咸润走血之力，《千金》脚气丸中用之，专取咸能破坚之意。虽数十年之疾，靡不克效，以其透入骨空，搜逐湿淫之气，和诸药蒸蒸作汗，次第而解之。古方点目用贝子粉，入龙脑少许，有息肉，加珍珠末吹点，亦入老翳诸方。紫贝治小儿斑疹、目翳，今人用以砑纸，谓之砑蠃。大者曰珂，亦名马珂螺，治目消翳，去筋膜胬肉，与贝子相类，分紫白煅灰用之。

石蜐一名龟脚　甘咸，无毒。

【发明】石蜐生东南海中石上，蚌蛤之属，形如龟脚，壳似蟹螯，与吐铁①等同为海错，而此稍逊。然其有利小便之功，吐铁不如也。

淡菜 甘温，无毒。

【发明】淡菜生咸水而味不沾咸，为消瘿之善药，兼补阴虚劳伤，精血衰少，及妇人带下，理腰脚气。不宜多食，久食令人阳痿不起，及脱人发。一切海中苔菜皆然，不独淡菜也。

海蠃②厣③名甲香　咸平，无毒。

【发明】海蠃肉甘寒，食之能止心痛。生螺汁洗眼止痛，经二三十年者辄应，入黄连末点之尤良。厣性闭藏，能敛香气，经月不散，独烧则臭，与沉麝诸香，及诸花和蜡煎成者曰甲煎，可作口脂，《千金方》用之，唐·李义山诗所谓沉香甲煎为庭燎者是也。其壳五色璀璨，为钿最精，烧过点眼，能消宿翳，惜乎专目科者罕知。

田螺即螺蛳　甘寒，无毒。

【发明】螺、蚌、蛤、蟹、龟、鳖之类，皆外刚内柔，禀离火之象。虽居泥水而性寒，治火热之毒最捷。用珍珠黄连，嵌入良久，取汁注目中，止热壅目痛。生捣绞汁，和无灰酒饮，治黄疸小便不利。田中大螺，去厣入冰片少许，埋土中一伏时，化水疗痔疮。又捣烂和麝香贴脐上，引湿热下行，治噤口痢。土墙上烂壳烧灰，敷痘疮及臁疮湿毒。生田中者，得土气多而形大；生水中者，得水气多而形小。其治水肿黄疸，目赤肿痛，痔肿脱肛，消渴解酒之功则一。产徽州溪涧中者，其肉青碧可爱，土人取肉焙干，以充方物。但性冷利，人过食，令人腹痛泄泻，急磨木香酒解之。

---

① 铁（tiě，音铁）：吐铁：似指泥螺。

② 蠃：通"螺"。

③ 厣：（yǎn，音演）：螺类介壳口圆片状的盖。

寄居虫　甘温，无毒。

【发明】藏器曰：寄居虫在螺壳间，非螺也。候螺蛤开，即自出入，螺蛤欲合，已还壳中，海族多被其寄。南海一种，似蜘蛛，入螺中负壳而行，触之即缩入螺，火炙乃出。妇人难产，以七枚捣酒服之，或临产两手各握一枚，与相思子无异。弘景云：食之益颜色，美心志，惜乎一时不易得也。

郎君子即相思子

【发明】相思子状如螺中之子，大如小豆，藏箧笥积岁犹活，置醋中即盘旋不已。妇人难产，手把之便生，屡验。

禽　部

鹤顶　辛温，大毒。

【发明】鹤食蛇虺而顶血大毒，力能杀人，人之欲求自尽者，服之即毙。而《嘉祐》又以鹤血益气力，补虚乏，去风益肺，恐未必然。肫中砂石子磨水服，能解蛊毒。

鹳骨　甘寒、毒。

【发明】鹳骨治尸疰，喉痹，蛇虺伤，专用其毒，以攻伏匿之毒也。嘴及脚骨尤良。卵能预解痘毒，水煮一枚，与儿啖之，令不出痘，或出亦稀，与鹤卵同功。

秃鹫即鹙鸧　咸寒，无毒。

【发明】秃鹫好啖鱼蛇及鸟雏，故治痞积有鹙鸧丸，用之为君，治食鱼鳖成瘕者尤效。其骨酥炙，和南硼砂吹喉治骨鲠，忍之须臾，轻轻咯之，骨与痰涎俱出。

鹈鹕即淘鹅　咸温滑，无毒。

【发明】淘鹅油性走，能引诸药透入病所拔毒，故治聋、痹、肿、毒诸病。其舌治疔疮，取入心拔毒外出也。

鹅　白者甘平无毒，苍者有毒，嫩者尤劣。

【发明】鹅气味俱厚，发风发疮，莫此为甚。《别录》谓其性凉利五脏，是指苍者而言；韩氏谓其疏风，是言白者之性耳。昔人治疠风方中，取纯白鹅通身之毛，及嘴足之皮与肫肝内皮，同固济，煅灰存性，和风药用之，为风药之向导也。然不可遗失一处，其处即不能愈。又不可用杂色者。若有一处色苍，风愈之后，其处肌肤色黑。此与蛇发风毒、白花蛇善解风毒之义不殊。白鹅脂，祛风润燥，解礜石毒。血能涌吐胃中瘀结，开血膈吐逆。食不得入，乘热恣饮，即能呕出病根，以血引血，同气相求之验也。中射工毒者饮之，并涂其身即解，以其能食此虫也。尾臎①，内耳中，治聋及聤耳，取以达三焦之气也。涎，治误吞稻芒，亦物性之相制耳。白鹅屎，绞汁，治小儿鹅口疮。苍鹅屎敷虫蛇咬毒。

雁 甘温，无毒。

《本经》主风挛拘急偏枯，血气不通利。

【发明】雁为信鸟，岂宜食之？故道家谓之天厌，性善通利血气。风挛拘急偏枯，取肉炙熟贴之。昔黄帝制指南，于雁胫骨空中制针，取其能定南北也。但觅之不易，今人于鲤鱼脑中制之，以其性专伏土，定而不移，可定水土之方向也。

鹜即家鸭 甘温，无毒。嫩者有毒，老者无毒。

【发明】鹜之逼火而生，唼②水而长，未出卵时，先得火气，故不惮冰雪，偏喜淫雨，而尾臎膻浊最甚。故群雌一被其气，皆得生化之机，不待鹳尾之遍也。温中补虚，扶阳利水，是其本性。男子阳气不振者，食之最宜。患水肿人，用之最妥。黑嘴白毛者，治肠胃久虚，葛可久白凤膏用之，取金水相生之义。绿头老鸭，治阳水暴肿，《外台》鸭头丸用之，取通调水道之义。白

---

① 臎（cuì，音脆）：鸟尾部的肉。

② 唼（shà，音纱）：鱼、水鸟等呷食。

鸭生血，能补血解毒，劳伤吐血，冲热酒调服，屡效。中射工溪毒，及野葛、砒霜毒，灌之即解。误吞金银入腹，乘热顿饮数升，其金即下。诸鸭涎治谷麦芒入喉，及小儿痉风反张，滴之即消。卵能闭气，以混沌未分，塞人聪慧，诸病忌食，而滞下尤禁。白鸭通杀石药毒，凡服药过剂，昏迷眩晕者，取白鸭通一合，汤渍澄清，服之即解，勿以其秽而弃诸。

凫即野鸭　甘平，无毒。

【发明】凫逐群飞，夏藏冬见，与鸿雁不异。其在九月以后，立春以前，味极甘美，病人食之，全胜家鸭。以其肥而不脂，美而易化，故滞下泄泻，喘咳上气，虚劳失血，及产后病后，无不宜之。虽有安中利水之功，而方药曾未之及。孟诜除十一种虫等治，未能深信。《摘玄方》解挑生蛊毒，取生凫血热饮探吐。于此可悟生鹅血，可吐胸腹诸虫血积。总以血引血，同气相应之力耳。

鸡　甘平，小毒。诸鸡有五色者，黑鸡白首者，六指者，死足不伸者，并不可食。

【发明】鸡属巽而动风，外应乎木，内通乎肝，得阳气之最早，故先寅而鸣，鸣必鼓翅，火动生风之象，风火易动而易散。人之阳事不力者，不宜食鸡，是以昔人有利妇人不利男子之说。而东南之人，肝气易动，动则生火生痰，病邪得之，为有助也。北方阳气潜伏，最宜发越。病邪得之，便能作汗，以其能助肝气也。姑以物性之常变言之，诸鸡中惟乌骨白丝毛者最良。巽象变坎，得水木之精气，肝肾血分病宜之。乌骨鸡丸治经癸胎产虚热诸病，以其峻补肝血也。今人治贼风痛痹，专取五爪乌骨雄鸡，置病人痛处，任其鸣啄，少顷其痛自止。鸡之五爪者有毒，此专取其毒，以引其毒外泄也。丹雄鸡，治女人崩中漏下赤白沃，通神明，杀恶毒，辟不祥。中恶魔魅，以血灌鼻即苏；中风口眼㖞斜，乘热涂患处即正。鸡冠血，和酒酿调鲮①鲤甲末，治痘疮肝热毒盛，而变青干紫黑陷伏。黄雌鸡，治产后虚羸，煮汁煎药最宜。黑雌鸡，治妊娠胎息不安。泰和老鸡，内托小儿痘疮。近世治产后虚羸寒热，亦取用之，以其能助肝经生气也。雄鸡肝，取不落水者，研烂和蜂蜡酒酿炖熟，治小儿疳积坏眼，日服无间，瞖尽为度。鸡肫胵，俗名鸡内金，治食积腹满，反胃泄利，及眼目障瞖。鸡卵，治伤寒发狂，咳嗽失音，并生食之。以鸡卵略敲损，勿令清漏，浸尿中，冬三夏一日，取煮食之，治哮喘风痰。鸡子清，治伏热目赤喉痛。鸡子黄，治产后胞衣不下，并用生者。又以煮熟去白取黄，同乱发香油熬化，涂婴孩胎毒热疮。抱出卵壳，研细为末，去目中障瞖。烧灰蜜调，涂婴儿头身诸疮。卵壳中白皮，同麻黄、紫菀，治久咳气结。瘕鸡子，乃不孵②之卵，取以同犬屎敷肿疡，其痛立止，《千金方》也。鸡屎白为散，无灰酒下一钱匕，治蛊胀腹满，《内经》鸡屎醴也。溏屎和石灰末涂疔肿，半日许即能拔出。

雉即野鸡　甘酸温，小毒。

【发明】《埤雅》云：蛇交雉则生蜃，蜃为雉入大水所化，推其变化之源，必由异气所感。《水经》云：蛇雉遗卵于地而为蛟，其卵遇雷则入地，不遇雷则仍为雉。于此可悟，其化蜃总由灵蛇之性未泯，不得山灵之气遂其飞腾，则得沧溟之气恣其吞吐，是与虹霓奚择哉？《别录》言：其补中益气力，止泄痢，除蚁瘘，此指寻常之雉而言。《千金》以之治蚁瘘，因其喜于食蚁，乃用以制之也。《周礼》庖人供六禽，雉是其一，亦食品之贵。然有毒不可常食，有病人尤非所宜，而春夏不可食者，以其食虫蚁也。时珍曰：雉属离火，鸡属巽木，故煮鸡则冠变，煮雉

---

① 鲮：原作"陵"，通"鲮"。

② 孵：原作"孚"，通"孵"，据文义改。

卷之四

则冠红。火性暴烈，发痔发疮。与家鸡子同食，令人发疰，周身
疼痛，为患种种，恶得谓之无毒乎！

乌鸦 酸甘平，无毒。种类有四：小而纯黑者为乌，大嘴而
腹下白者为鸦，并入药用。其项白而大者为燕乌，嘴赤而小者为
山乌，皆不入药。

【发明】慈乌反哺，性禀孝慈，《嘉祐》虽有补劳治瘦之功，
骨蒸羸弱咳嗽之治，然血肉之中，岂无他味，而忍伤孝慈之物
哉？乌鸦嘴大，贪戾伤生，时珍取治暗风痫疾，劳伤吐血，咳嗽
杀虫等病，专取搜逐风毒之用，与慈乌之调补虚羸，各有仁慈、
刚暴之用，奚啻天渊！

鹊鹊重巢 甘寒，无毒。

【发明】鹊性灵慧，能知吉凶，观其营巢开户，必背太岁而
向太乙，非鹈鸠之可比。《别录》用之，为下石淋专药，以其鸣
必掉尾，取其周身之气，悉向下通也。藏器有云：烧灰淋汁饮
之，令人淋石自下。苏颂言：妇人不可食，以其相视而通，音感
而孕也。其脑烧之，入酒同饮，令人相思。苏颂之说，得非缘
此？

鹊重巢，《日华》取多年者烧之，疗癫狂鬼魅及蛊毒，亦敷
瘘疮。《千金》治妇人难产，取多年生育相安之义。

鹧鸪 甘温，小毒。

【发明】此物食乌头、半夏苗，好啖此者，多发咽喉头脑肿
痛，甘草生姜，并可解之。《唐本》言：鹧鸪治岭南野葛、菌
子、生金毒，及温疟久病欲死者，合毛熬，酒渍服之，或生捣汁
服，最良。《日华》云：酒服，主蛊气欲死。孟诜云：能利五
脏，益心力，令人聪明。

鹑 甘平，无毒。

【发明】鹑主腹大如鼓，解热结，疗小儿疳。按：鹑乃蛙
化，气性相同，蛙与蛤蟆，皆解热结，治疳利水消肿，则鹑之消

臌胀，盖亦同功，食后下如鹅脂，数次即愈。

鸽 咸平，无毒。

【发明】鸽之品类颇多，惟白者入药，能解诸药毒。久患虚羸者，食之有益，调精益气。治恶疮疥癣风疮，白癜风，瘰疬疡风，煮熟酒服，无不宜之。鸽卵能稀痘，其矢气嗅之，能杀瘵虫，虚劳家咸多嗅之。

莺即黄鹂，《月令》名仓庚 甘温，无毒。

【发明】此鸟感春阳先鸣，故能补益阳气。食之令人不妒，以阳和之气，能胜阴毒也。按：《阳燮止妒论》云：梁武帝郄后性妒，或言仓庚为膳疗治，遂令食之，妒果减半。

雀卵 甘温，无毒。服术人忌食。

【发明】雀属阳而性淫，故能强壮阳事，火衰阴痿精寒者最宜，阴虚火盛者禁用。雀卵治血枯，《素问》有四乌鲗骨一藘茹丸，用之最妙。如无雀卵，生雀肝代之。头血主雀盲，脑用绵裹塞耳治聋。雄雀屎名白丁香，去目中翳膜，及面上皯黑，但取直者即雄，与猳鼠粪无异，入药有效。

伏翼即蝙蝠，屎名夜明砂 咸平，无毒。伏翼煅灰用，夜明砂淘净焙用。

《本经》主目瞑痒痛，明目，夜视有精光。其屎治面痈肿，皮肤洗洗时痛，腹中血气，破寒热积聚，除惊悸。

【发明】《本经》治目瞑痒痛用伏翼，近世目科，惟用夜明砂，鲜有用伏翼者，要皆厥阴肝经血分药也。其伏翼屎，能破结血消积，故目翳盲障，疟魃淋带，瘰疬痈疽皆用之。然蝙蝠食之，大能利人，稍虚者不可轻用。

五灵脂即寒号虫矢，又名鹖鴠 苦酸寒，小毒。研细酒飞，去砂石晒干。生用则破血，炒用则和血。

【发明】鹖鴠，候时鸟也。晋地有之，春夏羽仪丰盛，冬时裸形，昼夜哀鸣，故杨氏《丹铅录》谓之寒号虫，屎名五灵脂，谓状如凝脂，而受五行之灵气也。其气腥秽，其味苦酸，大伤胃气。《纲目》言：其甘温，恐非正论。虽有治目翳、中脘疼痛之功，惟藜藿庶可应用，终非膏粱所宜。同蒲黄名失笑散，治一切心胸腹胁少腹诸痛，及产后结血血崩，目中生翳，往来不定。其性入肝，散血最速，但性极膻恶，脾胃虚者，不能胜其气也。

斑鸠 甘平，无毒。

【发明】斑鸠补肾，故能明目，治虚损益气，食之令人不噎。目科斑鸠丸、锦鸠丸用之，取气血为引导，以助补肾明目之功也。

伯劳 平，有毒。

【发明】方药未有用者，其毛治小儿继病，俗作魅病，取毛带之。继病者，母有娠乳儿，儿病如疟痢，他日相继腹大，或瘥或发，他人有娠相近，亦能相继也。北人未识此病。

鸲鹆俗名八哥 甘平，无毒。

【发明】鸲鹆目和乳汁滴目，令人目明，能见霄外之物，甚言明目之效耳。肉治噎逆，及五痔止血，并炙熟食之。

啄木鸟 甘酸平，无毒。形色与画眉鸟相似，但头顶有红毛一片，嘴与爪皆坚锐如铁，故能啄木取蠹，不可不辨。

【发明】啄木性专杀蠹，故能治人脏腑积蠹之患，时珍治劳瘵痫痿，皆取制虫之义。烧灰存性，治痔漏虫管，纳孔中不过二三次愈。丹方治噎膈，诸药不效，以之熬膏，入麝香一钱匕，昼夜六时嗅之，膈塞自开。盖噎膈多有因郁积所致，以其善开木郁之邪也。

鸬鹚即水老鸦 酸咸温，微毒。或云咸寒，误。

【发明】鸬鹚性寒①利水，能治腹大如鼓，体寒者，以鸬鹚烧存性为末，米饮服之。其骨煅灰，蜜调绵裹，治鱼骨鲠，与白

①　寒：据文义应改为"温"，上文言性温，下文又言治体寒。

鹭骨同功，嘴骨尤效。

鸬鹚屎，多在石上，色紫如花，就石刮取，名蜀水花。能去面上黚黑魇痣，灭瘢疵及汤火疮痕，和猪脂敷疔疮。

鹰屎白　微寒，无毒。

《本经》主伤挞灭瘢。

【发明】虎啸则风生于地，鹰扬则风动于天，具体虽殊，机应则一。鹰具雄健之翮，不能长恃无虞，至秋火伏金生，令行改革，劲翮渐脱，弱翎未振，即有雄风，未遂奋扬，是以众鸟侮之，《月令》所谓鹰乃祭鸟是也。古圣触物致思，专取鹰之屎白，灭伤挞痕，虽取秽恶涤渍，实取其翮之善脱也。后人推而广之，用以涤除目中宿翳，吹点药中，咸取用之。其屎中化未尽之毛，谓之鹰条，入阴丹、阳丹，不特取其翮之善脱，以治难脱之病。并取其屎中未化之羽，以消目中未脱之翳。颖脱之妙用，崇古未宣。因显示后起，毋失《本经》取用之义。

雕　温，小毒。

【发明】鹰、鹗、雕骨，皆能接骨，以鸷鸟之力在骨，故以骨治骨，从其类也。折伤断骨，烧灰每服二钱，酒下，在上食后，在下食前，骨即接如初。但在三日内者易治，三日外则难治，以气血凝滞，不能合辙也。

鸥　咸平，小毒。

【发明】鸥头治头风目眩，颠倒痫疾。《千金》治头风眩转，面上游风，有鸥头酒；《圣惠》治旋风眩冒，有鸥头丸，总取旋风健搏之力。

鸱　甘温，小毒。

【发明】鸱治风痫噎食，取初生无毛者一对，黄泥固济，煅存性为末，每服一匙，温酒服之。头主痘疮黑陷，用腊月者烧灰，酒服之当起。

鸱鸺俗呼猫头鹰　酸微咸，小毒。

【发明】鸱鸺，不祥之物，古方罕用。近世治传尸劳瘵，专取阴毒之味，以杀阴毒之虫也。方用鸱鸺酒煮焙干，同大鳗鲡七条，摊薄荷上蒸烂，和薯蓣一斤，捣焙，细末为丸，空腹酒下三钱，功用与獭肝仿佛。方士用以昏夜露煮，以聚鬼魅。是以至阴之味，诱至阴之物也。

鸩 大毒。

【发明】鸩产蛊毒瘴疠之乡，中毒最烈，非宿槟榔，不能自安，以其无枝，人莫能捕也。人欲求自尽者，以翅羽调酒服之立毙，与鹤顶之毒无异。《别录》云：鸩喙杀蝮蛇毒。时珍言：蝮蛇中人，刮末涂之即愈。如极恶之人，有以用之，未尝不解危救急也。

兽　部

猪 甘平，无毒。同驴、马肉食之，令人霍乱。同羊肝食之，令人心闷。与生胡荽同食，伤人脐。

【发明】猪属水兽，性懒善淫，饱食无所用力，周身脂膏不流，故人食之，助湿生痰，莫此为甚，而肥盛之人，尤非所宜。一种蹄甲白者，有金水相生之象，稍异寻常，盐渍风干，制为南腿，有补养脾肾之能，病人食之，略无妨碍，良非鲜者之比。丹溪云：猪肉补阳，阴虚者切宜少食。盖肉性入胃，便作湿热生痰，痰生则气不降，而诸证作矣，故痰嗽家最忌。然肺燥干咳，及火嗽痰结者，食之痰即易出，其嗽便止。但不宜过咸耳，当知助湿生痰。惟中间膘脂一层，专助脾湿。若皮则走肺益气，精者补肝益血，但嫌难克脂熔化。其汁则全是膘脂熔化，食之渗入经络，故东垣言之颇详。《千金》治打伤青肿，炙精猪肉拓之。小儿火丹，生猪肉切片贴之。漆疮作痒，宜啖猪肉，并以猪脂涂之。男女阴蚀，肥猪肉煮汁洗之，不过三十斤瘥。山行石蛭着人足，则穿肌入肉，但以腊脂膏，和盐涂足胫趾，即不着人也。《急救方》治竹木刺入肉，以多年熏肉，切片包裹即出。其肾性坚难化，且藏淫火，最不益人。而治肾虚腰痛，猪肾切开，入人参末一钱，湿纸裹煨，每日空心嚼一枚，或入青娥丸中煮食并效。其治水胀，用猪肚丸，便血用脏连丸，皆用以为引药入病处耳。心血治惊风癫痫，盖以心归心，以血导血之意，得冰片入心经也。卒中恶死，尾血灌之，取其动而不息之意，并缚豚枕之即活。蛇入人孔，割母猪尾血，滴入即出。用肝者，肝主藏血，血病用为向导，故脱肛、肝虚、雀目用之。胜即三焦，能涤除肾脏邪毒垢腻，故同胡黄连等药，治霉疮最捷。用胆者，取其泻肝胆之火，故仲景白通汤用为向导。盖寒能胜热，滑能润燥，苦能入心也。伤寒热邪燥结，有猪胆导法。又胆汁和香油等分，亦治霉疮结毒，清晨连服七日，大便下泄邪毒最捷；未尽，停七日更服，七日余邪自尽，屡验。尿脬，治产妇伤膀胱，急用上好人参一两，入脬中煮食，日日服之。稍或迟延，气血衰冷，不可疗矣。齿治惊痫，乳能断酒，《千金方》用之。其肤者，皮上白膏是也。取其咸寒入肾，用以调阴散热。故仲景治少阴病下利咽痛，胸满心烦，有猪肤汤。予尝用之，其效最捷。豚卵，治阴茎中疼，惊痫鬼气蛊毒，除寒热贲豚，五癃，邪气挛缩。猪蹄，煮汤去油，煎催乳药，及蘸洗溃疡有效。蹄甲，《本经》治五痔伏热在腹中，肠痈内蚀，今目疾外障亦用之。猪脑，治风眩脑鸣，冻疮痛疽，涂纸上贴，干则易之。《礼记》云：食豚去脑。《孙真人食忌》云：猪脑损男子阳道，酒后尤不可食。《延寿书》云：以盐酒食猪脑，是自引贼也。猪骨，烧存性为末，水服方寸匕，治食诸果中毒，又解马肝、漏脯等毒。猪毛，烧灰麻油调，涂汤火伤，留窍出毒则无痕。猪屎，古方取用颇多，《千金》治患雾气，心烦少气，头痛项急，起则目眩欲倒，战掉不安，憎寒微热，心中欲吐，吐时无物，用新猪屎二升半，内好酒一斤，搅令散，以生布绞取汁，更以绵滤，顿服之。即地铺暖覆卧，面前着火，常令汗出，得汗，待其自干乃起，亦治风劳蛊毒。烧灰治痘疮黑陷，无价散用之。又冲沸汤蒸麻疹，陷伏即起，总取秽恶以辟不祥之气，同气相应之用耳。

狗　咸酸温，无毒。热病后忌食。妊妇食之，令子无声。

【发明】狗属土而有火，故歹人履其地，虽卧必省。天时亢热，则卧阴地。下元虚人，食之最宜，但食后必发口燥，惟啜米汤以解之。败疮稀水不敛，日啖狗肉最佳。痔漏人岁久不愈，日食自瘥。凡食犬肉不消，心下坚，或腹胀口干大渴，心急发热，妄语如狂，或洞下泄，以杏仁一升，合皮熟研，沸汤三升，和取汁，分三服，利下肉片大验。狗胆，《本经》主明目，取其夜能见物也。阴茎，治伤中阴痿不起，除女子带下十二疾。狗头骨，煅末，止妇人崩中下痢，取其温而能散也。狗屎中米，名戌腹粮，又名白龙砂，主噎膈风病，及痘疮倒靥。用此催浆为最，取其性温热也。若干紫黑焦，为血热毒盛，慎勿误用。其血能破妖邪，以性属阳，阴邪不能胜之也。

羊　甘温，有毒。羊类多种，惟白羯者良，胡羊毛卷，洮羊毛丰，肉厚皮薄，并可为裘。羘羊坟首，羒羊色黄，形羸味薄，不堪供馔。凡煮羊忌用铜器。有宿热者不可食，大病食之必发热，疮家及痫疾家食之必发，以其食百草之毒也。羊肉不可共生鱼鲊食，能害人。白羊黑首，食其脑作肠痈。羊肝共生椒食之，伤人五脏。羊蹄中有白珠者，名羊悬，食之令人癫。羊独角及四角者，关外有之，皆有毒不宜食。

【发明】羊为肺家之兽，目无瞳子，周身之气，皆聚于肺，故其气最腥膻，而性味甘温，色白补肺，是以昔人有人参补气，羊肉补形之说。《金匮》治产后腹中虚痛，及少腹寒疝，并用当归生姜羊肉汤，专取羊肉之甘温，煮汤去滓，以助当归、生姜辛散之力，虚滞得以开矣。羊肾，治肾虚膀胱蓄热，胞痹小便淋沥疼胀，《千金》肾沥汤以之为主。羊石子，即羊之外肾，治肾虚精滑，《本事》金锁丹用之。羊脬，治下虚遗溺，温水漂净，入补骨脂，焙干为末，卧时温酒服半两，不过四五服即瘥。羊肝，补肝，专主肝经受伤，目无精光之病。胆治青盲目暗。胆开窍于目，胆汁充则目明，胆汁减则目暗。古方碧云膏，腊月取羖羊胆，以蜜盛满悬檐下，待霜出扫藏，点眼神效。羊乳，润而且补，反胃人宜时时食之，取开胃脘、润大肠之燥也。青羊者尤良。羊肺，治嗽止渴，久嗽肺虚者宜之。羊肚，主反胃止汗，治虚羸小便数。羊脂，生主下痢脱肛，取润以导之，补中寓泻也；熟主贼风痿痹，润肌肤，入膏透经络，风热毒气。妇人产后，腹中绞痛，丸剂中最宜。羊胫，涤除脏腑垢腻，与猪胫同功，而入肺祛痰尤捷。羊骨，禀西方坚劲之气最锐，得火煅以济之，可以消铜铁，故误吞铜铁者用之。观磨镜者，非此不明。其治贼风痹痛，同虎骨煅灰酒服，皆随痛处取用。羊须，烧灰，敷小儿颏疮，并疗蠼螋尿疮。羊胎，炙干入药，亦能补人，与鹿胎、紫河车，同入六味地黄丸中，名三胎[①]丸，调补肾虚羸瘦，最为得力。羊血，解石药毒，《外台》云：凡服丹石人，忌食羊血，十年一食，前功尽亡。凡服石药，觉毒发，刺羊血热饮一升即解，服地黄、何首乌补药者忌之。

羖羊角羖音古，黑羊也　咸平，无毒。

《本经》主青盲明目，止惊悸寒泄，久服安心，益气轻身，杀疥虫。入山烧之，辟恶鬼虎狼。

【发明】羖羊与羚羊，俱是野兽，羖则雄猛倍甚，角亦起棱，与羚羊不殊，但色黑如漆，故专伐肾邪，辟不祥，与羚羊大都仿佛。互参《本经》，此言青盲明目，即羚羊之专主明目也；此言止惊悸，即羚之治魇寐也；此言止寒泄，即羚羊之去恶血注

① 胎：原作"台"，通"胎"，据文义改。

下也；此言久服安心，益气轻身，即羚羊之益气起阴气也；此言杀疥虫，辟恶鬼虎狼，即羚羊之辟蛊毒、恶鬼不祥也。但此主寒泄，本乎肾虚不能摄津。彼主恶血注下，系乎肝伤不能统血。而《别录》治蛊毒吐血，又与羚羊主治相符。究其大纲，此专补救瞳人，彼专消磨翳障，一皆证治之常。至于烧之辟恶鬼虎狼，如此奇突，迥出意表，非寻常之可拟也。

牛 甘温，无毒。同猪肉食之，生寸白虫。独肝牛善啖蛇，食之伤人。春月自死牛肉，及生疔牛肉，食之令人瘟，急以生甘草煮汁解之。剥瘟牛伤手足者，令人胀满，急宜解之，迟则不救。

【发明】黄牛肉补气，与黄芪同功。观丹溪倒仓法论而引伸触类，则牛之补土，可以解矣。又以黄牛肉取四蹄各五斤，熬膏去滓收干，如鹿胶法，名霞天膏，主中风偏废，口眼㖞斜，痰涎壅塞，五脏六腑留痰宿饮癖块，手足皮肤中痰核，及大病后极虚羸瘦，每斤入茯苓四两炖①熔，空腹酒服三四钱。肥盛多痰者，每斤入半夏曲四两，广皮二两，丸服大效。牛本属坤土，而胆主风木，故能镇肝明目。腊月用酿南星末阴干，岁久多制，则苦润不燥，治经络风痰，及小儿惊痰，其功不减牛黄。牛骨髓，补中填骨髓，久服增年，能润泽肌肤。黄牛脑和药，治头风脑漏。牛角䚡，《本经》下闭血瘀血疼痛，女人带下血崩，燔之酒服。宗奭曰：烧灰，主妇人血崩，大便下血血痢。牛血性温，补脾胃诸虚，治便血血痢，一切病后羸瘦，咸宜食之。其靥乃肺系肉团，瓦上焙干为末，酒服，治喉痹气瘿。古方多用之，或以制药益佳，取引入肺经，以通气结耳。与猪、羊靥疗治不殊。牛齿烧灰，治小儿痫。牛乳，补虚羸止渴，噎膈反胃，大便燥者宜之。入生姜、葱白，止小儿风热吐乳。牛、马肉共生鱼食之成鳖瘕。

---

① 炖：原作"顿"，据文义改。

牛尿，治水肿，但胃虚少食人勿用。牛屎烧灰，敷小儿痘疮溃烂。《产宝》治子死腹中，以湿牛粪涂之，牛齝①草绞汁，治反胃噎膈，取其沾涎之多也。

马　辛温，有毒。《纲目》作甘凉，非。马无夜眼，白马黑头，白马青蹄者，皆不可食。鞍下肉，食之杀人。肝亦不可食，以鞭驱之，伤皆聚于肝也。食马肉中毒欲死，以香豉、杏仁各二两，蒸熟杵末服之，或煮芦根汁饮之。

【发明】按《灵枢经》云：卒口僻急者，目不合，热则筋纵目不开，颊筋有寒则急，引颊移口，有热则筋②弛纵，缓不胜收，故僻，治之以马膏，膏其急颊，以白酒和桂，涂其缓颊，以桑钩勾之，即以生桑灰置之坎中，高下以坐等，以膏熨急颊，且饮美酒，啖炙肉，不饮酒者自强也。为之三拊而已，世多不知此方之妙。窃谓口颊㖞僻，乃风中血脉也。手、足阳明之经，络于口，会太阳之经经于目。寒则筋急而僻，热则筋缓而纵，故左中寒则逼热于右，右中寒则逼热于左，寒者急而热者缓也。急者皮肤顽痹，营卫凝滞，治法急者缓之，缓者急之。故用马膏之甘平柔缓，以摩其急，以润其痹，以通其血脉；用桂酒之辛热急束，以涂其缓，以收其纵，以和其营卫，以通其筋络；桑能治风痹，通节窍也。病在上者，酒以行之，甘以助之，故饮美酒，啖炙肉云耳。白马睛③，治癫痫时发，《千金方》用之。马心，食之善忘。马肺，食之寒热萎阳。马鞍下肉，食之伤人五脏。马乳，祛风止渴。白马蹄，《本经》主惊邪瘛疭，乳难，辟鬼气鬼毒，蛊疰不祥。《别录》止衄内崩龋齿。白马者，治妇人白崩；赤马者，治妇人赤崩。有鬐毛，主小儿惊痫，女子崩中赤白，随其色

---

① 齝（chī，音痴）：牛反刍。
② 筋：原本脱，据《灵枢·经筋》补。
③ 白马睛：原作"马白睛"，据《纲目》改。

用之，烧灰止血涂恶疮。尾，主女人崩中，小儿客忤。白马阴茎，《本经》主伤中绝脉，阴不起，强志益气，长肌肉，肥健生子。野马阴茎，食之令人阴萎。野马肉，食之成马痫，筋脉不能自收持。马溺，微寒小毒，治癥瘕有验，反胃有虫积者，亦能治之。溃疡着肉，腐烂彻骨，毒能伤人。马屎煨风痹药酒，取其透达，直入病所也。马通，止血解毒，《千金》、《梅师》治吐血衄血，《肘后》治卒中恶，吐利不止，《经验》治绞肠痧，腹痛欲死，俱绞汁服之。又《肘后》治久痢赤白，《圣惠》治伤寒劳复，俱烧灰服之。《千金》治筋骨破伤，以热马屎敷之。又治破伤肿痛，以马屎烧烟熏之，《圣惠》治疔肿伤风肿痛，以马屎炒热熨之。《灵枢》椒姜桂酒置马屎煴①中，助一切药力也。今人以马屎煨烟熏鳖、虱、臭虫，无不毙者。食马肉心烦者，饮美酒则解，饮浊酒则剧。

驴 甘温，无毒。《纲目》作甘凉，误。

【发明】驴肉食之动风，脂肥尤甚。《日华子》言：治一切风，是指乌驴而言。乌驴皮治风补血，东鲁阿井水煎膏用之。驴鬐熬膏，能长鬓发，与马鬐同功。驴茎强阴壮筋，与白马茎同功。驴乳疗黄疸湿热止渴。驴尿专于杀虫，利水止胀，其治噎膈，或单服，或入四物汤服之效。驴屎，炒熨风肿漏疮，绞汁主心腹疼痛，治水肿服五合良。

驼峰 甘温，无毒。

【发明】驼峰，八珍之一，味虽极美，但能动风，宿有风气人勿食。驼脂摩风，去顽皮死肌，取热气透肉也。

酪 甘平，无毒。

【发明】凡牛、羊、驼、马之乳，并可作酪②。南人惟知热

---

① 煴（yūn，音云）：燃烧不旺的火堆冒出的浓烟。
② 酪：原本作"骆"，形近致误，据文义改。

酒冲食，北人必以熬熟冲茶浆服，大能清胃，不助湿热，止烦解渴，除心膈热闷，润肠胃燥结，摩肿，生精血，补虚损，壮颜色。戴原礼云：乳酪血液之属，血燥者宜食。较之人乳尤胜，以其无怒火淫毒也。华元化云：蜒蝣[1]入耳，以酪灌入即出。

酥一名醍醐　甘寒，利下，无毒。酥酪不可与生鱼脍同食，令人腹内生虫。

【发明】酥酪、醍醐，性皆滑润，故血热枯燥之人，咸宜用之。又伤热失音，用以通声最妙。凡炙一切气血坚韧筋骨药，俱不可少，但脾胃虚滑者禁用。

阿胶　甘平微温，无毒。辨真伪法：以顶有鬃纹，极圆整者为真，折之沉亮，不作屑，不作皮臭。蛤粉炒成珠，经月不软者为佳。东阿产者，虽假犹无妨害。其水胶入木煤赝造，有伤脾气，慎不可用。

《本经》主心腹内崩劳极，洒洒如疟状，腰腹痛，四肢酸疼，女子下血安胎，久服轻身益气。

【发明】阿井本淄水之源，色黑性轻，故能益肺补肾。煎用乌驴，必阳谷山中，验其舌黑，其皮表里通黑者，用以熬胶，则能补血止血。《本经》治心腹内崩，下血安胎，为诸失血要药，劳证咳嗽喘急，肺痿肺痈，润燥滋大肠，治下痢便脓血，所谓阴不足者，补之以味也。

黄明胶即广胶　甘平，无毒。

【发明】明胶治吐血衄血，下血，血淋血痢，妊娠胎动下血，风湿走注疼痛，打扑伤，汤火伤，一切痈疽肿毒，治血止痛润燥，利大小肠，皆取其有滋益之功，无滑利之患。

牛黄　苦平，小毒。试真假法：揩摩透甲，其体轻气香，置舌上先苦后甘，清凉透心者为真。喝迫而得者，名生神黄，圆滑

---

① 蜒蝣：即蛞蝓，俗名"鼻涕虫"，软体动物，像蜗牛而无壳。

外有血丝，嫩黄层多者为上。杀后取者，其形虽圆，下面必扁者次之。在角中者名角黄，心中剥得者名心黄，胆中得之名胆黄，则又次之。产西戎者为西黄，产广东者名广黄。

《本经》主惊痫寒热，热盛狂痓，除邪逐鬼。

【发明】牛有黄，是牛之病也。因其病之在心及肝胆之间，凝结成黄，故还治心及肝胆之病。《本经》治惊痫寒热，狂痓邪鬼，皆痰热所致，其功长于清心化热，利痰凉惊，安神辟恶，故清心牛黄丸以之为君，其风中心脏者，亦必用之。若中经中腑者误用，引邪深入，如油入面，莫之能出，宜详审而用可也。

狗宝 甘苦温，小毒。状如白石，微带青色，击碎其理，如虫白蜡者真。

【发明】狗宝专治噎膈、反胃之病，取苦能下降，温能开结也。予尝推广其用，凡痈疽溃疡不收，癫狂冷痰积结，无不可用。惟郁结伤脾，气血枯槁者误投，则有负薪救火之厄。

狮油 辛温，有毒。色微黑者真。

【发明】狮为百兽之长，性最难驯，一吼则百兽辟易。《尔雅》言：其食虎豹。熊太古言：其乳入牛羊马乳中，皆化成水。西域人捕得，取其油入贡，以供宫人涤除衣垢之用。又能去纸上墨迹，刮少许隔纸熨之即脱。予尝试用，垢虽去而衣易毁，纸易脆，仅供一时之用。虽系方物，方药罕用。近世医师以之治噎膈病，盖噎膈皆郁痰瘀积所致，用取涤垢之意，试之辄①验，由是方家争为奇物。但性最猛利，力能堕胎，孕妇忌用。象油亦能去垢涤痰，但不能去墨迹耳。

虎骨 辛微热，无毒。骨取黄润者良，若带青黑色，乃药箭射者，有毒勿用。酥炙黄脆用之。

【发明】虎，阴也；风，阳也；虎，金也；风，木也。虎啸

---

① 辄：原本作"辙"，通"辄"，据文义改。

风生，木承金制，阳出阴藏之义，故骨能追风定痛，强筋壮骨。风病挛急，骨节风毒，为之要药。虎之一身，节节气力，皆出前足，故膝胫为胜，而前左胫尤良，以卧必用左胫为枕也。然按病之前后左右取用，其效尤捷，入阴阳二跻。虎睛，定魄，《千金》治狂邪有虎睛汤丸，并酒浸炙干用。一时不可得，以珍珠煅末代之，总取定魄之用也。虎肚，治反胃吐食，新瓦上煅存性，入平胃散末，和匀，空腹白汤服三钱，效。虎头骨，治头风，药中浸酒服；作枕止疟。虎长牙，辟邪杀虫，传尸方用之。

象皮 咸温，无毒。

【发明】象禀西方金气，金令主藏，不宜擅鸣，鸣主金象，大非所宜。其皮专于收敛，其肉壅肿，人以斧刀刺之，半日即合，故治金疮不合者，用其皮煅存性敷之。若入长肉诸膏药，切片酥拌炙之。象牙甘寒，能解痈肿诸毒，磨水服之。造筋磨砺之末，生蜜调涂，治主诸铁杂物入肉。旧梳刮薄片屑，温汤频服，治竹木刺，及诸鱼骨鲠，即时吐出；不吐再服，以吐出为度。非刮下薄片，不能应手也。

犀角 苦微咸大寒，无毒。镑成，以热手掌摸之，香者为真，臭者即假。忌卤盐、乌附，孕妇勿服，能消胎气。

【发明】犀之精灵，皆聚于角，足阳明胃为水谷之海，饮食药物，必先受之，故犀角能凉血散血，及蓄血惊狂斑痘之证，皆取以通利阳明血结耳。《别录》治伤寒温疫，头痛寒热诸毒。《抱朴子》云：犀食百草之毒，及众木之棘，所以能解毒。凡蛊毒之人，遇有饮食之，以犀筋搅之，有毒则生白沫，无毒则否。宗奭曰：鹿取茸，犀取尖，其精锐之力，尽在是也。其治吐血衄血，大小便血，犀角地黄汤为专药。若患久气虚，又为切禁，以其能耗散血气也。痘疮之血热毒盛者，尤为必需。然在六七日灌浆之时，又为切禁，以其能化脓为水也。而结痂①后余毒痛肿，则又不忌。惟气虚毒盛之痘，切不可犯。其性大寒，无大热邪者，慎不可用。凡中毒箭，以犀角刺疮中立愈。又感山岚瘴气，射工溪毒，用生犀磨汁服之即解。

熊脂肉　甘温，无毒。

《本经》主风痹不仁筋急，五脏腹中积聚，寒热羸瘦，头疡白秃，面上皯疱。

【发明】熊禀雄毅之性，故其脂可开风痹不仁等疾，可服可摩。但不可作灯，烟气熏目，使人不能远视。《本经》所主，不出风痹筋急之用。风为阳邪，熊为阳兽，其性温润，能通行经络，开通血气也。熊筋，亦能壮筋强力，与虎骨之搜风壮骨无异。熊肉振羸，其气有余，痫病人食之，终身不愈。

熊胆　苦寒，无毒。试法：取少许研，滴水中，挂下如线，直至水底不散者为真。

【发明】熊胆，苦入心，寒胜热②，手少阴、足厥阴药也。其性洁不染尘，故能清心平肝，为时气热盛，变为黄疸③之要药。又能杀虫明目，除翳障痔痔，虫牙蛔痛，小儿惊痫瘈疭。以竹沥化豆大许服之，去心中涎。痔疮赤肿，水化点之即消。凡实热之证，用之咸宜。苟涉虚家，便当严禁。

羚④**羊角**即羚羊角　咸寒，无毒。镑碎，置胸前煨热令脆，研如粉，不则粘人肠胃。

《本经》主明目，益气起阴，去恶血注下，辟蛊毒，恶鬼不祥，安心气，常不魇寐。

---

① 痂：原作"疤"，据光绪本改。
② 热：原本作"湿"，据光绪本改。
③ 疸：原作"阻"，据文义改。
④ 羚：原作"羚"，今据简化字改。

【发明】羚羊属木，入足厥阴，伐肝最捷。目暗翳障，而羚羊角能平之。痘疮正面稠密，不能起发，而羚羊能分之。小儿惊痫，妇人子痫，大人中风搐搦，及筋寒历节痛，而羚羊角能舒之。惊骇不宁，狂越魇寐，而羚羊角能安之。恶鬼不祥，而羚羊角能辟之。恶血注下，蛊毒疝肿，疮肿瘰疬，产后血气，而羚羊角能散之。湿热留滞，阳气不振，阴器衰痿，而羚羊角能起之。烦悶气逆，噎塞不通，郁为寒热，而羚羊角能降之。详《本经》所主，皆取散厥阴血结耳。愚按：诸角皆能入肝，散血解毒，而犀角为之首推，以其专食百草之毒，兼走阳明，力能祛之外出也。故痘疮之血热毒盛者，为之必需。若痘疮之毒，并在气分，而正面稠密，不能起发者，又须羚羊角以分解其势，使恶血流于他处，此非犀角之所能也。人但知羚羊角能消目翳，定惊痫，而散痘疮恶血之功，人所共昧。羖羊角治青盲目暗，与羚羊角不殊，而辟除邪魅蛊毒，亦相仿佛，惜乎从未之闻。惟消乳癖，丹方用之。白羖羊角亦有消乳癖，而方家每用琉璃角灯，磁片刮取薄屑，置胸中候脆，杵细酒服方寸匙，屡效。专取宿腐之味，以消陈积之殆①也。其鹿角刮屑，善消虚人乳肿，未溃即消，已溃即敛，即《本经》主漏下恶血之治。龙角治神魂不宁，功用与龙齿略同，《千金方》中有齿角并用者。牛角腮，专主闭血血崩。牛之一身，惟此无用，而《本经》特为采录，《千金》尤为崩漏要药，可见天地间无弃物也。

山羊血　咸温，无毒。苗人以麷竹通节削锋利，活刺心血收干者良，宰取者不堪用。

【发明】山羊产滇蜀诸山中，性善走逐好斗，肉能疗冷劳山岚疟痢，妇人赤白带下。其心血，《纲目》失载，性温味咸，为和伤散血之神药。其治跌扑损伤，单用酒服取醉，醉醒，其骨自

---

① 殆：据文义应改为"垢"。

续。每用不过分许，不可多服，虽不伤耗元气，而力能走散阴血。然必初患便服，得效最速，若过三五日，血凝气滞，无济于治矣。但举世用者绝罕，间有收取而市者，其价重等于牛黄。且心血绝不易得，渗血丹用之，真虚劳失血之续命丹也。

鹿茸　甘温，无毒。形如茄子，色如玛瑙者良。紫润圆短者为上，毛瘦枯绉，尖长生岐者为下。酥炙酒炙，各随本方，但不可过焦，有伤气血之性，炙后去顶骨用茸。

《本经》主漏下恶血，寒热惊痫，益气强志，生齿不老。

【发明】鹿是山兽属阳，性淫而游山，夏至得阴气而解角，从阳退之象。麋是泽兽属阴，性淫而游泽，冬至得阳气而解角，从阴退之象。鹿茸功用，专主伤中劳绝，腰痛羸瘦，取其补火助阳，生精益髓，强筋健骨，固精摄便，下元虚人，头旋眼黑，皆宜用之。《本经》治漏下恶血，是阳虚不能统阴，即寒热惊痫，皆肝肾精血不足所致也。角乃督脉所发，督为肾脏外垣。外垣既固，肾气内充，命门相火，不致妄动，气血精津，得以凝聚。扶阳固阴，非他草木可比。八味丸中加鹿茸、五味子，名十补丸，为峻补命门真元之专药。传尸痨瘵，脊中生虫，习习痒痛，淅淅作声者，同生犀角、鳖甲，加入六味丸中，具有杀虫之力，与天灵盖同功。近世鹿茸与麋茸，罕能辨别。大抵其质粗壮，而脑骨坚厚，其毛苍鸒，而杂白毛者为麋茸；其形差瘦，而脑骨差薄，其毛黄泽，而无白毛者为鹿茸。鹿茸补督脉之真阳，麋茸补督脉阴中之阳，不可不辨。

鹿角胶　甘微咸温，无毒。河南者味甘温为上，泊上者味咸辛为下。又生取成对者力胜，解下单角力薄。凡角大而毛色淡白者，即为麋角，能补阳中之阴。熬胶法：取角寸截，用长流水浸三日，刮净，入黄蜡煮三日夜，干即添水，三日夜足，去角取汁重煎，滴水不化，胶成切片阴干，不可日晒，晒则融化成水矣。今市者多以黄明胶加楮实伪充，不可不察。取嫩角寸截，置小坛中，酒水相和，盆盖泥封，糠火煨三伏时，捣细如霜，名鹿角霜。

《本经》主伤中劳绝，腰痛羸瘦，补中益气力，妇人血闭无子，止痛安胎，久服轻身延年。

【发明】鹿角生用则散热行血，消肿辟邪，熬胶则益阳补肾，强精活血，总不出通督脉补命门之用。但胶力稍缓，不如茸之力峻耳。互参二条经旨，乃知茸有交通阳维之功，胶有缘合冲任之用。然非助桂以通其阳，不能除寒热惊痫。非龟鹿二胶并用，不能达任脉，而治羸瘦腰痛；非辅当归、地黄，不能引入冲脉，而治妇人血闭胎漏。至若胶治伤中劳绝，即茸主漏下恶血①也；胶之补中益气力，即茸之益气强志也；胶之轻身延年，即茸之生齿不老也。历考《别录》、《外台》、《千金》等方，散血解毒居多，非如近世专一温补为务，殊失圣贤一脉相传之义。

鹿角霜，治火不生土，脾胃虚寒，食少便溏，胃反呕逆之疾，取温中而不黏滞也。古方多制应用，今人每以煎过胶者代充，其胶既去，服之何益？

生角镑尖屑，消乳痈肿毒。煅灰，行崩中积血。

鹿骨，安胎下气，作酒主内虚，续绝伤，补骨除风，《千金》鹿骨丹用之。

鹿胎 甘温，无毒。其嘴尾蹄合，与生鹿无异者为真。其色淡形瘦者为鹿胎，若色深形肥者为麇胎，慎勿误用，能损真阳。又獐胎与鹿胎相类，但色皎白，且其下唇不若鹿之长于上唇也。其它杂兽之胎，与鹿胎总不相似也。入药取真者，酥炙黄用。

【发明】鹿性补阳益精，男子真元不足者宜之，不特茸角、茎、胎入药，而全鹿丸合大剂参、芪、桂、附，大壮元阳。其胎纯阳未散，宜为补养天真，滋益少火之良剂。然须参、芪、河车

① 血：原作"下"，据前文"鹿茸"条引《本经》改。

辈佐之，尤为得力。如平素虚寒，下元不足者，入六味丸中，为温补精血之要药，而无桂、附辛热伤阴之患。但慎勿误用麋胎，反伤天元阳气也。

麋茸 甘温，无毒。修治与鹿茸同。

【发明】麋肉大寒，食之令人阳痿，而麋茸大益阳道，以其阳精都聚于角也。其角煎胶，胜于鹿角，茸亦胜于鹿茸。然鹿之茸角补阳，右肾精气不足者宜之；麋之茸角补阴，左肾血液不足者宜之。此乃千古微旨，治虚损有二至丸，两角并用。但其药性过温，偏于补阳，非阴虚者所宜。其麋胶主治与鹿胶无异，而兼补阴血之功过于鹿胶。但验其角大而毛者即是。惜乎《本经》但言麋脂疗痈肿，恶疮死肌，寒热湿痹，四肢拘缓不收，风头肿气，通腠理，从无及乎茸角之用。彭篯《延龄方》有麋角粉，《千金》变为麋角丸，以麋性喜食菖蒲，故修炼服食方用之。《金匮》云：麋脂及梅子，若妊妇食之，令子青盲。男子伤精，皆性冷伤厥阴肝经之验也。

麋鹿肉 麋肉，甘寒。鹿肉甘温，无毒。

【发明】凡兽之有角者，皆能助肝肾膂力，而麋鹿之角多岐，故力能拒虎，为角兽之冠，则鹿肉之补阳，麋肉之益阴，所不待言。鹿之一身所禀皆阳，最能益人，人以阳气为主也。麋之一身所禀皆阴，惟角为阴中之阳，较之鹿角纯阳无阴倍胜，而周身血肉筋骨，皆不足取。鹿肉之生者，主中风口僻不正，锉碎薄贴僻上，正急去之。不尔，复牵向不僻处矣。

鹿血，起阴器，止腰痛，疗折伤。和酒服，治肺痿崩中。诸气刺痛，饮之立愈。

鹿筋，大壮筋骨，食之令人不畏寒冷，但须辨骨细者为鹿，粗者即是麋筋，误食多致阴痿。

凡服丹石药人，勿食鹿肉，以其食百草之毒，善解诸药之性也。

獐　甘寒，无毒。

【发明】獐之性怯畏人，以其胆白易惊也。其肉虽肥，但能悦泽人面，不能助人膂力，以其善跃而无久常之力也。胆能治人粗豪之气，若人素常胆怯者，为之切禁。其骨主虚羸泄精，獐禀偏阴，而骨主精气也。《纲目》言其甘温，安有胆白易惊，而性甘温之理？

麝脐　辛温，无毒。不可犯火，妊妇禁用，力能堕胎；今人以荔枝核烧灰，入烧酒拌和充混，不可不察。

《本经》主辟恶气，杀鬼精物，去三虫、蛊毒，温疟惊痫。

【发明】麝香辛温芳烈，为通关利窍之专药。凡邪气着人，淹伏不起，则关窍闭塞。辛香走窜，自内达外，则毫毛骨节俱开，从此而出。故《本经》有辟恶气，杀鬼精物，去三虫、蛊毒诸治也。其主温疟惊痫者，借其气以达病所也。严氏言：风病必先用麝香，丹溪谓风病必不可用，皆非通论。盖麝香走窍入筋，能通筋窍之不利，开经络之壅遏。若诸风、诸气、诸血诸病、惊痫、癥瘕诸病，经络壅闭，孔窍不利者，安得不用为引导，以开之通之？惟中风表证未除而误用之，引邪入犯，如油入面，莫之能出，致成痼疾，为之切戒！而救苦丹治壅肿结块，方用硫黄、辰砂，入麝烊化，隔纸压成薄片，以少许灸患处，无不立应。《济生方》治食瓜果成积作胀，及饮酒成消渴者皆用之。盖果得麝则坏，酒得麝则败，此得用麝之理也。

猫　甘酸温，无毒。

【发明】猫捕生鼠，虎啖生人，大小虽异，禀性不殊。虎啸风生，而治风痹肿痛；猫声鼠窜，而主鼠瘘寒热。故《肘后方》取猫肉作羹，消鼠瘘结核，已溃未溃皆愈。但助湿发毒，有湿毒人忌之。其头骨及脑眼酥炙，亦治瘰疬鼠瘘。其毛煅存性，敷瘰疬溃烂。猫尿，治蜒蚰入耳，滴入即出，以姜擦猫鼻，或生葱刺鼻取之。屎，治痘疮倒陷，腊月取干者，烧存性用之。猫胞，治

271

噎膈反胃，以纯阳之性未散，故取以开阴邪之结也。方用一具，酥炙为末，入脑麝、牛黄、郁金各少许，津唾化服之。予尝以格致之理论物类，猫之体阳而用阴，性禀阴贼，机窍地支，故其目夜视精明，而随时收放，善跳跃而嗜腥生，不热食而能消化血肉生物，一皆风火用事。得雪水则蠢动，以雪之体阴而用阳，物类相感之应若此，而食江中鲚鱼之骨，其胎必殒。按《异物志》云：鲚①是鳙鸟所化，故腹内尚有鸟肾二枚，与雀入淮水为蛤无异。其肉中细骨如毛，粘肠不脱而致伤胎，物类感触之应，则又如此。

狸 甘温，无毒。

【发明】狸之与猫，同类异种。以性温散，故其骨炙灰，善开阴邪郁结之气。鼠瘘寒热，为之专药。《千金》以肉治游风，苏颂作腥治鼠瘘，元化取头骨，《千金》用阴茎，总取攻毒破结之义。时珍曰：狸骨、猫骨，性皆相近，可通用之。

狼 肉咸热，无毒。

【发明】狼脂，摩风首推，而本草不录，亦一欠事。狼肉，补五脏，厚肠胃，填骨髓，有冷积人宜食。

狼性追风逆行，故其屎烧烟，能逆风而上。烧灰水服治骨鲠，以其性专逆行而无阻滞也。

兔 辛平，无毒。妊娠忌食兔肉，合干姜食之成霍乱。

【发明】兔无脾，故善走，二月建卯木位，木克戊土，故无脾。其肉性寒，能治胃热呕逆，肠红下血。其脑为髓之精，性善滑胎，故兔脑丸为催生首药，然须腊月取活兔用之始验。

兔肝，明目，目属肝，禀气独胜，且得至阴之精，可救目暗之疾。其屎谓明月砂，又名望月砂，治目中浮翳，痘疮患眼，但瞳仁无损者，用以煅灰存性，日日服之，其翳自退。又方兔屎一

---

① 鲚（jì，音计）：一种名贵食用鱼，生活于海洋。

味为末，生鸡肝捣烂为丸，空腹谷精汤服之，翳厚加鸡内金尤捷，兼治劳瘵、五疳、痔瘘，杀虫解毒。黄帝曰：兔肉和獭肝食之成遁尸。

狐阴茎 甘平，有小毒。

【发明】狐属阴类，故其茎主女子绝产，阴中痒，小儿阴癫卵肿，以狐阴善缩入腹也。

水獭肝 甘咸平，小毒。

【发明】獭者水兽，水性灵明，故其性亦多智诡。性专嗜鱼，鱼之生气，都聚于肝，是以獭肝专主传尸痨瘵。杀虫之性，与獭之捕鱼之殊。苏颂曰：诸畜之肝，皆有定数。惟獭一月一叶，十二叶间有退叶，斗柄建寅之月，值其气退之时，反为诸鱼所蚀，《月令》所谓獭祭鱼是也。以其治瘵有验，故仲景治冷劳有獭肝丸，崔氏治蛊疰亦有獭肝丸。孟诜云：疰病一门悉患者，以獭肝一具火炙，水服方寸匕，日再服之。葛洪言：尸疰乃五疰之一，病则使人寒热，沉沉默默，不知病之所苦，无处不恶，积月累年，淹滞至死，死后复传他人，乃至灭门。觉有此候，惟以獭肝一具，阴干为末，水服方寸匕，日三，以瘥为度。如无獭肝，獭爪亦可应用。小儿鬼疰，及诸鱼骨鲠，皆烧灰酒服。獭肝之用，当不出乎此也。

山獭茎 甘热，无毒。

【发明】山獭禀南奥①纯阳之气，故其性最淫②，专主阳虚阴痿精寒。山中有此，凡牝兽皆避去，獭无偶，则抱木而枯。猺女③春时入山，獭闻妇人气，跃来抱合，牢不可脱，因扼杀而取之也。

---

① 奥：据文义应改为"粤"，形近致误。
② 淫：原作"媱"，据文义改。
③ 猺女：即"瑶女"，"猺"是古代对少数民族带有贬损性的称呼。

273

腽肭脐一名海狗肾　咸大热，无毒。以汉椒、樟脑同收则不坏。

【发明】《和剂局方》治诸虚损，有腽肭脐丸。滋阴丸药中用之，精不足者，补之以味也。今人多于房术方中用之，亦可同糯米、法曲酿酒服。但功专补阳，阴虚切忌。此物牝者最多，而牡者绝少。海州人捕得牝者，以家狗外肾，用筋缝上，熨贴如生成无二。然牝户与谷道连合为一，虽用生筋缝熨，其孔较牡者大而且长，以此辨之，最为有据。

牡鼠　甘温，无毒。取胆法：用活鼠系定，热汤浸死，破喉取胆，真红色者是也。误食鼠啖之余，令人发瘰疬，以贪欲之火，蕴积馋涎也。

【发明】癸水位在于子，通气于肾，其目夜明，其精在胆，故胆能治耳聋目盲，睛能明目，骨能生齿，皆益肾之验。《肘后方》治三十年老聋，卒聋不过三度即愈。令人侧卧，沥胆汁入耳，尽胆一枚，须臾汁从下耳出，初时益聋，十日后乃瘥也。生鼠血，蘸青盐擦牙宣有效。初生小鼠，香油浸腐化，取涂火烫效，少水能制壮火也。若生毛则不能消融矣。牡鼠粪，俗名两头尖，验其直者，方是牡鼠之屎，入足厥阴、少阴，故煮服治伤寒劳复、阴阳易腹痛。研末服，治乳痈。烧灰存性，敷折伤疔肿，所主皆厥阴血分之病。又犬咬，先洗去牙垢恶血，用鼠粪炒研，黑糖调涂即愈。

猬皮　苦平，无毒。细锉炒黑，或酥炙用。

《本经》主五痔阴蚀，下血不止，阴肿痛引腰背，酒煮杀之。

【发明】猬者，胃之兽也。故肉治反胃、胃脘痛最捷，其皮除目中翳障。《本经》主五痔阴蚀，取其锐利破血也。酒煮，治阴肿痛引腰背，取筋脉能收纵也。南方金蚕蛊，用猬皮为末，酒服探吐之。猬脑、猬肝，治瘰疬狼漏，《千金方》用之。但不可食其骨，令人瘦劣。

人　部

发　苦微温，无毒。拣去白者，先用滚水洗净，入烊成罐，外用盐泥固济煅，候内外罐通红，冷定研末，置地去火毒用。

《本经》主五癃关格不通，利小便水道，疗小儿惊，大人痉，仍自还神化。

【发明】发者血之余，故能治血病。虽曰补真阴，疗惊痫，理咳嗽，固崩带，止血晕，而实消瘀生新，能去心窍恶血，并煅过服。若煅之不透，反能动血。合鸡子黄、香油煎之，消化为水，则治小儿胎惊，及涂癞疮有效。用入膏药中，则长肉消瘀。《本经》治五癃关格不通，利小便水道，皆取其利窍散瘀之功。其疗小儿惊，大人痉，以能达肝、心二经，开通瘀血之滞也。仍自还神化者，言服自己之发，则胜用他人之发也。但胃虚人勿用，以其能作呕泻也。乱发功用，与此不殊，而剃下者尤胜，取长之速也。小儿胎发煅灰，大解胎毒，而补先天血气，以纯阳未离也。

头垢　咸苦温，小毒。

【发明】头垢乃相火之余气结成，专开郁结之气。乳痈初起，煅灰酒服即消，以其善祛胃中积垢也。

人乳汁　甘咸平，无毒。

【发明】　乳汁治目之功甚捷，目得血而能视，乳即血之源也。用以点眼，岂不相宜！老人服食尤良，但脾虚易泻者勿食。日中曝干，入参苓丸服，尤为合宜。

爪甲　甘咸，小毒。

【发明】爪乃肝气之余，其性锐利，故能催生下胞衣，利小便，治尿血，乃阴阳易病，破伤风，去目翳，刮末治鼻衄，嗅之立止。又能治乳蛾，用爪指甲不拘多少，煅为末，硼砂、白矾各一钱，西牛黄各一分，乌梅、白梅肉各五枚，共捣如泥，含弹大一丸，痰大涌出，三四丸即愈。但其方酸收太速，不无萌发之患，莫若探吐顽痰，迅扫病根为愈。

人牙 甘咸热，有毒。

【发明】牙乃肾之标，骨之余。痘疮倒黡，用人牙散。因痘疮为风寒秽气所触，而变黑倒黡，用此煅灰，以酒麝达之，窜入肾经，发出毒气，乃劫剂也。若伏热在心，昏冒不省人事，及气虚色白，痒塌不能作脓，热痱紫泡之证，正宜凉血解毒。苟误用之，则郁闷声哑，反成不救，临证审诸。

人中黄 甘咸寒，无毒。造法：用大竹截段，两头留节，削去外皮，旁钻一孔。用甘草细末，入满于中，以蕉扇柄削圆塞孔，冬至浸在粪池内，立春后取出，悬风处晾干取用。又法如前制竹，不入甘草，但用蕉扇柄或杉木塞孔，浸粪池中，以取其汁，与金汁无异，仅供一时取用，不能久藏。粪清亦解瘟热诸毒，又误食毒菌、枫树上菌，及过食银杏，胀闭欲死者，悉能解之，并解砒石、野葛、野芋等毒。即家芋三年不收，花开如莲者，亦能杀人，急取灌吐，方可得生。

【发明】人中黄取粪土之精，以解天行狂热，温毒发斑最捷。然汁则性速而能下泄，甘草制者，则性缓而能解毒，兼治河豚菌毒，一切恶疮灾病，用人中黄、酒大黄末等分，无灰酒服，须臾泻利，毒即随出。虽大渴不可饮水，饮水则毒邪不散而难救也。急切不可得，以粪坑泥代之。

金汁 苦寒，无毒。腊月取粪，置坛中，埋土内越三年，取出如水者是。

【发明】金汁得土气最久，大解热毒。故温热时行，昏热势剧者，用以灌之下咽，其势立减。初生小儿，周时内毒邪不散，服一二合，胜化毒丹，胎毒尽解，无痘疹患，此屡验者。但胎禀虚寒，体瘦色白者，不可误用。误用反夺天真，多致夭枉，不可不审。园叟用以灌诸草木，即花叶茂盛，且无过壅伤花之患。

干粪灰 咸平，无毒。

【发明】人屎取干者煅灰，治小儿痘疮黑陷，解时行大热狂走。蜜调涂疔肿，拔毒出根，总取解毒之迅耳。

溺 咸寒，无毒。童子者佳，不可见火，见火则腥臊难服。

【发明】人溺疗寒热头疼，取其咸寒降泄也。有客邪，冲热葱头汤服之，汗出即止。而童子小便性纯，一切热劳吐血，阴虚火动，骨蒸劳瘵，用以降火最速。产后血晕，温饮一杯，压下败血恶物即苏。盖溲溺滋阴降火，消瘀血，止吐衄诸血。每用盏许，入姜汁一二匙，徐徐服之，久自有效。然须乘热服之，以接生阳之气，冷则生气散矣。时珍云：童便入胃，随脾气上归于肺，通调水道，下输膀胱，乃其旧路也。故能清肺导火下行。若多服久服，亦能损胃滑肠，故食少便溏者禁用。伤寒少阴证下利不止，厥逆无脉，干呕欲饮水者，加人尿、猪胆汁咸苦寒物于白通汤姜附药中，其气相从，可无格拒之患。但胃虚欲作呕者勿与，恐助呕势，反致不测也。

溺白垽 即人中白 咸平，无毒。煅过用。

【发明】人中白能泻肝火、膀胱火，从小便中出，盖膀胱乃其故道也。今人病口舌诸疮，用之有效，降火之验也。但积垢之滓，仅堪涤热，略无益阴之功耳。

秋石 咸温，无毒。阴炼淡秋石法：将大缸一只，近底三寸许，艾火烧三十余炷，打成一孔，杉木塞之。秋月取童子溺入缸内，冲河水搅，澄定，去木塞，放去上水，每日增童便，河水如前搅之。只留缸底者，积至月余，用绢筛，衬纸沥干收之。

又阴收秋石法：将铅球大小数十枚，俱两片合成，多钻孔眼，入尿桶中浸，每日倾去宿尿，换溺浸之。经秋收取，置铅罐藏之，此为最胜。

卷之四

阳炼秋石：将草鞋数百只，旧者尤佳，长流水漂晒七日，去黄色，浸尿桶中，日晒夜浸，一月许曝干，烈日中烧灰，须频挑拨令烧尽，滚汤淋汁澄数日，锅内烧干，重加雨水煮溶，篾筊①衬纸数重，滤净再澄。半月余，银缶器内煮干，色白如霜，铅罐收之。

又阳炼法：以童子小便入锅熬干，其锅先烧通红，香油熬过，洗净，则不粘滞伤锅，初如油脚，入烊成罐，或小铁釜中煅通红，用热水熔化，置有嘴壶中，将草掩塞壶口，徐徐倾出，下以竹筊衬纸滤清，再以文火收干，铅罐收之，则不溶化。

又炼秋冰法：以秋石入秋露水，煮化入阳城②罐内，新铁盏盖定，盐泥固济，升打三炷香。取出再研，如前升打，盏内用水徐徐涂之，水不可多，多则不结，又不可少，少则不升。从辰至未，退火冷定，盏上升起者为秋冰，乃秋石之精英，真虚羸之神丹也。

凡人力制造之药，每多伪充，而秋石之真者，尤不易得。有以食盐滤水煮成者，有以朴硝溶化制造者，有以焰硝烊化倾成锭式者，其伪不一。苟非雇佣督制，总难轻用也。试真伪法：入滚豆腐浆中，不结腐花者为真。若结者即盐之伪充也。入口令人作渴。入滚豆腐浆中，起水纹而微苦者，即玄明粉之伪充也，入腹令人作泻。其倾成锭式，入热水不易化者，即焰硝为伪充也，下咽令人发热。又以秋石化水，入青菜叶，有顷色不萎者为真。又以少许入眼不涩痛者，必真无疑。其淡秋石入滚水不化者，即熟石膏末及滑石末混充也。

【发明】秋石以秋命名，专取秋气下降之意，他时制者，功力则殊。制法以童溺煅炼，去其咸寒，转成温补，能滋阴降火，

---

① 筊（guǎi，音拐）：取鱼竹器。
② 阳城：原作"烊成"，据上海科技本改。

而不伤胃，补益下元真火，散瘀血，助阴精，降邪火，归真阳，止虚热嗽血，骨蒸劳瘵之仙品也。火盛者宜生宜淡，阴虚者宜熟宜咸。凡劳瘵阴火亢极，而不受参、芪补益者，立秋石丸三方，次第施治，或服或噙，则喘咳气息渐平，痰亦易出，嗽亦省力，以其性味咸降，而无上逆之患也。先用韭汁炒黑大黄净末，与秋石等分，煮红枣肉为丸，空心服三钱，清热散血；次用贝母、秋石末各等分，生甘草末减半，仍用红枣肉为丸，服之以止嗽消痰；后用人参、秋石等分，炙甘草末减半，亦枣肉丸，以补气安神。制剂之多少，随瘀热元气而施，不可限以分两。其阴炼淡者，性最下渗，苟非阴分热极，难以轻投。阴虚多火，小便频数，精气不固者误服，令人小便不禁，甚则令人梦泄。其咸者可代盐蘸物食之。喘咳、烦渴、不得寐者，以半钱匙，冲开水服之，即得安寐，觉时满口生津，亦不作渴，补阴之功可知。阴炼淡秋石，治夏暑热淋，小便不通，及浊淋、沙石淋、血淋，老人绝欲太早，小便淋沥涩痛，一服即效。

红铅 咸大温，无毒。即室女初通经水中之结块，如樱桃者是也。

【发明】红铅，流秽之余。其性大热，峻补命门淫火。陈酒服一枚，少顷，蒙昧如醉。若连服二枚，则邪火内拒，令人暴亡，壮火食气之验也。

天灵盖 咸温，小毒。制法：以香水涤净，酥炙杵细入药，或煎酒，或煅末，随证取用，忌铁器。

【发明】脑为髓海，诸阳之会，能辟一切阴邪不正之气，故曰天灵盖。凡人身中气血安和，诸邪不能侵犯；阴阳乖戾，则尸痈之气得以乘虚袭入，是即瘵虫之根气也。若其人平昔阳衰，则虫攻脊脉，脊中淫淫作痒，隐隐作痛，转侧不能自安，或时凛凛畏寒，或时翕翕发热，手足四末常清①，脉来弦细乏力，非天灵盖散不能疗之。若其人素禀阴虚，则虫蚀脏腑，胸中嘈杂如饥，默默不知所苦，无处不苦，动则时咳时呕，静则善寐善忘，面上忽时烘②热，脉多弦劲搏指。此属獭肝丸证，非天灵盖③之所宜。其天灵盖散，方用炙净三指大一片，赤槟榔三枚，白甘遂、麝香、真安息香各三分，阿魏二分，辰砂一分，捣罗为散，桃枝煎汤，五更调进一服，约人行十里顷，虫不下，再进一服，天明进第三服。取下虫物，急擒入油铛熬之。其虫嘴黄赤者，可卜病人血气未艾，治之可愈；青黑白者，血气已竭，治之难已，然亦得断传染之患。凡修合勿令病人知，择僻净处，忌鸡、犬、妇人、孝服者见。虫下后，忌肥鲜及盐半月，白粥调养渐安。如病久不胜甘遂、阿魏等攻逐，只以天灵盖，香水涤净，仰置银缸器内，盛以醇酒，隔水煮一官香，酒耗旋添。候一炷香足，取酒服之，少顷，头旋颅胀，瘵虫随呕吐出。即以烬火燎之，将养三日后，取前盖骨，制服如前，虫尽，即以盖骨仍埋旧处。其炙净细末，并治小儿痘疮灰白，陷伏不长，烦躁不宁，酒服四五分即起，然皆不得已而用之。至于敷下部疳，入枯痔散，乃以人之至高之骨，置之污下不洁之处。虽极其神验，殊非仁人君子之用心，舍此岂无他药可治乎！

人胞即紫河车　甘咸温，无毒。取厚小色鲜者，挑去血络，漂净血水，入椒一握，沸汤泡去腥水。以蜂蜜和长流水，于旧锡器内，隔水文火煮烂如糜，绵绞去滓，代蜜糊丸药良。

【发明】紫河车，禀受精血结孕之余液，得母之气血居多。故能峻补营血，用以治骨蒸羸瘦，喘嗽虚劳之疾，是补之以味

① 清：光绪本作"轻"，宜参。
② 烘：原作"哄"，据文义改。
③ 盖：原脱，据前后文义补。

也。自丹溪极言其功，而吴球创大造丸，虽世所推重，然方中生地、黄柏、天冬、麦冬、龟板，一派滋腻伤胃之品。虽有人参一味，反助群阴之势，服之每致伤中呕泄，未见其可。惟《永类钤方》河车丸方，用人胞一具，山药二两，人参一两，茯苓五钱，酒糊为丸。近世改用鲜者，隔水煮，捣作丸，尤为得力，即虚人服之，未尝伤犯胃气。

胞衣水　咸润微凉，无毒。腊月取紫河车，置有盖瓦罐内，深埋土中，临用取出，不可留久，久即干矣。或与生甘草末同入罐中，埋于土中，三五年后掘出，即为药也。

【发明】胞衣之性本热，而得土气之化，善能摄火归元。小儿丹毒，诸热毒发，寒热不歇，狂言妄语，头上无辜发竖，虚痞等证，天行热疾咽痛，及虚劳咽痛，饮之立效。反胃久病，饮一盅，当有虫出。

初生脐带

【发明】脐带者，人之命蒂也。用以煅末，入朱砂少许，蜜水调服，以解本婴之胎毒，与内伤之用骨灰无异。

胎元　咸大温，小毒。

【发明】胎元虽堕下胎息，淫火未离，天真未剖，较河车之性倍甚，古方鲜用，惟金刚丸用之。虽以人补人，然兽相食，且人恶之，况人食人，能无恻怛之念乎！

出版说明

中医古籍文献是中医药学继承、发展、创新的源泉，然而，中医古籍文献的整理研究工作，特别是对珍本古医籍全面系统的挖掘、整理研究工作一直较为薄弱。所以，《中医药事业发展"十一五"规划》明确提出："系统开展文献整理研究，重点对 500 种中医药古籍文献进行整理与研究。"基于此，我社策划了"100 种珍本古医籍校注集成"项目，重点筛选出学术价值、文献价值、版本价值较高的 100 种亟待抢救的濒危版本，珍稀版本以及中医古籍中未经整理排印的有价值的，或者有过流传但未经整理或现在已难买到的版本，进行点、校、注的工作，进而集成出版。

珍本古医籍整理出版是中医药继承创新的基础，是行业发展的必需。对中医古籍文献的整理出版工作既可以保存珍贵的中医典籍，又可以使前人丰富的知识财富得以充分的研究与利用，广泛流传，服务于现代临床、科研及教学工作。为了给读者呈献最优秀的中医古籍整理作品，我社组织权威的中医文献专家组成专家委员会，选编拟定出版书目；遴选文献整理者对所选古籍进行精心校勘注释；成立编辑委员会对书稿认真编辑加工、校对。希望我们辛勤的工作能够给您带来满意的古籍整理作品。

"100 种珍本古医籍校注集成"项目得到了国家中医药管理局、中国中医科学院有关领导和全国各地的古籍文献整理者的大力支持，并被列入"十二五"国家重点图书出版规划项目。该项目历时两年，所整理古医籍即将陆续与读者见面。在这套集成付梓之际，我社全体工作人员对给予项目关心、支持和帮助的所有领导、专家、学者表示最真诚的谢意。

中医古籍出版社

2012 年 3 月